王孟英评点古今医案

主编　李成文

河南科学技术出版社

·郑州·

图书在版编目（CIP）数据

王孟英评点古今医案 / 李成文主编 . — 郑州：河南科学技术出版社，2017.4（2021.7 重印）

ISBN 978-7-5349-8636-9

Ⅰ.①王… Ⅱ.①李… Ⅲ.①医案 - 汇编 - 中国 Ⅳ.① R249.1

中国版本图书馆 CIP 数据核字（2017）第 052573 号

出版发行：河南科学技术出版社

地址：郑州市郑东新区祥盛街27号　　邮编：450016

电话：（0371）65788613　65788629

网址：www.hnstp.cn

策划编辑：邓　为

责任编辑：邓　为　王俪燕

责任校对：柯　姣

封面设计：中文天地

责任印制：朱　飞

印　　刷：三河市明华印务有限公司

经　　销：北京集文天下文化发展有限公司

幅面尺寸：170 mm × 240 mm　　印张：16　　字数：210千字

版　　次：2017年4月第1版　　2021年7月第2次印刷

定　　价：78. 00元

编委名单

主　编　李成文

副主编　李　娴　白云苹

编　委　杨晴柔　蔡丹花　王萌萌

田传玺

前 言
Introduction

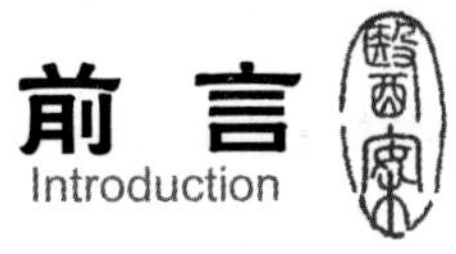

王士雄（1808—约 1868），字孟英，号潜斋，又号梦隐、半痴山人、睡乡散人、随息居隐士，海昌野云氏，清代浙江海宁人，咸丰年间徙居上海。

王氏出身中医世家，学有渊源。曾祖王学权倡导中西医汇通，著《重庆堂随笔》；祖父王国祥、父亲王升均为良医。王氏十四岁丧父，家境贫寒，后蒙父亲挚友金履思帮助，到金华充任盐行会计，因酷嗜医学，稍有余暇辄披阅方书。治学主张博采众长，“究心《灵》《素》，昼夜考察，直造精微”。(《海宁州志》) 编纂《温热经纬》《随息居重订霍乱论》《四科简效方》《潜斋简效方》《乘桴医影》《随息居饮食谱》《归砚录》《王氏医案》《王氏医案续编》《王氏医案三编》，并评注沈尧封的《女科辑要》、裴一中的《言医选评》、史缙臣的《愿体医话》、徐大椿的《洄溪医案》，还将魏玉璜的《续名医类案》中按语评注后易名为《柳洲医话》、徐大椿的《慎疾刍言》评注后易名为《医砭》、俞震的《古今医案按》评注并加以增补发挥辑为《古今医案选》。

王氏学术上阐发暑病辨治规律，辨析伏气温病，探讨霍乱发病机制，详究饮食疗法。强调理论与临床实践相结合，重视临床，擅长辨治内科、妇科、儿科及温病，尤其是注重总结临证医案，编写医案专著《王氏医案》（原名《回春录》）、《王氏医案续编》（原名《仁术志》）、《王氏医案三编》，医案记录完备，包括患者姓名、年龄、就诊时间或发病季节、临床证候与特征、失治误治原因、辨证 / 病思路、方药加减、疗程与疗效等。如：仲冬大雪连朝，积厚丈许，严寒久冻，西湖可行车马。斯时也，盛少云患痰嗽夜热，自汗不寐，左胁痛如针刺，肌削不饥，自问不起矣。请孟英托以后事，及诊其脉，许以可生。盖病来虽恶，未经误药也。与固本加龟板、鳖甲、苁蓉、知、柏、青黛、石斛、花粉、白芍、楝实、海石、旋覆、贝母、蛤壳、牛膝，出入为大剂，投之即效。连服四五十帖而痊。予谓斯证患于斯时，若经别手，未有不投温补者，而少云能与孟英游，其亦具眼之人乎？此真所谓患难交，不可不留心于平日也。然亦不能人人而遇之，殆佛氏所谓有缘存乎其间欤？（王士雄《王氏医案·卷二》）有患阴虚火炎者，面赤常如饮酒之态。非戴阳证。孟英主一味元参汤，其效若神，而及试皆验。（王士雄《王氏医案·卷一》）

王氏不仅总结自己临证医案，而且还注重学习借鉴前人医案，并将其心得体会以评注/按语方式附在医案之中或案末。王氏评析古人医案以俞震的《古今医案按》为主，兼及徐大椿的《洄溪医案》、沈又彭的《沈氏女科辑要》，并分别命名为《古今医案选》《洄溪医案按》《沈氏女科辑要按》。现将王氏评选医案汇集成册，按内科（肺系、心系、脾胃、肝胆、肾系、气血津液、肢体经络、其他）、妇科（月经病、带下病、妊娠病、生产与产后病、乳房疾病）、儿科（十四岁及十四岁以下）、外科（疮疡、斑疹、麻疹、面赤）、五官科（眼、耳、鼻、口齿、咽喉）分类，整理成《王孟英评点古今医案》，冀期对于研究王孟英学术思想与临证思路有所裨益。

本书李成文编写6万字，李娴编写8万字，白云苹编写5万字，杨晴柔、蔡丹花、王萌萌、田传玺共编写2万字并校对全书，李成文通审全稿。

李成文

于2015仲冬五十有六

目录
CONTENTS

第一章
内科医案

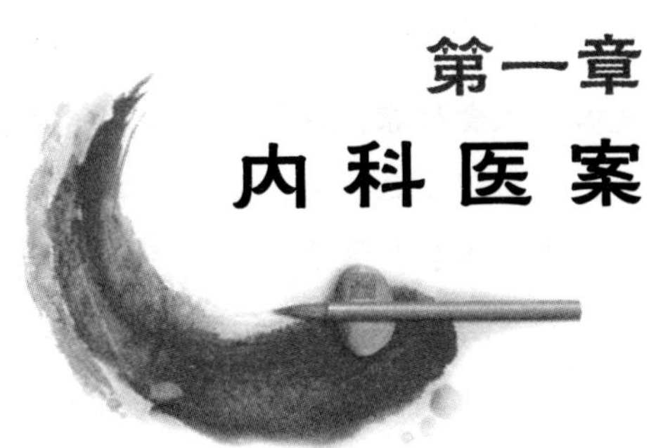

感冒医案

怀抱奇一友，积劳后感寒发热。医者好用古方，竟以麻黄汤进。目赤鼻衄，痰中带血。继以小柴胡汤，舌干乏津。怀诊之，脉来虚数无力，乃劳倦而兼阴虚候也。误投热药，能不动血而竭其液耶？连进地黄汤三剂，血止，神尚未清。用生脉散，加当归、枣仁、茯神、远志，神虽安，舌仍不生津。乃曰：肾主五液，而肺为生化之源。滋阴益气，两不见效，何也？细思之，因悟麻黄性不内守，服之而竟无汗，徒伤其阴，口鼻虽见血，药性终未发泄，故津液不行。仍以生脉散，加葛根、陈皮引之，遂得微汗，舌果津生。后以归脾汤、六味丸而痊。

俞震按：天地人为三才，医者咸知讲究。天道幽微，而司天运气，逐岁变迁，人病应之，推测殊难。然夏宜于凉，冬宜于热，到处皆然，人亦共晓。惟地之水土不同，怀氏只就松江地方所见而言，推之嘉苏，亦复如是。若南京人患伤寒，用麻黄者十有二三。若江北人不用麻黄，全然无效。况直隶陕西乎？所以《内经》有散而寒之，收而温之，同病异治之论也。赵养葵曰：太阳之人，虽冬月身不须棉，口常饮水，色欲无度，大便数日一行，芩、连、栀、柏、硝、黄，恬不知怪。太阴之人，虽暑月不离复衣，饮食稍凉，便觉腹痛泄泻，参、术、姜、桂，时不绝口。此两等人者，各禀阴阳之一偏，又天令地气所不能拘。故立方用药，总贵变通，不独麻黄一味令人推敲也。（俞震《古今医案按·卷第一》）

王士雄按：萧建廷，秋月患感于归安，医进麻黄汤，汗透衣衾，奄奄一息。改用参、芪、术、附等药，汗虽止而舌燥无津，神昏沉寐。所亲顾味吾亟买棹送归，延余视之，脉来细软，睛赤唇焦，小溲全无，皮肤燥热，不食不便，懒语音低，灌以大剂西洋参、生地、麦冬、杞子、甘草、葳蕤、当归、花粉、藕汁、童溺等药，三剂神渐醒而舌润溺行，啜吸稀粥。药不更方，旬日后身热始净，音亦朗爽，粥食渐加。半月后更衣而脉和，月余能下榻矣。复于方内加熟地、天冬、牛膝、仙灵脾，令熬膏服之而睡。

杨照藜评：怀案用麻黄而未得汗，邪尚未去，故复用葛根饮之。此案汗已大出，止是伤津，故纯以甘寒生津。（王士雄《古今医案按选·卷四·伤寒》）

江少微治黄三辅，年逾四旬，醉饮青楼，夜卧当风，患头痛发热，自汗盗汗，饮食不进。医治十余日罔效。诊得六脉浮洪，重按豁然。此饮酒当风，名曰漏风。投以白术、泽泻，酒煎服而热退，汗仍不止，心口如水。此思虑所致，与归脾汤加麻黄根、桂枝，十服而愈。头痛不已，用白萝卜汁吹入鼻中立止。

张路玉治沈懋甫仲子，年十七，每伤风，即吐血梦泄。此肝藏有伏火，火动则招风也。盖肝为藏血、藏魂之地，肝不藏则血随火炎，魂不宁则精随梦泄。遂与桂枝汤加龙骨、牡蛎，四剂而表解血止。桂枝汤主和营散邪，加龙、牡，以镇肝安魂，封藏固则风不易入，魂梦安则精不妄动矣。若以其火盛而用知、柏之属，鲜有不成虚损者。

俞震按：伤风是轻病，然有伤风不醒即成痨之说。今人犯此者甚多，大约喜于色欲及常多梦泄之辈。《内经》谓劳风法在肺下太阳，引精者三日，中年者五日，不精者七日。咳出青黄涕如脓，不出则伤肺死。

盖引精者，肾脏充固，太阳引少阴以内守而自为外拒，邪从痰出，不致内留伤肺也。不精，即冬不藏精之义。肾脏亏乏，太阳馁而无援，邪留难去，伤风所由不醒也。昧者峻用发散，不知人愈虚，邪更易入也。或竟用滋补，不知邪未清，补之适以助长也。此中之权衡在于医者，此际之调理在于本人耳。

石开晓，病伤风咳嗽，未尝发热，自觉急迫欲死，呼吸不能相续。西昌诊之，见其头面赤红，躁扰不歇，脉亦豁大而空，谓曰：此证颇奇。全似伤寒戴阳证，何以伤风小恙亦有之？急宜用人参、附子等药，温补下元，收回阳气。不然，子丑时一身大汗，脱阳而死矣。渠不信，及日落，阳不用事，愈慌乱不能力支。忙服前药，服后，稍宁片刻。又为床侧添同寝一人，逼出其汗如雨。再用一剂，汗止身安，咳嗽俱不作。询其所由，云连服麻黄药四剂，遂尔躁急欲死。然后知伤风亦有戴阳证，与伤寒无别。总因其人平素下虚，是以真阳易于上越耳。（俞震《古今医案按·卷第一》）

伤寒医案

龚云林治一人，夏月因劳倦，饮食不节，又伤冷饮得疾，医以时证治之不愈。至十日，苦身体沉重，四肢逆冷，自利清谷，引衣自盖，气难布息，懒言语。此脾受寒湿，中气不足之病也。口干但欲水不欲咽，早晨身凉而生粟，午后烦躁，不欲去衣，昏昏睡而面赤，隐隐红斑见于皮肤。此表实里虚，故内虚则外证随时而变。遂用钱氏白术散加升麻，合本方之干葛、甘草以解其斑；少加白术、茯苓，以除湿而利小便；人参、藿香、木香，以安脾胃，进饮食。两服而斑退身温利止。次服五味异功散、治中汤一二服，五日得平。此仿完颜小将军暑月内伤发斑治法也（此案出自江瓘《名医类案按·卷九·癍疹》：完颜小将军，病寒热间作，腕后有癍三五点，鼻中微血出，两手脉沉涩，胸膈四肢，按之殊无大热。此内伤寒也。问之，因暑卧殿角伤风，又渴饮冰酪水，此外感者轻，内伤者重，从内病俱为阴也。故先瘖衄，后显内阴，寒热间作，脾亦有之，非往来少阳之寒热也。与调中汤数服而愈。——编者注)。(俞震《古今医案按·卷第一》)

节庵治一壮年，夏间劳役后食冷物，夜卧遗精，遂发热痞闷。至晚，头额时痛，两足不温。医不知头痛为火热上乘，足冷为脾气不下，误认外感夹阴，而与五积散汗之，则烦躁口干，目赤便秘。明日，便与承气下之，但有黄水，身强如痉，烦躁转剧，腹胀喘急，舌苔黄黑，已六七日矣。诊其脉，六七至而弦劲。急以黄龙汤，下黑物甚多，下后腹胀顿宽，躁热顿减，但夜间仍热，舌苔未尽。更与解毒汤合生脉散，加生地，二剂热除。平调月余而安。

俞震按：此案可使因遗精而认阴证者释其疑。火热上乘，脾气不下二语，亦辨疑证之金针。(俞震《古今医案按·卷第一》)

王士雄按：脾气升则无病。东垣治劳倦内伤脾气下陷者，以升、柴佐参、术、草以升之，岂可以足冷为脾气不下乎？恐“脾”字是“肺”字之讹。**杨照藜评：**卓识。俞氏从而和之疏矣。(王士雄《古今医案按选·卷四·伤寒》)

吕沧洲治一人，伤寒十余日，身热而人静脉伏案(赵氏子病伤寒十余日，身热而人静，六脉尽伏。俚医以为死人也，弗与药。吕元膺诊之，三部举按皆无，其舌苔滑，而两颧赤如火，语言不乱，因告之曰：此子必大发赤斑，周身如锦纹。夫脉，血之波澜也。今血为热邪所搏，淖而为斑，外见于皮肤。呼吸之气，无形可依，犹沟渎之水，虽有风不能成波澜，斑消则脉出矣。及揭其衾，而赤斑烂然。即用白虎加人参汤化其斑，脉乃复常，继投承气下之愈。发斑无脉，长沙所未论，元膺盖以意消息耳。——编者注)。

全本然伤寒旬日，邪入于阳明。俚医以津液外出，脉虚自汗，进真武汤实之，遂致神昏如熟睡。其家邀元膺问死期。切其脉皆伏不见，而肌热灼指，告其家曰：此必荣热致斑而脉伏，非阳病见阴脉比也。见斑则应候，否则蓄血耳。乃视其隐处及小腹，果见赤斑，脐下石坚，且痛拒按。为进化斑汤，半剂即斑消脉出。复用韩氏生地黄汤逐其血，是夕下黑血。后三日腹又痛，遂用桃仁承气以攻之，所下如前，乃愈。

俞震按：阅二案，而知发斑蓄血有脉伏之一候。然窃思斑未出而脉伏，理或有之。斑既透矣，何以必待化斑脉始复耶？吴又可有脉厥之说，用承气微下则脉出，与此用白虎仿佛。但发斑脉伏，势亦可畏。上条妙在语言不乱，次条虽神昏如睡，由于误服真武，故皆凭证以医之。翁云见斑则应候，思及蓄血，已勉强矣。（俞震《古今医案按·卷第一》）

芮子玉病伤寒，乃阴膈阳证。面赤足蜷，躁扰不得眠而下利。论者有主寒主温之不一，愈不能决。吕元膺以紫雪匮理中丸进，徐以冰渍甘草干姜汤饮之愈。且告之曰：下利足蜷，四逆证也。苟用常法，则上焦之热弥甚。今以紫雪折之，徐引辛甘以温里，此热因寒用也。闻者皆叹服。

俞震按：此为阴盛格阳，亦曰下寒上热。沧州翁以寒药裹热药，与热药冷服义同，其理精矣。然阅各家医案，能识此证者亦不少。至如阴中伏阳，则惟有许学士一案。其治乡人李信道，头疼身温，烦躁，指末皆冷，胸中满，恶心，六脉沉伏不见，深按至骨则若有力。更两医矣，皆不识，止用调气药。许诊之，曰：此阴中伏阳也。仲景法中无此证，世人患此者多，若用热药以助之，则为阴所隔绝，不能导引真阳，反生客热；用冷药，则所伏真火愈见澌灭，非其治也。须用破散阴气导达真火之药，使水升火降，然后得汗而解矣。乃授破阴丹二百粒，作一服，冷盐汤下。不时烦躁狂热，手足躁扰，其家大惊，许曰：俗所谓换阳也。须臾稍定，略睡，身已得汗，自昏达旦方止，热退而病除矣。今考破阴丹方，乃硫黄、水银等分，熔结成砂，加陈皮、青皮，分两减半，各为细末，面糊丸如桐子大。而用至二百丸，非许学士其谁能之？此与阴隔阳用参附者似是而非，从古无人论及，可不谓发仲景之所未发哉！（俞震《古今医案按·卷第一》）

苏州柴行倪姓，伤寒失下，昏不知人，气喘舌焦，已办后事矣。余时欲往扬州，泊舟桐泾桥河内，适当其门，晚欲登舟，其子哀泣求治。

余曰：此乃大承气汤证也。不必加减，书方与之。戒之曰：一剂不下则更服，下即止。遂至扬。月余而返，其人已强健如故矣。古方之神效如此。凡古方与病及证俱对者，不必加减；若病同而证稍有异，则随证加减，其理甚明，而人不能用。若不当下者反下之，遂成结胸，以致闻者遂以下为戒。颠倒若此，总由不肯以仲景《伤寒论》潜心体认耳。（王士雄《洄溪医案按·伤寒》）

陶节庵治一人，伤寒四五日，吐血不止。医以犀角地黄汤、茅花汤治而反剧。陶切其脉，浮紧而数，曰：若不汗出，邪何由解？进麻黄汤一服，汗出而愈。或曰：仲景言衄家不可汗，亡血家不可汗，而此用麻黄，何也？曰：久衄之家，亡血已多，故不可汗。今缘当汗不汗，热毒蕴结而成吐血，当分其津液，乃愈。故仲景又曰：伤寒脉浮紧，不发汗，因致衄者，麻黄汤主之。盖发其汗则热越而出，血自止也。

俞震按：吐血而用麻黄汤，复引经文以申明其故，节庵可为仲景之功臣矣。经文"衄"字，向来只作鼻衄解，不知吐血为内衄，仲景原不凿定鼻衄也。自非节庵，活书都作死书读耳。但麻黄汤虽为太阳经正药，然非其时，非其经，非其人之质足以当之，鲜不为害，请勿轻试。（俞震《古今医案按·卷第一》）

杨照藜评：凡药与病相违，皆能为患，不独麻黄为然。（王士雄《古今医案按选·卷一·伤寒》）

王宇泰治一人，伤寒七八日，服凉药太过，遂变身凉，手足厥冷，通身黑斑，惟心头尚温，诊其六脉沉细，昏沉不知人事，并不能言，状如尸厥。遂用人参三白汤加熟附子半枚、干姜二钱，服下一时许，斑色渐红，手足渐暖而苏。然黑斑有因余热不清者，又当以黄连解毒、竹叶石膏汤调之而愈。

杨照藜评：观此可知白虎汤非正伤寒之方。盖伤寒在表则宜麻桂，在里则宜承气，用之得宜，其病立已。若误用白虎等凉药，冰伏其邪，则变证蜂起矣。（王士雄《古今医案按选·卷一·伤寒》）

项彦章治一人，病发热，恶风自汗，气奄奄勿属。医作伤寒治，发表退热而益剧。项诊其脉，阴阳俱沉细，且微数，以补中益气进之。医曰：表有邪而以参、芪补之，邪得补而愈甚，必死此药矣。项曰：脉沉，里病也；微数者，五性之火内煽也；气不属者，中气虚也，是名内伤。《经》云：劳者温之，损者益之。饮以前药而验。

俞震按：《名医类案》有内伤一门，此条亦在其内。但予细观诸案所叙病证，皆与伤寒仿佛，则其病之为伤寒、为内伤，惟在医者之能辨耳。非另有一种情形也。东垣《内外伤辨》，殊不足凭。诸案皆以脉为辨，大抵内伤之脉，皆虚大无力，或微数无力。其药不外补中益气汤，甘温为主。有风寒，加入表药；有停滞，加入消导；有火，亦加一二味凉药，无他奇巧。故今采取数条，编入伤寒、温暑各门，删去内伤，免滋眩惑。外感风寒者伤其形，故曰伤寒。劳役过度饮食失节者伤其气，故曰内伤。此言受病之原也。及其为病，一般发热头疼，恶风恶寒，甚则痞闷谵妄，岂可就其述病原而作凭据？医者见得真，乃能分晰之，曰彼是伤寒，此是内伤。亦如伤寒一门，为虚为实，为热为寒，头绪纷纭，听人审辨。故区而别之，不若汇而参之之有所得也。（俞震《古今医案按·卷第一》）

一人夏月远行劳倦，归感热证，下痢脓血，身如燔炙，舌黑而燥，夜多谵语。林北海视之曰：此阳明病也，不当作痢治。但脉已散乱，忽有忽无，状类虾游，殆不可治。其家固请用药，林曰：阳明热甚，当速解其毒。在古人亦必急下之以存真阴之气。然是证之源，由于劳倦，阳邪内灼，脉已无阴。若骤下之，则毒留而阴绝，死不治矣。勉与养阴，以冀万一。用熟地一两，生地、麦冬、归、芍、甘草、枸杞佐之。戒其家曰：汗至乃活。服后热不减，而谵语益狂悖。但血痢不下，身有微汗，略出即止。林诊之，则脉已接续分明，洪数鼓指，喜曰：今生矣。仍用前方，去生地，加萸肉、丹皮、山药、枣仁。连服六帖，谵妄、昏热不减，其家欲求更方，林执不可。又二日，诊其脉始敛而圆，乃用四顺清凉饮子，加熟地一两、大黄五钱，下黑矢而诸证顿愈。越二日，忽复狂谵发热，喘急口渴。举家惶惑，谓今必死矣。林笑曰：岂忘吾言乎？得汗即活矣。此缘下后阴气已至，而无以鼓动之，则营卫不洽，汗无从生。不汗，则虚邪不得外达，故内沸而复也。病从阳入，必从阳解。遂投白术一两，干姜三钱，甘草一钱，归、芍各三钱，尽剂汗如注，酣卧至晓，病良已。

俞震按：此证疑难，在于初末。初期，脉类灯游，若援张景岳证实脉虚之说，而用参、术、姜、附则必死。末后，狂热复发，若引吴又可余邪注胃之说，而用白虎、承气，亦必危。此案见解用药俱佳，然其得生处，在于养阴而血痢顿止，脉即应指耳。中间连服六帖，谵妄昏热不减，幸不见手足厥冷，尤幸不至声音不语，绝谷不食也，则以脉之敛而固故也。但白术一两，干姜三钱，以治狂热喘渴，殊难轻试。（俞震《古今医案按·卷第二》）

张路玉治范求先，患伤寒恶寒三日不止。已服过发散药二剂，至第七日躁扰不宁，六脉不至，手足厥逆。张诊之，独左寸厥厥动摇，知是欲作战汗之候。令勿服药，但与热姜汤助其作汗。若误服药必热不止，果如其言而愈。（俞震《古今医案按·卷第一》）

畏风医案

嘉善许阁学竹君夫人抱疾，医过用散剂以虚其表，继用补剂以固其邪，风入营中，畏风如矢，闭户深藏者数月，与天光不相接，见微风则发寒热而晕，延余视。余至卧室，见窗槅皆重布遮蔽，又张帷于床前，暖帐之外，周以擅单。诊其脉微软无阳。余曰：先为药误而避风太过，阳气不接，卫气不闭，非照以阳光不可，且晒日中，药乃效。阁学谓见日必有风，奈何？曰：姑去其瓦，令日光下射晒之何如？如法行之，三日而能启窗户，十日可见风，诸病渐愈。明年阁学挈眷赴都，舟停河下，邀余定常服方。是日大风，临水窗候脉，余甚畏风，而夫人不觉也。盖卫气固，则反乐于见风，此自然而然，不可勉强也。

王士雄按：论证论治，可与戴人颉颃。（王士雄《洄溪医案按·畏风》）

温病医案

壶仙翁治张文学，病时疫。他医诊其脉，两手俱伏，曰：阳证见阴不治。欲用阳毒升麻汤升提之。壶曰：此风热之极，火盛则伏，非阴脉也，升之则死矣。卒用连翘凉膈之剂，一服而解。

俞震按：此条是温疫病以证为则，勿专以脉为凭之一据。（俞震《古今医案按·卷第二》）

王士雄按：疫证将欲战汗之时，其脉多伏。即勘杂证，如痛厥、霍乱、食滞、痰凝，凡气道阻塞之暴病，脉亦多伏，俱宜以证为则，岂仅瘟疫不可专以脉为凭耶！粗工不知此理，乱投温补，因而致毙者多矣。（王士雄《古今医案按选·卷四·瘟疫》）

徽人江仲琏，冒寒发热，两项臃肿如升大，臂膊磊块无数，不食不便，狂躁发渴，诊其脉浮数无序。医作伤寒发毒治。高鼓峰曰：误矣。此燥逐风生也，用大剂疏肝益肾汤，熟地加至二两许。五剂而肿退便解，十剂而热除食进。再用补中益气汤，加麦冬、五味，调理而愈。

俞震按：今之所谓伤寒者，大概皆温热病耳。仲景云太阳病发热而渴，不恶寒者为温病。在太阳已现热象，则麻桂二汤必不可用，与伤寒迥别。《内经》云：热病者，皆伤寒之类也。是指诸凡骤热之病，皆当从伤寒例观。二说似乎不同，因审其义，盖不同者在太阳，其余则无不同也。温热病只究三焦，不讲六经，此是妄言。仲景之六经，百病不出其范围，岂以伤寒之类，反与伤寒截然两途乎？叶案云温邪吸自口鼻，此亦未确。仲景明云伏气之发；李明之、王安道俱言冬伤于寒，伏邪自内而发。奈何以吴又可《温疫论》牵混耶？惟伤寒则足经为主，温热则手经病多。如风温之咳嗽、息鼾，热病之神昏谵语，或溏泻黏垢，皆手太阴肺、手厥阴心包络、手阳明大肠现证。甚者喉肿肢掣，昏蒙如醉，躁扰不宁，齿焦舌燥，发斑发颐等证，其邪分布充斥，无复六经可考，故不以六经法治耳。就予生平所验，初时兼挟表邪者最多，仍宜发散。如防、葛、豉、薄、牛蒡、杏仁、滑石、连翘等，以得汗为病轻，无汗为病重。如有斑，则参入蝉蜕、桔梗、芦根、西河柳之类。如有痰，则参入土贝、天虫、瓜蒌、橘红之类。如现阳明证，则白虎、承气。少阳证，则小柴胡去参、半，加花粉、知母。少阴证，黄连阿胶汤、猪苓汤、猪肤汤，俱宗仲景六经成法有效。但温热病之三阴证多死，不比伤寒。盖冬不藏精者，东垣所谓肾水内竭，孰为滋养也？惟大剂养阴，佐以清热，或可救之。养阴，如二地、二冬、阿胶、丹皮、元参、人乳、蔗浆、梨汁；清热，如三黄、石膏、犀角、大青、知母、芦根、茅根、金汁、雪水、西瓜、银花露、丝瓜汁，随其时证者选用。若三阴经之温药，与温热病非宜。亦间有用真武、理中者，百中之一二而已。大抵温热病，最怕发热不退，及痉厥昏蒙。更有无端而发晕，及神清而忽间以狂言者，往往变生不测，遇此等证，最能惑人。不比阳证阴脉，阳缩舌卷，撮空见鬼者，易烛其危也。要诀在辨明虚实，辨得真，方可下手。然必非刘河间、吴又可之法所能救。平素精研仲景《伤寒论》者，庶有妙旨。至如叶案之论温热，有邪传心胞，震动君主，神明欲迷，弥漫之邪，攻之不解；清窍既蒙，络内亦痹；豁痰降火无效者，用《局方》至宝丹，或紫雪，或牛黄丸，宗喻氏芳香逐秽宣窍之说，真足超越前贤，且不蹈用重药者一匙偶误，覆水难收之弊也。此翁聪明诚不可及。今所选之案虽少，而诸法毕备，亦足为学者导夫先路矣［王士雄将俞震按摘编为：温热病最怕发热不退，及痉厥昏蒙，更有无端而发（按：此却不妨）。及神清而忽间以狂言者，往往变生不测。遇此等证，最能惑人，不比阳证阴脉，阳缩舌卷，撮空见鬼者，易烛其危也。要诀在辨明虚实，辨得真，方可下手，然必非刘河间、吴又可之法所能救］。（俞震《古今医案按·卷第二》）

孙东宿有仆孙安，远行，途次食面三碗。劳倦感疫，又加面伤。表里皆热，昏闷谵语，头痛身痛腹痛。医以遇仙丹下之，大便泻三四十行，

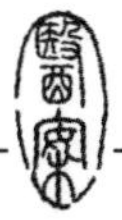

邪因陷下而为挟热下利之候。舌沉香色，额疼口干，燥渴烦闷，昏昏愦愦，脉左弦数，右洪数，但不充指。知为误下坏证，以柴胡、石膏各三钱，白芍、黄芩，竹茹、葛根各一钱，花粉、甘草各五分，山栀、枳实各七分，葱白五茎。煎服后，半夜吐蛔一条，稍得睡。次早，大便犹泻二次，呕吐酸水，腹仍痛。改用小柴胡，加滑石、竹茹。夜热甚，与丝瓜汁一碗，饮既，神顿清爽。少顷，药力过时，烦热如前，再以丝瓜汁一大碗进之，即大发战。东宿谓此非寒战，乃作汗之征耳。不移时，汗果出而热依然。因忆《活人书》云：再三汗下热不退，以人参白虎汤加苍术一钱，如神。迹此再加元参、升麻、柴胡、白芍、黄连，饮后，身上发斑。先发者紫，后发者红。中夜后，乃得睡而热散，斑寻退去。腹中微疼，肠鸣口渴，右脉尚滑，左脉已和，再与竹叶石膏汤，加白芍、苍术。服后睡安，腹仍微痛，用柴胡、白芍各一钱，人参、酒芩、陈皮、半夏各六分，甘草三分，乌梅一个，腹痛渐减而愈。惟两胯痛不能转动，此大病后汗多而筋失养之故。用参、芪、白芍、枸杞、薏仁、木瓜、熟地、归身、川柏、牛膝、桑寄生，调养全安。

俞震按：战汗后热不退，势亦危矣。引用《活人书》治法佳极。再看其石膏、人参之去取，并不执着。两胯疼痛之调养方更周到，的是高手。（俞震《古今医案按·卷第二》）

王士雄按：文垣治案，佳者甚多，若此案尚有可议也。时疫挟面食之伤，下之原不为谬，惟以热药下之，则津液耗夺，邪热披猖，非下之误，乃以热药下之误耳。清解以救其误，不应杂人参、半、姜、枣之辛甘温，幸灌丝瓜汁之甘寒，始能战汗，又赖人参白虎之充津，始能发斑退热，可见前用清解之法，未能纯善，故愈后复有两胯之疼痛也。（王士雄《古今医案按选·卷一·瘟疫》）

孙东宿治张孝廉患疫，头大如斗，不见项。唇垂及乳（**王士雄按：**此恐言之过甚），色如猪肝。昏愦不知人事，见者骇而走。孙诊其脉，皆浮弦而数。初以柴胡一两，黄芩、元参各三钱，薄荷、连翘、葛根各二钱，甘草一钱。**杨照藜评：**何不用普济消毒饮。服三剂。寒热退，弦脉减，但洪大，知其传于阳明也。改以贯众一两，葛根、花粉各三钱，甘草一钱，黑豆四十九粒，三剂而愈。

俞震按：疫病之行，必由运气。《内经》原有刚柔失守，三年化疫之说。盖阳干为刚，阴干为柔。凡阳干司天，则阴干在泉；阴干司天，则阳干在泉，各以其合。如甲与已合，为刚柔得位也。失守者，如甲子岁少阴司天，若上年癸亥天数有余者，年虽交得甲子，厥阴犹未退位，而地之阳明已卯，已经迁正，是以癸亥年之司天，临甲子年之在泉，上癸下已为刚柔失守。后三年，化成土疫。或少阴已交司天，而地未迁正，上年之戊寅少阳扰在泉，是甲与戊对，亦不相合。后三年，化成土疠。依此例以推之，丙辛失守者化水疫，庚乙失守者化金疫，丁壬失守者化木疫，戊癸失守者化火疫，其四疠亦照前例，经文可考也。窃意此义太浅，未必能验。王肯堂曰：运气之说，《内经》几居其半。盖泥其常，不通其变，则以为无验。夫运气所主者，常也。异气所弃者，变也。常则如本气，变则无所不至，而各有所占，故其候有从逆。淫郁、胜复、太过、不及之变，其发皆不同。若厥阴用事，多风而草木荣茂，是之谓从。天气明洁，燥而无风，此之谓逆。太虚埃昏，流水不冰，此之谓淫。大风折木，云物浊扰，此之谓郁。山泽焦枯，草木凋落，此之谓胜。大暑燔燎，螟蝗为灾，此之谓复。山崩地震，埃昏时作，此之谓太过。阴森无时，重云昼昏，此之谓不及。随其所变，疾疠应之，皆视当时常处之候。虽数里之间，但气候不同，而所应全异，岂可胶于一定。熙宁中，京师久旱，祈祷备至。连日重阴，人谓必雨。一日骤晴，炎日赫然。沈括因事入时，上问雨期。沈对曰：雨候已见，期在明日。众以为频日晦浮，尚且不雨，如此阳燥，岂复有望，次日果大雨。是时湿土用事，连日阴者，从气已效，但为厥阴所胜，未能成雨。后日骤晴者，燥金入候，厥阴当折，则太阴得伸，明古日运气皆顺，以是知其必雨。呜呼！安得如存中者，而与之言今，运气哉。震思此等推测，实有至理，聪明者精心探索，能得疫之所由来，即得所以治之之道。圣散子，为东坡存中应验之按方，故刊布以救人，想亦适合是年之运气耳。普济消毒饮并刻诸石。龚云林于明万历寓大梁，值大头瘟大作，用秘方二圣救苦丸，百发百中，今皆不尽应验也。以是知病无板方，医无呆法，总贵乎神而明之耳。（俞震《古今医案按·卷第二》）

王士雄按：仲圣小柴胡汤，虽用柴胡半斤，以今准之，亦止六钱零八厘，且分三服。此案柴胡用一两，而服三剂，恐未可为训也。（王士雄《古今医案按选·卷一·瘟疫》）

雍正十年，昆山瘟疫大行，因上年海啸，近海流民数万，皆死于昆，埋之城下。至夏暑蒸尸气，触之成病，死者数千人。汪翁天成亦染此症，身热神昏，闷乱烦躁，脉数无定。余以清凉芳烈，如鲜菖蒲、泽兰叶、薄荷、青蒿、芦根、茅根等药，兼用辟邪解毒丸散进之，渐知人事。因自述其昏晕时所历之境，虽言之凿凿，终虚妄不足载也。余始至昆时，惧应酬不令人知，会翁已愈，余将归矣。不妨施济，语出而求治者二十七家，检其所服，皆香燥升提之药，与证相反。余仍用前法疗之，归后有叶生为记姓氏，愈者二十四，死者止三人，又皆为他医所误者，因知死者皆枉。凡治病不可不知运气之转移，去岁因水湿得病，湿甚之极，必兼燥化，《内经》言之甚明，况因证用药，变化随机，岂可执定往年所治祛风逐湿之方，而以治瘟邪燥火之证耶。

王士雄按：风湿之邪，一经化热，即宜清解，温升之药，咸在禁例。喻氏论疫，主以解毒，韪矣。而独表彰败毒散一方，不知此方虽名败毒，而群集升散之品，凡温邪燥火之证。犯之即死，用者审之。（王士雄《洄溪医案按·瘟疫》）

发热医案

高果哉治陈几亭，病身热，自卯辰以后，上半身热；申酉时，中半身热；亥子时，下半身热，热至足底更甚。周而复始，一日一夜，循环无间。服药久而不效，展转沉重。高诊之，脉微无力，右尺脉伏而不起。因思尺脉沉伏者，肾虚也；日夜之热，上下循环者，肾火之浮游也；至子时而足底大热，则肾火之归就于下也。若当归下之时，而能摄住其不使上走，则热自无矣。须效烧丹法治之。夫丹家用二个阳城罐，一盛水银丹药，填塞其中；一则空而无物，以两罐对合两口，扎住，盐泥封固，然后锻炼。其上之空罐，当烧红时，必用湿纸搭于罐底，频以冷水润之。盖下罐丹药，为火久逼，则渐渐望空罐中来矣，如升药之望上而飞也。但水银甚活，虽上入空罐，又能复入旧罐，必得凉冷之处，方能摄住其质，故用湿纸搭于罐底，丹必稳贴矣。今仿此法以制方，用童便炙龟板一两，熟地、枸杞各七钱，麦冬五钱，萸肉四钱，此五味皆补肾滋阴之药，犹水银与丹药也；附子二钱，从治而导火归元，犹炼丹之火也；又用黄柏七钱以降其火，犹罐底之湿纸与水也。黄昏煎好，子时方服。从前服药，皆积于胸中而难下，服此药，觉胸中易下。三剂而热除病愈。

俞震按：此案认为肾虚火不归元，大剂补肾，寒因热用，与证极合，与脉似乎未合。然其讲理取医，真堪贻后训则。（俞震《古今医案按·卷第四》）**王士雄按**：阴虚阳浮，于大剂壮水之中，反佐附子以从治，立方甚佳。取譬之义，仍是阴能摄阳，阳以阴为基之旨，并无新异也。（王士雄《古今医案按选·卷二·发热》）

李时珍自记年二十时，因感冒，咳嗽既久，且犯戒，遂病骨蒸发热，肤如火燎，每日吐痰碗许。暑月烦渴，寝食几废，六脉微洪，遍服柴胡、麦冬、荆沥诸药，月余益剧。其尊君偶思李东垣治肺热如火燎，烦躁引饮而昼盛者，气分热也，宜一味黄芩汤，以泻肺经气分之火。乃按方用片芩一两，水煎顿服。次日身热尽退，而痰嗽皆愈，药中肯綮，如鼓应桴如此。

俞震按：此案与立斋治法（立斋又治府庠王以道，元气素弱，复以考试积劳，于冬月大发热，泪出随凝，目赤露胸气息沉沉欲绝，脉洪大鼓指，按之如无，舌干如刺，此内真寒而外假热也。令服十全大补汤，嘱曰：服此药其脉当收敛为善。少顷熟睡，觉而恶寒增衣，脉顿微细如丝，此虚寒之真象也。以人参一两，熟附三钱，水煎顿服而安。夜间脉复脱，乃以参二两，熟附五钱，仍愈。后以大剂参、术、归身、炙草等药，调理而愈。——编者注），有天渊之别。故病者如人面之不同，千态万状，无有定形。治病者能如以镜照面，使随其形而呈于镜，则妍媸自别，不至误认矣。（俞震《古今医案按·卷第四》）

孙东宿又治潘见所老先生有一小盛价，年十六七，发热于午后。医者以为阴虚，用滋阴降火药，三十余剂，热益加。且腹中渐胀，面色青白。仍以六味地黄汤加知、柏、麦冬、五味之类，又三十剂，而腹大如斗，坚如石，饮食大减，发黄成穗，额亮口渴，两腿大肉消尽，眼大面小，肌肤枯燥如松树皮，奄奄一骷髅耳。孙东宿至，观其目之神，尚五分存，乃曰：证非死候，为用药者误耳。譬之树木，若根本坏而枝叶枯焦，非力可生。今焦枯，乃斧斤伤其枝叶而根本仍在也，设灌溉有方，犹可冀生。**王士雄按：**药无定性，总以对症者为良，故用失其宜，滋补即是斧斤，用得其宜，攻伐亦为灌溉。世人昧此，不问何症，喜服补剂，至死不悟，可叹也！以神授丹，日用一丸，煮猪肉四两饲之。十日腹软其半，热亦消其半，神色渐好。潘问此何证，孙曰：此疳积证也。误认为肾虚而用滋阴之药，是以滞益滞，腹焉得不大不坚？况此热乃湿热，由脾虚所致。补阴之剂皆湿类，热得湿而益甚矣。盖脾属土，喜燥恶湿，今以大芦荟丸、肥儿丸调理一月，即可全瘳。

俞震按：发热有两大局，一系外因，《内经》所谓热病者，皆伤寒之类也；一系内因，《内经》所谓阴虚则发热也。然伤寒之类，已有风、暑、湿、湿热、风湿、温病、热病、风温、瘅疟、脚气十余种分别。若内因，自阴虚之外，如劳倦内伤、阴盛格阳、气虚、血虚、火郁、阳郁、停食、伤酒、伏痰、积饮、瘀血、疮疡，头绪不更多乎？得其因，又当分其经，而十二经之外，又有奇经。如阳维为病，发寒热。此非可以疟治者，故临证贵乎细辨也。即如孙东宿二案，一系肝经郁火，一系疳积似痨，非具明眼，岂能奏功？（俞震《古今医案按·卷第四》）

孙东宿治徐三泉令郎，每下午发热，直至天明，夜热更甚。右胁胀痛，咳嗽吊疼，以疟治罔效，延及二十余日，热不退。后医谓为虚热，投以参、术，痛益增。孙诊之，左弦大，右滑大搏指。乃曰:《内经》云，左右者，阴阳之道路。据脉肝胆之火为痰所凝，必勉强作文，过思不决，木火之性，不得通达，郁而致疼。夜甚者，肝邪实也。初治只当通调肝气，一剂可瘳。误以为疟，燥动其火，补以参、术，闭塞其气，致汗不出而舌胎如沉香色，热之极矣。乃以小陷胸汤，大瓜蒌一两，黄连三钱，半夏二钱，加前胡、青皮各一钱，煎服。夜以当归龙荟丸微下之。遂痛止热退，两帖全安。（俞震《古今医案按·卷第四》）

薛立斋又治府庠王以道，元气素弱，复以考试积劳，于冬月大发热，泪出随凝，目赤露胸气息沉沉欲绝，脉洪大鼓指，按之如无，舌干如刺，此内真寒而外假热也。令服十全大补汤，嘱曰：服此药其脉当收敛为善。少顷熟睡，觉而恶寒增衣，脉顿微细如丝，此虚寒之真象也。以人参一两，熟附三钱，水煎顿服而安。夜间脉复脱，乃以参二两，熟附五钱，仍愈。后以大剂参、术、归身、炙草等药，调理而愈。

俞震按：壮热露胸，目赤泪凝，舌干如刺，纯是火象。惟气息沉沉欲绝，是虚象。脉洪大鼓指，按之如无，则可决其内虚寒而外假热矣。**王士雄按：**其便溺必尾虚寒之真谛，惜未载明。服温补药后，脉当收敛为善，此是格言，所当熟记。

又立斋治七十九岁老人，与少妾入房后，头痛发热，见诸火象，脉洪大无伦，按之有力，较之此案证同脉异，更宜细参。（俞震《古今医案按·卷第四》）

虞恒德治一妇，年四十余，夜间发热，早晨退，五心烦热无休止时。半年后，虞诊六脉皆数，伏而且牢，浮取全不应。与东垣升阳散火汤，四服。热减大半，胸中觉清快胜前，再与一二帖，热悉退。后以四物加知母、黄柏，少佐炒干姜，服二十余帖愈。

俞震按：夜热脉数，的系阴虚。因其脉伏且牢，浮取不应，故用升阳散火得效，仍以阴药收功。然阴药用六味地黄及二地、二冬必不效，妙在芎、归合知、柏，及从治之炒干姜也。（俞震《古今医案按·卷第二》）

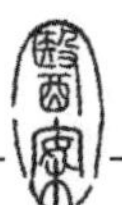

王士雄按：此血分有热，故以血药收功，与阴虚生热，可用阴柔者治法有别，误用皆为戈戟。俞氏之论，尚欠明析也。（王士雄《古今医案按选·卷一·火》）

张石顽治谈仲安，体肥善饮。初夏患壮热呕逆，胸膈左畔隐痛，手不可扪，便溺涩数，舌上苔滑，食后痛呕稠痰，渐见血水，脉来涩涩不调。与凉膈散加石斛、连翘，下稠腻颇多。先是疡医作肺痈治不效。张曰：肺痈必咳嗽，吐腥秽痰。此但呕不嗽，询为胃病无疑。下后四五日，复呕如前。再以小剂调之，三下而势甫平。后以保元、苓、橘，平调二十日而痊。先时有李姓者患此，专以清热豁痰解毒为务，直至膈畔溃腐，脓水淋漓，缠绵匝月而毙。良因见机不早，直至败坏，悔无及矣。（俞震《古今医案按·卷第十》）

真热假寒医案

洞庭卜夫人，患寒疾，有名医进以参附，日以为常，十年以来，服附子数十斤，而寒愈剧，初冬即四面环火，绵衣几重，寒栗如故。余曰：此热邪并于内，逼阴于外。《内经》云：热深厥亦深。又云：热极生寒。当散其热，使达于外。用芦根数两，煎清凉疏散之药饮之，三剂而去火，十剂而减衣，常服养阴之品而身温。（王士雄《洄溪医案按·畏寒》）

中暑医案

阊门龚孝维，患热病，忽手足拘挛，呻吟不断，瞀乱昏迷，延余诊视，脉微而躁，肤冷汗出，阳将脱矣。急处以参附方。亲戚满座，谓大暑之时，热病方剧，力屏不用。其兄素信余，违众服之，身稍安。明日更进一剂，渐苏能言，余乃处以消暑养阴之方而愈。（王士雄《洄溪医案按·暑》）

阊门内香店某姓，患暑热之证，服药既误，而楼小向西，楼下又香燥之气，熏烁津液，厥不知人，舌焦目裂。其家去店三里，欲从烈日中抬归以待毙。余曰：此证固危，然服药得法，或尚有生机。若更暴于烈日之中，必死于道矣。先进以至宝丹，随以黄连香薷饮，兼竹叶石膏汤加芦根，诸清凉滋润之品徐徐灌之。一夕而目赤退，有声，神气复而能转侧；二日而身和，能食稀粥，乃归家调养而痊。

王士雄按：此证已津液受烁，舌焦目裂矣，则用至宝丹，不如用紫雪，而香薷亦可议也。（王士雄《洄溪医案按·暑》）

常熟席湘北，患暑热证，已十余日，身如炽炭，手不可近，烦躁昏沉，聚诸汗药，终无点汗。余曰：热极津枯，汗何从生？处以滋润清芳之品，三剂。头先有汗，渐及手臂，继及遍身而热解。盖发汗有二法，湿邪则用香燥之药，发汗即以去湿；燥病则用滋润之药，滋水即以作汗。其理易知，而医者茫然，可慨也。（王士雄《洄溪医案按·暑》）

东山席士后俊者，暑月感冒，邪留上焦，神昏呃逆，医者以为坏证不治，进以参附等药，呃益甚。余曰：此热呃也。呃在上焦，令食西瓜，群医大哗。病者闻余言即欲食，食之呃渐止，进以清降之药，二剂而诸病渐愈。（王士雄《洄溪医案按·暑邪热呃》）

洞庭后山席姓者，暑邪内结，厥逆如尸，惟身未冷，脉尚微存，所谓尸厥也。余谓其父曰：邪气充塞，逼魂于外，通其诸窍，魂自返耳。先以紫金锭磨服，后用西瓜、芦根、萝卜、甘蔗打汁，时时灌之，一日两夜，纳二大碗而渐苏。问之，则曰：我坐新庙前大石上三日，见某家老妪，某家童子，忽闻香气扑鼻，渐知身在室中，有一人卧床上，我与之相并，乃能开目视物矣。新庙者，前山往后山必由之路，果有大石，询两家老妪、童子俱实有其事。此类甚多，不能尽述，其理固然，非好言怪也。（王士雄《洄溪医案按·暑》）

芦墟迮耕石，暑热坏证，脉微欲绝，遗尿谵语，寻衣摸床，此阳越之证，将大汗出而脱。急以参附加童便饮之，少苏而未识人也。余以事往郡，戒其家曰：如醒而能言，则来载我。越三日来请，亟往。

果生矣。医者谓前药已效，仍用前方煎成未饮。余至，曰：阳已回，火复炽，阴欲竭矣。附子入咽即危，命以西瓜啖之，病者大喜，连日啖数枚，更饮以清暑养胃而愈。后来谢述昏迷所见，有一黑人立其前欲啖之，即寒冷入骨，一小儿以扇驱之，曰：汝不怕霹雳耶？黑人曰：熬尔三霹雳，奈我何？小儿曰：再加十个西瓜何如？黑人惶恐而退。余曰：附子古名霹雳散，果服三剂，非西瓜则伏暑何由退，其言皆有证据，亦奇事也。

王士雄按：袁简斋太史作《灵胎先生传》载此案云，先投一剂，须臾目瞑能言，再饮以汤，竟跃然起。故张柳吟先生以为再饮之汤，当是白虎汤。今原案以西瓜啖之，因西瓜有天生白虎汤之名。而袁氏遂下一汤字，致启后人之疑。序事不可不慎，此类是矣。（王士雄《洄溪医案按·暑》）

毛履和之子介堂，暑病热极，大汗不止，脉微肢冷，面赤气短，医者仍作热证治。余曰：此即刻亡阳矣，急进参附以回其阳。其祖有难色。余曰：辱在相好，故不忍坐视，亦岂有不自信而尝试之理，死则愿甘偿命。乃勉饮之。一剂而汗止，身温得寐，更易以方，不十日而起。同时东山许心一之孙伦五，病形无异，余亦以参附进，举室皆疑骇，其外舅席际飞笃信余，力主用之，亦一剂而复。但此证乃热病所变，因热甚汗出而阳亡，苟非脉微足冷，汗出舌润，则仍是热证，误用即死，死者甚多，伤心惨目。此等方非有实见，不可试也。（王士雄《洄溪医案按·暑》）

同学赵子云，居太湖之滨，患暑痢甚危，留治三日而愈。时值亢旱，人忙而舟亦绝少，余欲归不能。惟邻家有一舟，适有病人气方绝，欲往震泽买棺，乞借一日不许。有一老妪指余曰：此即治赵某病愈之人也。今此妇少年恋生甚，故气不即断，盍求一诊。余许之，脉绝而心尚温，皮色未变，此暑邪闭塞诸窍，未即死也。为处清暑通气方，病家以情不能却，借舟以归。越数日，子云之子来，询之，一剂而有声，二剂能转侧，三剂起矣。（王士雄《洄溪医案按·暑》）

余寓郡中林家巷，时值盛暑，优人某之母，忽呕吐厥僵，其形如尸，而齿噤不开，已办后事矣。居停之，仆怂优求救于余。余因近邻往诊，以箸启其齿，咬箸不能出。余曰：此暑邪闭塞诸窍耳。以紫金锭二粒水磨灌之，得下，再服清暑通气之方。明日，余泛舟游虎阜，其室临河，一老妪坐窗口榻上，仿佛病者。归访之，是夜黄昏即能言，更服煎剂而全愈。此等治法，极浅极易，而知者绝少。盖邪逆上诸窍皆闭，非芳香通灵之药，不能即令通达，徒以煎剂灌之，即使中病，亦不能入于经窍，况又误用相反之药，岂能起死回生乎。（王士雄《洄溪医案按·暑》）

张路玉治金鲁公，触热劳形，醉饱不谨后受凉，遂发热头痛，胀满喘逆，大汗如蒸，面赤戴阳，足冷阳缩，脉弦数无力。曰：此伤暑夹食而复夹阴也。与大顺散一服，不应，转胀急不安。因与枳实理中，加厚朴、大黄。是夜更衣二次，身凉足暖而痊。

俞震按：此案于不谨后受凉，及戴阳，阳缩足冷，汗多且喘，最易认作阴证。其辨在发热、头痛、胀满，与阴证不合。要知不谨之前，尚有醉饱之病因也。大顺散不应，转加胀满，病情易辨矣。更衣二次而痊。设误服白通、四逆奈何？

又按：张洁古云动而得之者，为中暍，为阳证。静而得之者，为中暑，为阴证。以暑、暍二字析作两项，殊属不然。夫夏之暑暍，犹冬之寒冷也。指暍为阳，指暑为阴，亦将派冷作阳、派寒作阴耶？《内经》曰：先夏至日者为病温，后夏至日者为病暑，明以时令别其病名耳。病暑之有阴有阳，一如伤寒之有阴有阳。大顺散、冷香饮子之类，实为纳凉食冷，因避暑而受寒，固暑月之阴证也，非中暑也。所以罗谦甫治参政商公泄泻、完颜小将军斑衄二案，俱用热药，俱不名之曰中暑。吴球治暑月远行之人，直曰中寒，恐后世误以热药治暑。乃举病因以称之，诚为名正而言顺。故以动静分阴阳则可，以暑暍分阴阳则不可。惟以脉证辨阴阳，斯可矣。近阅《临证指南》每用滑石、芦根、通草、白蔻、杏仁等药。以暑气从鼻吸入，必先犯肺，故用轻清之药，专治上焦。其西瓜翠衣、鲜荷叶，及荷叶边汁、鲜莲子、绿豆皮、丝瓜叶、银花露、竹叶心等，皆取轻清以解暑邪之上蒙空窍。不犯中下二焦，殊有巧思。盖暑病必究三焦，非比伤寒、温病矣。若来复丹、大顺散，案中偶一见之，又足证暑天阳证居多，阴证原少耳。（俞震《古今医案按·卷第二》）

咳嗽医案

丹溪治一壮年，患嗽而咯血，发热肌瘦，医用补药数年而病甚，脉涩。此因好色而多怒，精神耗少；又补塞药多，荣卫不行，瘀血内积，肺气壅遏，不能下降。治肺壅，非吐不可；精血耗，非补不可。惟倒仓法二者兼备，但使吐多于泻耳。兼灸肺俞二穴，在三椎骨下横过各一寸半，灸五次而愈。

俞震按：肺俞灸法，今人颇用之，然效甚鲜。倒仓法无敢用者，德清邑宰查公，讳克，吐血成痨，曾用之，亦无效。丹溪此案，以补药数年，瘀血内积，尚非死证，故以二法奏功。（俞震《古今医案按·卷第四》）

李士材治太学史明彝，经年咳嗽，历医无效，自谓必成虚痨。李曰：不然。脉不数不虚，惟右寸浮大而滑，是风痰未解，必多服酸收，故久而弥盛。用麻黄、杏仁、半夏、前胡、桔梗、甘草、橘红、苏子，五剂知，十剂已。（俞震《古今医案按·卷第五》）

马元仪治苏州藩司王管家之妻，产后一月，神气昏倦，胸满中痛，咳嗽喘促发热，服药反渐加重，势将治木。马诊之，两手脉沉涩兼结。马曰：此证胎前已有伏邪，产后气血既虚，邪益内结，法宜表里两和，使邪从外达，气从内泄，病自愈矣。用桂枝、柴胡、苏梗、枳壳、半曲、菔子、杏仁、广皮，透邪达滞之剂。服后病势偏安，脉亦稍舒。前医尚以气血两虚，遽投参、地、归、芍敛滞之品，遂致彻夜靡宁，如丧神守。不知邪结于中，反行补法，如欲盗之出而反闭其门也。急改透邪散结法。用桂枝、炮姜、黄连、枳实、厚朴、广皮等，一剂而胸满中痛之证释。

复用瓜蒌实、柴胡、桂枝、半夏、枳实、杏仁、苏子、桔梗等，再剂而表热喘嗽之证平。但大便不行，此久病伤津液，肠胃失养之所致也。加生首乌一两，大便得解，余邪尽去。然正气大亏，继进滋补气血之剂而安。盖病有虚邪内结，而正气积亏者，当补正以托邪。而不知者，反治邪而伤正。有正气未伤，而邪势方张者，弃当祛邪以安正。而不知者，反用补以滞邪。虚实莫辨。多致冤沉无诉，而尚不觉也，岂不谬哉！

俞震按：产后病因果系外邪着，定当祛邪，不可泥于丹溪之说。曾见胎前受暑湿致痢，痢未几而产，产后仍痢，腹痛胸满，后重口渴，脉数大者，竟用芩、连、槟、朴、滑石、木香，甚则加大黄殊效。与此案治法，病异而理同也。（俞震《古今医案按·卷第九》）

孙东宿治程道吾令眷，夜为梦魇所惊，时常晕厥，精神恍惚，一日三五发。咳嗽，面色青，不思谷食，日惟啖牛肉脯数块而已。时师屡治无功，吴渤海认为寒痰作厥，投以附、桂而厥尤加。孙诊之，左脉弦，右脉滑，两寸稍短。道吾先令眷二，皆卒于瘵，知其为传尸瘵证也，不易治之。乃权以壮神补养之剂，消息调理。俟饮食进，胃气转，始可用正治之法。故用参、苓、柏子仁、石菖蒲、远志、丹参、当归、石斛，以补养神气；加陈皮、贝母、甘草、紫菀，化痰治嗽。服半月，而无进退。乃制太上混元丹，用紫河车一具，辰砂、鳖甲、犀角各一两，鹿角胶、紫石英、石斛各八钱，沉香、乳香、安息香、茯苓、紫菀、牛膝、人参各五钱，麝香五分，蜜丸赤豆大。每早晚，盐汤或酒下三十六丸。又制霹雳出蜡，用牛黄、狗宝、阿魏、安息各一钱，虎头骨五钱，啄木鸟一只，獭爪一枚，败鼓心破皮三钱，麝香五分，天灵盖一个（酥炙），炼蜜丸，雄黄三钱为衣，每五更，空心葱白汤送下五分。三五日服一次，与太上浑元丹相兼服。才服半月，精神顿异，不似前时恍惚矣。但小腹左边一点疼，前煎药中，加白芍一钱。服之一月，精神大好，晕厥再不发矣。次年生一女，其宅瘵疾，从此亦不再传。

俞震按：此与袁州道士所授方更奇更好。盖彼则专于杀虫，此则杀虫而兼穿经透络、搜邪补虚也。（俞震《古今医案按·卷第四》）

孙东宿治许卓峰，多酒多怒人也。上吐血，下溲血，咳嗽声哑。医皆以为瘵，辞不治。孙诊其脉，左关弦大，右寸下半指，累累如薏苡子状。乃曰：此有余证也，作瘵治者非。盖其人好酒，酒属湿热，助火生痰，火性炎上，迫肺不降，积而生痰，壅于肺窍，以致失音。此痰壅之哑，非肺痿之哑也。其性又多怒，怒气伤肝，故血妄行而不归经，以致吐血尿血。法宜清热开郁化痰，导血归原。若二地、二冬辈滋阴之药，反助其塞而益其热，声音何由而开？况血随气行，气不清，血又何得归原哉？**王士雄按：**此与承溪之论错经妄行，可以互相发明。乃用滑石、青蒿，解酒热为君；贝母、郁金、山栀仁、香附，开郁为臣；杏仁、桔梗、丹皮、丹参、小蓟、甘草，化痰清血为佐使。服十帖，血果止。又以贝母一两，童便浸一日，为末，柿霜等分，时时抄舌上化下。五日而声音爽矣。（王士雄《古今医案按选·卷三·咳嗽》）

叶天士治一人，年二十岁，夏月咳嗽，时带血出，常发寒热，饮食减，身渐瘦，口不渴，行动时或仆地，有日轻，有日重。**王士雄按：**因此故断其当发疟。牙宣龈肿，晨起则血胶厚于齿龈上，脉细带数。群以弱证治，二地、二冬等滋阴药，遍尝不效。叶用芦根、滑石、杏仁、苡仁、通草、钩藤、白豆蔻，嘱云服二十帖，全愈矣。若不满二十帖，后当疟也。其人服十帖，已霍然，即停药。十月中，果发疟，仍服前药而疟愈。

俞震按：此系伏暑。**王士雄按：**暑兼湿也。似乎虚劳，故决以后当发疟。设遇慎斋、慎柔，不知作何治法。（俞震《古今医案按·卷第四》）

王士雄按：虚劳因误治而成者多，余案中屡言之矣。有高某者年逾冠，于去秋完姻之前，曾患吐血，治愈之后，患疥遍身，上及耳头，至今夏仲疮愈，血复上溢，医谓虚损也。迨血止后，痰嗽不已，寒热时形，或碍左眠，或妨右卧，形消食减，左胁聚瘕，诸药备尝，不能起榻矣。延余诊之，脉虽弦数，而兼软涩，嗽必痰出而始松，舌色紫黯无津，汤饮下咽则胀，夜间不嗽，溺涩便艰，并非虚损。而病逾一载，初起必由吸受暑热，殆滋补早投，遂致血痹于络，气滞于经，升降失调，机关窒塞，亟宜通展，庶可渐瘳。予苇茎汤合雪羹，加沙参、旋覆、竹茹、冬虫夏草服之。病人云：前次所服，皆是滋润之药，下咽后，胸腹极其不舒，今服此剂，甚觉舒畅。二剂后，腹微痛，解青粪一次，嗣后每服药，必下一次，其色渐黑，甚至如胶如漆，而各恙皆减，饮食渐加。继去桃仁、雪羹，加养阴之品，调理而愈。昔袁简斋太史云：人身气血贵乎流通，否则有余者为痈疽，不足者为劳瘵。杨素园大令谓袁公真绝代聪明人，虽不知医，而此二语，已将虚实诸病因括尽无余，奈古今之以名医称者，竟未达此义也。（王士雄《古今医案按选·卷二·虚损》）

张路玉又治吴佩玉次女，伤风咳嗽，先前自用疏风润肺止嗽之药，不应，转加呕渴咽痛。石顽诊之，六脉浮滑应指。因与半夏散，三啜而病如失。或问咳嗽咽痛而渴，举世咸禁燥剂，今用半夏辄效，何也？曰：用药之权衡，非一言而喻也。凡治病必求其本。此风邪挟饮上攻之暴嗽，故用半夏、桂枝，开通经络，迅扫痰涎。兼甘草之和脾胃，而致津液。风痰散，营卫通，则咽痛燥渴自已。设泥其燥渴而用清润，滋其痰湿，经络愈壅，津液愈结，燥渴咽痛，愈无宁宇矣。不独此也，近世治风寒咳嗽，虽用表药，必兼桑皮、黄芩、花粉，甚则知、柏之类。少年得之，必种吐血虚损之根。中年以后得之，多成痰火喘嗽之患。然此辈之妙用，在于预为地步。诊时泛谓阴虚，防变不足之证。初时元气未衰，服之邪热暂伏，似觉稍可，久之真气渐伤，转服转甚，安虑其不成虚损耶？及见吐血，则不问何经腑脏、属火属伤、血之散结、色之晦鲜、瘀之有无，概以犀角、地黄寒凉止截之剂投之，致血蓄成根。向后或二月一月一发，虽日服前药不应矣。凡此之类，未遑枚举。

尝见一人患项肿发热，延伤寒家视之，则曰大头伤寒，以表药发之，并头亦胀，确然大头无疑矣。病家以其治之益甚，又延杂证家视之则曰湿热痰火，以里药攻之，则头与项前左半皆消，但项后右侧偏肿，则又确乎非大头而为杂证矣。病家又以肿在偏旁，疑为痈毒，更延痈疽家视之，则曰对口偏疽，以托里敷外药治之，则气血益滞，热不得泄，郁遏竟成溃疡矣。本一病也，治之迥异，证亦屡迁，可见其病随药变之不诬耳。第末俗所趋，非此不足以入时，何怪乎圣人性命之学，沦胥不返，遂至若是耶！

俞震按：张公此论，曲尽时医丑态。然谓表药必兼桑皮、芩、粉，血证必用犀角、地黄，恐不至众人皆醉如此。至于病随药变，实有其事，所以旧有不服药为中医之说。若欲见病知源投药辄效，随其寒热虚实，应以温凉补泻，不执一法，不胶一例，变化生心，进退合辙者其惟丹溪先生乎。丹溪则药随病变，病随药愈。宁有病随药变，药为病困之理哉？《临证指南按·咳嗽门》，方法大备，温凉补泻皆全，而轻松灵巧处，与丹溪未易轩轾也。（俞震《古今医案按·卷第五》）

喘证医案

程明佑治张丙，中满气喘，众医投分心气饮、舟车丸，喘益甚；一医作气虚治，以参、芪补之，喘急濒死。程诊其脉沉而滑，曰：此痰病也。痰滞经络，脏腑痞塞，致生膜胀。投滚痰丸，初服腹雷鸣，再服下如鸡卵者五六枚，三服喘定气平。继以参苓平胃散出入，三十日而安。（俞震《古今医案按·卷第五》）

观察毛公裕，年届八旬，素有痰喘病，因劳大发，俯几不能卧者七日，举家惊惶，延余视之。余曰此上实下虚之证。用清肺消痰饮，送下人参小块一钱。二剂而愈。毛翁曰：徐君学问之深，固不必言，但人参切块之法，此则聪明人以此玄奇耳。后岁余，病复作，照前方加人参煎入，而喘逆愈甚。后延余视，述用去年方而病有加。余曰：莫非以参和入药中耶？曰然。余曰：宜其增病也。仍以参作块服之，亦二剂而愈。盖下虚固当补，但痰火在上，补必增盛，惟作块则参性未发，而清肺之药，已得力过腹中，而人参性始发，病自获痊。此等法古人亦有用者，人自不知耳，于是群相叹服。

王士雄按：痰喘碍眠，亦有不兼虚者。黄者华年逾五旬，自去冬因劳患喘，迄今春两旬不能卧，顾某作下喘治，病益甚。又旬日，迓余视之，脉弦滑，苔满布，舌边绛，乃冬温薄肺，失于清解耳。予轻清肃化药治之而痊。至参不入煎，欲其下达，与丸药噙化，欲其上恋，皆有妙义，用药者勿以一煎方为了事也。

又有虚不在阴分者，余治方啸山今秋患痰喘汗多，医进清降药数剂，遂便溏肢冷，不食碍眠，气逆脘疼，面红汗冷。余诊之，脉弦软无神，苔白不渴，乃寒痰上实，肾阳下虚也。以真武汤去生姜，加干姜、五味、人参、厚朴、杏仁，一剂知，二剂已。又治顾某体肥白，脉沉弱，痰喘易汗，不渴痰多，啜粥即呕，以六君去甘草，加厚朴、杏仁、姜汁、川连，盖中虚痰滞也，投七日果痊。（王士雄《洄溪医案按·痰喘亡阴》）

罗谦甫治不潾吉歹元帅夫人，年逾五旬，身体肥盛。值八月中霖雨不止，因饮酒及潼乳过度，遂病腹胀喘满，声闻于外，不得安卧，大小便涩滞，气口脉大，两倍于人迎，关脉沉缓而有力。因思霖雨之湿，饮食之热，湿热大盛，上攻于肺，所谓盛则为喘也。邪气盛则实，实者宜下之，为制平气散。《内经》曰：肺苦气上逆，急食苦以泻之。白牵牛苦寒，泻气分湿热，上攻喘满，故用二两，半生半熟以为君；陈皮苦温，体轻浮理肺气，用五钱，青皮苦辛平，散肺中滞气，用三钱以为臣；槟榔辛温，性沉重，下痰降气，亦用三钱，大黄苦寒，荡涤满实，用七钱以为使。末服三钱，生姜汤调下。两服而喘愈，止有胸膈不利，烦热口干，时时咳嗽，以泻白散加知母、黄芩、桔梗、青皮痊愈。（俞震《古今医案按·卷第五》）

松江王孝贤夫人，素有血证，时发时止，发则微嗽，又因感冒变成痰喘，不能著枕，日夜俯几而坐，竟不能支持矣。是时有常州名医法丹书，调治无效，延余至。余曰：此小青龙证也。法曰：我固知之，但弱体而素有血证，麻桂等药可用乎？余曰：急则治标，若更喘数日，则立毙矣。且治其新病，愈后再治其本病可也。法曰：诚然。然病家焉能知之，治本病而死，死而无怨；如用麻桂而死，则不咎病本无治，而恨麻桂杀之矣。我乃行道之人，不能任其咎。君不以医名，我不与闻，君独任之可也。余曰：然。服之有害，我自当之，但求先生不阻之耳。遂与服。饮毕而气平就枕，终夕得安。然后以消痰润肺、养阴开胃之方以次调之，体乃复旧。法翁颇有学识，并非时俗之医，然能知而不能行者。盖欲涉世行道，万一不中，则谤声随之。余则不欲以此求名，故毅然用之也。凡举世一有利害关心，即不能大行我志，天下事尽然，岂独医也哉。

王士雄按：风寒外束，饮邪内伏，动而为喘嗽者，不能舍小青龙为治。案中云感冒是感冒风寒，设非风寒之邪，麻桂不可擅用。读者宜有会心也。（王士雄《洄溪医案按·痰喘》）

苏州沈母，患寒热痰喘，浼其婿毛君延余诊视。先有一名医在座，执笔沉吟曰：大汗不止，阳将亡矣。奈何？非参、附、熟地、干姜不可。书方而去。余至不与通姓名，俟其去乃入，诊脉洪大，手足不冷，喘汗淋漓。余顾毛君曰：急买浮麦半合，大枣七枚，煮汤饮之可也。如法服而汗顿止，乃为立消痰降火之方二剂而安。盖亡阳亡阴，相似而实不同，一则脉微，汗冷如膏，手足厥逆而舌润；一则脉洪，汗热不黏，手足温和而舌干。但亡阴不止，阳从汗出，元气散脱，即为亡阳。然当亡阴之时，阳气方炽，不可即用阳药，宜收敛其阳气，不可不知也。亡阴之药宜凉，亡阳之药宜热，一或相反，无不立毙。标本先后之间，辨在毫发，乃举世更无知者，故动辄相反也。

王士雄按：吴馥斋令姐体属阴亏，归沈氏后，余久不诊，上年闻其久嗽，服大剂滋补而能食肌充，以为愈矣。今夏延诊云：嗽犹不愈。及往视，面浮色赤，脉滑不调，舌绛而干，非肉不饱。曰：此痰火为患也。不可以音嘶胁痛，遂疑为损怯之未传。予清肺化痰药为丸噙化，使其廓清上膈，果胶痰渐吐，各恙乃安。其形复瘦，始予养阴善后。病者云：前进补时，体颇渐丰，而腰间疼胀，略一抚摩，嗽即不已，自疑为痰。而医者谓为极虚所致，补益加峻，酿为遍体之痰也。（王士雄《洄溪医案按·痰喘亡阴》）

孙东宿治少司空凌绎泉，年已古稀，原有痰火之疾。正月初，因劳感冒，内热咳嗽，痰中大半是血，鼻流清水，舌苔焦黄芒刺，语言强硬不清，大小便不利，喘急不能睡，亦不能仰，以高桌安枕，日惟额伏枕上而已，医治半月不瘳。孙诊之，两手脉浮而洪，两关滑大有力。知其内有积热痰火，为风邪所闭，复为怒气所加，故血上逆。议者以高年见红，脉大发热为惧。孙曰：此有余证。诸公认为阴虚而用滋阴降火，故不瘳。法当先驱中焦痰火积热，后以地黄补血等剂收功可也。乃以瓜蒌、石膏各三钱，半夏曲、橘红、桑皮、前胡、杏仁、酒芩、苏子水煎，冲莱菔汁一小盏，一剂而血止。次日诊之，脉仍浮而洪大，尚恶寒。此因先时不解表，竟用滋阴，又加童便降下太速，以致风寒郁而不散，故热愈甚也。改以定喘汤，一剂而喘减，二剂而热退不恶寒。再诊之，两手浮象已无，惟两关脉鼓指。此中焦痰积胶固，不可不因其时而疏导之。以清中丸（陈皮、黄芩、干葛、天花粉、白米、薄荷各一两，贝母、枳实各一两五钱，黄连八钱五分；上为末，用天冬、麦冬、甘草各一两，水二十碗，慢火熬成膏丸，每服百丸，白汤送下；主治上焦有火，胸膈有痰，血分有热，气分有滞，脾胃停痰，头目昏眩，烦扰作渴。——编者注）同当归龙荟丸共二钱进之，其夜下稠黏秽积甚多。予忆丹溪有云：凡哮喘火盛者，白虎汤加黄连、枳实有功，正此证对腔法也。与十剂，外以清中丸同双玉丸（石膏、寒水石，各煅，姜汁淬，各等分。上为细末，用甘草煎浓膏为丸，如绿豆大，每夜服一钱，白汤或淡姜汤送下；主治胃火刑肺，气高而喘，每至夏月，必一发者。——编者注）夜服，调理而安。

俞震按：此人以富贵之体，古稀之年，不能卧又半月之久，亦殊危矣，乃竟用消痰发表、清火行滞，重剂收功，可见病无一定之局。只恐弃活着而走死着，又防活着认得不清。必以半攻半补，不攻不补，为持重之法，仍是死着也。后案喻公之蛤蚧二十枚，人参十两，可谓棋逢敌手。（俞震《古今医案按·卷第五》）

吴门张饮光，发热干咳，呼吸喘急，服苏子降气，不应。服八味丸，喘益急。迎士材视之，两颊俱赤，六脉数大，曰：此肺肝蕴热也。以逍遥散，用牡丹皮一两，苡仁五钱，兰叶三钱，连进二剂而喘顿止。

以地黄丸料，用麦冬、五味煎膏，及龟胶为丸。至十斤而康。

俞震按：上条（指：李士材又治刑部主政唐名必，劳心太过，因食海鲜吐血，有痰，喉间如鲠，日晡烦热。喜其六脉不数，惟左寸涩而细，右关大而软，思虑伤心脾也。以归脾汤大料，加丹皮、麦冬、生地，二十剂而证减六七。兼服六味丸三月，遂不复发。——编者注）于左寸右关，得其病因。此条以服温纳不应，悟其病因，上条喜脉之不数，此条喜脉之数大。盖二人俱系新病，一虚一实，尚易辨耳。（俞震《古今医案按·卷第四》）

王士雄按：两条凭脉论证固有卓识，而用药皆未尽善也。（王士雄《古今医案按选·卷二·虚损》）

一富翁素强健，忽病喘满，不咳不吐痰，日久腿脚阴囊尽水肿，倚卧肩息，困极。王中阳曰：非水证也。但胸膈有败痰，宜服滚痰丸。彼不信，针刺放水，备尝诸苦。年余，忽吐臭痰，复诣王。王与龙脑膏一料，服未尽而愈。

俞震按：胀而兼喘，病热急矣，必非轻剂所能治。此三条，是实证治法。若虚寒证，当重用桂附，如天真丸（羊肉七斤，精者为妙，先去筋膜，并去脂皮，批开入药末；肉苁蓉十两；当归十二两，洗净，去芦；湿山药去皮十两，天冬一斤组成。上四味置之在肉内裹定，用麻缕缠定，用上色糯酒四瓶，煮令酒尽，掺在药内，再入水二升又煮，直候肉如泥，再入黄芪末五两，人参末三两，白术末二两，熟糯米饭焙干为末十两，前后药末同剂为丸，如梧桐子大。一日约服三百粒，初服百粒，旋加至前数服之，定觉有精神，美饮食，手足添力，血脉便行，轻健。如久喑不言者，服之半月，言语有声；或云血下喘咳嗽，行步不得，服之必效。恐药难丸，即入宿蒸饼五七枚，焙干为末，同搜和为丸。用温糯米酒送下，空心食前服。如滑肠绝不入食，守死无法可治者，如咽喉窄下食不得，只能五七粒渐渐服之，粒数多便可养起。久服令人面色红润，生血并津液，润燥通便。主治先曾损血及脱血，肌瘦，绝不入食，行步不得，手足痿，血气枯槁，形神不足。——编者注）、黑锡丹、金液丹之类，

皆可类推。不得以五子、五皮、沉香、椒目等，为稳当法也。（俞震《古今医案按·卷第五》）

哮喘医案

予邑有友范君，哮喘已久，向用金匮肾气丸，时效时不效。吴门缪松心先生诊之，曰：伏饮内踞有年，明是阳衰浊泛。但绵延日久，五旬外，痰中杂以血点，阴分亦渐损伤，偏刚偏柔用药两难措置。仿金水六君煎意，用熟地炭四钱，当归炭一钱，茯苓三钱，炙草四分，川贝一钱半，青盐、陈皮一钱，淡菜漂三钱，杏仁三钱（去皮尖，盐水炒）。半月后复诊，晨用金匮肾气丸以治本，晚服苓桂术甘加味以治标。生于术（米泔浸切片，晒三两），粗桂木（晒）八钱，炒半夏二两，云苓三两，炙草六钱，杏仁霜一两六钱，鹿脊骨三两，用麻黄四钱煎汤，炙北细辛三钱（晒），水泛丸。此证向来背脊畏寒，甚则哮，服此方而畏寒除。隔三年，忽起淋浊，茎中痛胀，缪曰：此新病，以泻丙出壬为正治。但素有痰饮，滋腻之品，伤阳助湿，究非所宜。当变法治，庶与本证无碍，羊脊骨五钱，小木通一钱，盐水炒黄柏三分，生甘草梢五分，赤、白茯苓各半三钱，水飞辰砂五分，调入服。三剂淋浊即愈。半年后改定丸方，曰：饮踞中焦，历年已久，前主温煦太阳寒水之脏，与病机极合，用药可无事更张。第溺管有精淋，由来已非旦夕，虽云肾气不坚所致，其降多而升少，亦非所宜。

王士雄按：然则前云三剂即愈者，虽愈而未全愈也，未必不是多服桂附所致。今造一方以兼顾之：嫩毛鹿角二两镑，羊脊骨三两（炙黄，打碎），生菟丝子三两（晒），北细辛三钱（晒），生黄芪皮一两五钱（晒），蜜水炙麻黄三钱，桂枝粗木七钱（晒），生于术（米泔水浸，晒干）三两，茯苓三两（晒），炙黑甘草五钱（炒黄），半夏一两五钱，杏霜一两五钱，橘红一两（晒），为末，用苡仁煮浆糊丸。后隔数年，已六旬余，换丸方用熟地四两水煮，归身一两五钱，制半夏（炒黄）一两半，云苓三两，橘红（晒）一两，炙黑甘草五钱，生台术三两（米泔水浸，生用），嫩毛鹿角一两五钱，蛤蚧两对（去头足，炙），熟附子七钱，淮牛膝一两四钱，生左牡蛎二两（研细，水飞），羊脊骨三两（炙黄，打碎），杏仁三两（去皮尖，油），北细辛三钱（晒），泽泻一两五钱（炒），为末，苡仁煮浆捣丸。

俞震按：以上诸方，摄纳肾阳，温通督脉，疏刷肺气，开豁浊痰，标本悉能照顾，巧更极矣，宜乎服之而宿疾全瘳也。（俞震《古今医案按·卷第五》）

王士雄按：哮喘属虚寒者，可仿此案设法。（王士雄《古今医案按选·卷三·喘》）

肺痈医案

王宇泰治一妇，感冒风寒，或用发表之剂，反咳嗽喘急，饮食少思，胸膈不利，大便不通，右寸关脉浮数。欲用通利之剂，王曰：此因脾土亏损，不能生肺金。若更利之，复耗津液，必患肺痈矣。不信，仍利之，虚证悉至，果吐脓。乃朝用益气汤，夕用桔梗汤，各数帖。又朝用益气汤，夕用十全大补汤，各五十帖，痊愈。（俞震《古今医案按·卷第十》）

州钱君复庵，咳血不止，诸医以血证治之，病益剧。余往诊，见其吐血满地，细审之，中似有脓而腥臭者，余曰：此肺痈也，脓已成矣。《金匮》云：脓成则死，然有生者。余遂多方治之，钱亦始终相信，一月而愈。盖余平日因此证甚多，集唐人以来治肺痈之法，用甘凉之药以清其火，滋润之药以养其血，滑降之药以祛其痰，芳香之药以通其气，更以珠黄之药解其毒，金石之药填其空，兼数法而行之，屡试必效。今治钱君亦兼此数法而痊，强健逾旧。（王士雄《洄溪医案按·肺痈》）

肺胀医案

孙起伯肺胀，服耗气药过多。张路玉诊之，脉浮大而重按豁然，饮食不入，幸得溺清便坚，与《局方》七气，每剂用人参三钱，肉桂、半夏曲、炙甘草各一钱，生姜四片，四剂霍然。盖肺胀实证居多，此脉虚大，不当以寻常论也。（俞震《古今医案按·卷第五》）

张路玉又治一尼肺胀，喘鸣肩息，服下气止嗽药不应，渐至胸腹胀满，脉得气口弦细而涩。此必劳力气上，误饮冷水伤肺，肺气不能收敛所致也。遂与越脾汤减麻黄，加细辛、葶苈，大泻肺气而安。

俞震按：此方加减最巧，上案用七气汤成方亦巧。观其论脉溯因，而细心体贴之，乃知其巧。（俞震《古今医案按·卷第五》）

心悸医案

高果哉治钱塞庵相国，怔忡不寐，诊得心脉独虚，肝脉独旺。因述上年驿路还乡，寇盗充斥，风声鹤唳，日夜惊惧而致。高用生地、麦冬、枣仁、元参各五钱，人参三钱，龙眼肉十五枚，服数剂。又用夏枯草、羚羊角、远志、茯神、甘草、人参，大效。仍以天王补心丹，常服痊愈。

俞震按：怔忡本非重病，而居官者多患之。因劳心太过，或兼惊忧所致。治法不外养血安神、补元镇怯，然亦难效。莫若抛弃一切，淡然漠然，病自肯去。老子曰：内观其心，心无其心。广成子曰：毋劳尔形，毋摇尔精，毋使尔思虑营营，岂惟却病，并可长生。（俞震《古今医案按·卷第六》）

滑伯仁治一人，病怔忡善忘，口淡舌燥，多汗，四肢疲软，发热，小便白而浊。众医以内伤不足，拟进茸、附等药，未决。脉之虚大而数，曰：是由思虑过度，厥阴之火为害耳。夫君火以明，相火以位，相火代君火行事者也。相火一扰，能为百病，百端之起，皆由心生。越人云：

忧愁思虑则伤心。其人平生志大心高，所谋不遂，抑郁积久，致内伤也。服补中益气汤、朱砂安神丸，空心进小坎离丸，月余而安。（俞震《古今医案按·卷第六》）

淮安巨商程某，母患怔忡，日服参术峻补，病益甚，闻声即晕，持厚聘邀余。余以老母有恙，坚持不往，不得已，来就医，诊视见二女仆从背后抱持，二女仆遍体敲摩，呼太太无恐，吾侪俱在也，犹惊惕不已。余以消痰之药去其涎，以安神之药养其血，以重坠补精之药纳其气，稍得寝。半月余，惊恐全失，开船放炮，亦不为动，船挤喧嚷，欢然不厌。盖心为火脏，肾为水脏，肾气挟痰以冲心，水能克火，则心振荡不能自主，使各安其位，则不但不相克，而且相济，自然之理也。（王士雄《洄溪医案按·怔忡》）

汪石山治一女，年十五，病心悸，常若有人捕之，欲避而无所。其母抱之于怀，数婢护之于外，犹恐恐然不能安寐。医者以为病心，用安神丸、镇心丸、四物汤，不效。汪诊之，脉皆细弱而缓，曰：此胆病也。用温胆汤，服之而安。（俞震《古今医案按·卷第六》）

【附】许学士治四明董生，卧则魂飞扬，身虽在床而神魂离体，惊悸多魇，通宵不寐。群皆以为心病，医之无效。许曰：以脉言之，肝经受邪，游魂为变，非心也。以肝有邪，魂不得归于肝，是以卧则飞扬若离体也。肝主怒，必小怒则剧。用真珠母为君，龙齿佐之。因有龙齿安魂、虎睛定魄之说。

俞震按：此二条，俱凭兼见之证，辨为肝胆之病。若汪案之脉细弱而缓，何以不认作阳气两虚？许案不载脉象，亦难核辨。然肝胆之不寐易治，而心之不寐难瘥。盖心藏神，肾藏精与志。寐虽由心，心赖肾之上交，精以合神，阴能包阳，水火既济，自然熟寐。《内经》谓阳气满则阳跷盛，不得入于阴，阴虚，故目不瞑。又云：阴跷阳跷，阴阳相交。阳入阴，阴出阳，交于目锐眦，阳气盛则瞋目，阴气盛则瞑目。此是不寐要旨，非肝胆病之不寐也。如人并无外邪侵扰，亦无心事牵挂，而常彻夜不寐者，其神与精必两伤，大病将至，殊非永年之兆。虽投补心补肾之药，取效甚难。即《内经》秫米半夏汤，亦有效有不效，或初效继不效。而病者辗转床褥，必求其寐，愈不肯寐，更生烦恼，去寐益远。慈山先生《老老恒言》云：寐有操纵二法，操者如贯想头顶，默数鼻息，返观丹田之类，使心有所着，乃不纷驰，庶可获寐；纵者任其心游思于杳渺无朕之区，亦可渐入朦胧之境。此诚慧心妙悟，可补轩岐所不逮。（俞震《古今医案按·卷第六》）

杨照藜评：二法最妙，确实可行，非悬揣之谈。（王士雄《古今医案按选·卷三·不寐》）

长兴赵某，以经营过劳其心，患怔忡证，医者议论不一，远来就余。余以消痰补心之品治其上，滋肾纳气之药治其下，数日而安。此与程母病同，而法稍异。一则气体多痰，误服补剂，水溢而火受克之证；一则心血虚耗，相火不宁，侵犯天君之证，不得混淆也。（王士雄《洄溪医案按·刖足伤寒》）

胸痛医案

周慎斋又治一女，喉间常起噎哽，饮食难消，舌上干燥，胸前痛如有所伤，两腿无力，面上肉紧，六年矣。方用六味汤加白芷、细辛各八分。（俞震《古今医案按·卷第五》）

周慎斋治一人，年五十五，胸前微痛，无休息时。六脉俱无胃气，惟胃脉略缓。盖胸中受气于丹田，时时心下微痛，乃丹田阳气不到胸中，膈气无疑。脾脉微缓，调理脾胃，犹可迁延。保元汤加山药、沉香。（俞震《古今医案按·卷第五》）

叔子静，素无疾，一日，余集亲友小酌，叔亦在座，吃饭至第二碗仅半，头忽垂，箸亦落。同座问曰：醉耶？不应。又问：骨哽耶？亦不应。细视之，目闭而口流涎，群起扶之别座，则颈已歪，脉已绝，痰声起，不知人矣。亟取至宝丹灌之，始不受，再灌而咽下。少顷开目，问扶者曰：此何地也？因告之故。曰：我欲归。扶之坐舆内以归，处以驱风消痰安神之品，明日已能起，惟软弱无力耳。以后亦不复发。此总名卒中，亦有食厥，亦有痰厥，亦有气厥。病因不同，如药不预备，则一时气不能纳，经络闭塞，周时而死。如更以参、附等药助火助痰，则无一生者。及其死也，则以为病本不治，非温补之误，举世皆然也。

王士雄按：《资生经》云：有人忽觉心腹中热甚，或曰：此中风之候，与治风药而风不作。夷陵某太守夏间忽患热甚，乃以水洒地，设簟卧其上，令人扇之，次日忽患中风而卒。人但咎其卧水簟而用扇也。暨见一澧阳老妇，见证与太守同，因服小续命汤而愈。合而观之，乃知中风由心腹中多大热而作也。徐氏之论，正与此合。《易》曰：风自火出。谚云：热极生风。何世人之不悟耶？若可用参、附等药者，乃脱证治法，不可误施于闭证也。（王士雄《洄溪医案按·中风》）

胸膈胀痛医案

孙东宿治陈光禄松奕翁，常五更胸膈胀疼，寒热温凉，遍尝不效。诊之右寸软弱，左平两尺亦弱。孙曰：此肺肾二经之不足也，补而敛之，可无恙矣。以人参、补骨脂、山茱萸各三两，鹿角胶、鹿角霜五两，杜仲、巴戟、茯苓、车前各一两五钱，山药二两，鹿角胶酒化为丸。空心，淡盐汤送下。又以御米壳三两去筋膜，蜜水炒，诃子面煨，去核一两，陈皮一两五钱，蜜丸。五更枕上，白汤送下一钱。服一月，病不再发。

俞震按：人参鹿胶之丸，人犹能用；粟壳诃子之方，梦想不到矣。与陈武塘噙化丸，可比熊掌、猩唇，各一异味。（俞震《古今医案按·卷第五》）

王士雄按：此条不但脉象属虚也，膈胀只在五更，则余时不胀，显为虚证。人参、鹿角之丸，佐以茯苓、车前，是导之下行，以敛虚气之上逆，故不用蜜丸，而送以盐汤。粟壳、诃子之方，丸之以蜜，服于枕上，是使其留恋胸膈，收敛肺化痰之积，用药之法，真丝丝入扣也。

杨照藜评：注语精极。（王士雄《古今医案按选·卷二·痞满》）

神昏医案

东山水利同知，借余水利书，余往索出署，突有一人拦舆喊救命，谓我非告状，欲求神丹夺命耳。其家即对公署，因往视病者，死已三日，方欲入棺，而唇目忽动，按其心口尚温，误传余能起死回生，故泥首哀求。余辞之不获，乃绐之曰：余舟中有神丹可救。因随之舟中，与黑神丸二粒，教以水化灌之，非能必其效也。随即归家。后复至山中，其人已生。盖此乃瘀血冲心，厥而不返，黑神丸以陈墨为主，而以消瘀镇心之药佐之，为产后安神定魄去瘀生新之要品。医者苟不预备，一时何以奏效乎？（王士雄《洄溪医案按·瘀血冲厥》）

郡中蒋氏子，患时证，身热不凉，神昏谵语，脉无伦次。余诊之曰：此游魂证也。虽服药必招其魂，因访招魂之法。有邻翁谓曰：我闻虔祷灶神，则能自言。父如其言，病者果言曰：我因看戏小台倒，几被压受惊，复往城隍庙中散步，魂落庙中，当以肩舆抬我归。如言往招。明日延余再诊，病者又言：我魂方至房门，为父亲冲散，今日魂卧被上，又为母亲叠被掉落，今不知所向矣。咆哮不已。余慰之曰：无忧也，我今还汝。因用安神镇魄之药，加猪心尖、辰砂，绛帛包裹，悬药罐中煎服。戒曰：服药得寝，勿惊醒之，熟寐即神合。果一剂而安，调理而愈，问之俱不知也。（王士雄《洄溪医案按·游魂》）

王中阳又治一人因相识官员为事，猝为当道直入其室搜索，男人即惊死，其妻须臾苏省，失志颠倒，弃衣摸空。王亦令服滚痰丸二次，下咽即睡。次夜又一服，仍用豁痰汤加枳实，服数日即安。（俞震《古今医案按·卷第五》）

西塘倪福征，患时证，神昏脉数，不食不寝，医者谓其虚，投以六味等药。此方乃浙中医家，不论何病，必用之方也。遂粒米不得下咽，而烦热益甚，诸人束手。余诊之曰：热邪留于胃也。凡外感之邪，久必归阳明，邪重而有食，则结成燥矢，三承气主之；邪轻而无食，则凝为热痰，三泻心汤主之。乃以泻心汤加减，及消痰开胃之药，两剂而安。诸人以为神奇，不知此乃浅近之理，《伤寒论》具在，细读自明也。若更误治，则无生理矣。

王士雄按：韩尧年年甫逾冠，体素丰而善饮，春间偶患血溢，广服六味等药。初夏患身热痞胀，医投泻心、陷胸等药，遂胀及少腹，且拒按，大便旁流，小溲不行，烦热益甚，汤饮不能下咽，谵语唇焦。改用承气、紫雪，亦如水投石。延余视之，黄苔满厚而不甚燥，脉滑数而按之虚软，不过湿热阻气，升降不调耳。以枳桔汤加白前、紫菀、射干、马兜铃、杏仁、厚朴、黄芩，用芦根汤煎。一剂谵语止，小溲行。二剂旁流止，胸渐舒。三剂可进稀糜。六剂胸腹皆舒，粥食渐加。改投清养法，又旬日得解燥矢而愈。诸人亦以为神奇，其实不过按证设法耳。

王士雄又按：今夏衣贯戴七，患暑湿，余以清解法治之，热退知饥，家人谓其积劳多虚，遽以补食啖之。三日后二便皆闭，四肢肿痛，气逆冲心，呼号不寐。又乞余往视，乃余邪得食而炽，壅塞胃腑，腑气实，则经气亦不通，而机关不利也。以苇茎汤去薏苡，加蒌仁、枳实、栀子、菔子、黄芩、桔梗，煎调元明粉，外用葱白杵烂，和蜜涂之。小溲先通，大便随行，三日而愈。（王士雄《洄溪医案按·时证》）

一妇六月卒死，遍体俱冷，无汗，六脉俱伏。三日不醒，但气未绝耳。众用四逆、理中，亦不能纳。四日后，慎斋诊之，仍无脉。念人一二日无脉立死，今三日不死，此脉伏也，热极似寒耳，用水湿青布放身上，一时身热，遂饮冷水五六碗，反言渴，又一碗，大汗出。后用补中益气加黄柏，十帖愈。

俞震按：慎斋之治上热下寒，腹痛如冰，粗工必引立斋治韩州同之例矣。（江瓘《名医类案按·卷二·火热》韩州同年四十六，仲夏，色欲过度，烦热作渴，饮水不绝，小便淋沥，大便秘结，唾痰如涌，面目俱赤，满舌生刺，两唇燥裂，遍身发热，或时身如芒刺而无定处，两足心如火烙，以冰折之作痛，脉洪而无伦。此肾阴虚，阳无所附而发于外，非火也。盖大热而甚，寒之不寒，是无水也，当峻补其阴。遂以加减八味丸料一斤，内肉桂一两，以水顿煎六碗，冰水浸冷与饮，半晌，已用大半，睡觉而食温粥一碗，复睡至晚，乃以前药温饮一碗，乃睡至晓，食熟粥二碗，诸症悉退。翌日，畏寒足冷至膝诸症仍至，或以为伤寒。薛曰：非也，大寒而甚，热之不热，是无火也，阳气亦虚矣。急以八味一剂服之，稍缓，四剂，诸症复退。大便至十三日不通，以猪胆导之，诸症复作，急用十全大补，方应。——编者注），乃与虞公升阳散火汤（江瓘《名医类案按·卷四·火热》虞恒德治一妇年四十余，夜间发热，早晨退，五心烦热，无休止时。半年后，虞诊六脉皆数伏而且牢，浮取全不应，与东垣升阳散火汤，四服，热减大半，胸中觉清快胜前，再与二帖，热悉退。后以四物加知母、黄柏，少佐以炒干姜，服二十系帖愈。——编者注）同轨合辙。此等案必须合看则有益。至如饮以冷水，覆以湿布，亦是试火之真假也。（俞震《古今医案按·卷第二》）

一人七月病上辰昏晕，下午不言，昏睡一日不醒，人叫不应，身凉不食，不寒不热，皆曰阴证，议用理中、四逆。周慎斋诊其脉，沉小带伏。曰：内有火邪也，故小便一二日不解，延至夜不醒。周曰：此真火也。其妻曰：前日房事，如何是火？周曰：夜有房事，内虚又劳，热甚。夫干热从虚入，则阴气将绝，以水救之则可。取冷水一桶，饮至五碗。病者曰渴，饮至七碗，大汗如雨。病者曰饿，吃粥一碗。用补中益气汤，加炮姜、泽泻，温中泻冷水而愈。（俞震《古今医案按·卷第二》）

王士雄按：此三条（前2条合上泄泻案中……周慎斋又治一妇，五月间，身凉，自言内热，水泻二月，一日数次……——编者注）论证设治，洵属可传。惟首条既伏火如是之甚，则泻甫止而牙疼，显为余火上升，岂可用建中汤加附子哉？一服而愈，殊有可疑。次条饮冷水而大汗如雨，则水已外泄，何必以炮姜、泽泻泻其冷水耶？画蛇添足，此之谓误。

杨照藜评：目光如炬，如此读书，方不被古人所瞒。（王士雄《古今医案按选·卷一·火》）

惊病医案

王中阳又治一富室子弟，因忧畏官事，忽患恶闻响声，鞋履作声，亦即惊怖，有事则彼此耳语而已。饮食自若，举动无差。王令服滚痰丸二次，即能起坐应酬。再以豁痰汤、分心气饮，相间服之而愈。分心气饮者，乃二陈汤加紫苏、羌活、桑白皮、肉桂、青皮、腹皮、木通、赤芍也。（俞震《古今医案按·卷第五》）

祟病医案

林家巷周宅看门人之妻缢死，遇救得苏，余适寓周氏，随众往看，急以紫金锭捣烂，水灌之而醒。明日又缢亦遇救，余仍以前药灌之。因询其求死之故，则曰：我患心疼甚，有老妪劝我将绳系颈，则痛除矣，故从之，非求死也。余曰：此妪今安在？则曰：在床里。视之无有。则曰：相公来，已去矣。余曰：此缢死鬼，汝痛亦由彼作祟，今后若来，汝即嚼余药喷之。妇依余言，妪至，曰：尔口中何物，欲害我耶？詈骂而去。其自述如此，盖紫金锭之辟邪神效若此。（王士雄《洄溪医案按·祟证》）

同里朱翁元亮，侨居郡城。岁初，其媳往郡拜贺其舅，舟过娄门，见城上蛇王庙，俗云烧香能免生疮肿，因往谒焉。归即狂言昏冒，舌动如蛇，称蛇王使二女仆一男仆来迎。延余诊视，以至宝丹一丸遣老妪灌之，病者言此系毒药，必不可服，含药喷妪，妪亦仆，不省人事，舌伸颈转，亦作蛇形。另易一人灌药讫，病者言一女使被烧死矣。凡鬼皆以朱砂为火也。次日煎药，内用鬼箭羽，病者又言一男使又被射死矣，鬼以鬼箭为矢也。从此渐安，调以消痰安神之品，月余而愈。此亦客忤之类也，非金石及通灵之药，不能奏效。（王士雄《洄溪医案按·祟证》）

痫证医案

嘉善朱怀音兄患癫狂，用消痰清火药而愈。越三年复发，消痰清火不应，用天王补心丹而愈。越二年又发，进以前二法，皆不应，用归脾汤而愈。越一年又发，发时口中哼哼叫号，手足牵掣搐掉，如线提傀儡，卧则跳起如鱼跃，或角弓反张，其喊声闻于屋外，而心却明白，但以颤掉之故，口欲语时，已将唇舌嚼坏。如此光景，半刻即止，止则神识昏懂，语言谬妄，又半刻而发如前矣。一吴姓名医，用人参、鹿茸、肉桂、熟地、龙齿、青铅、远、茯等药，服之甚相安，然匝月不见效。乃就正于叶天翁，叶笑曰：渠用贵重之药，必自信为名医，但多费病家之财，与病毫无干涉，即庸医也。吾以轻淡药，二十剂当减半，四十剂当全瘳耳。因叩其掣掉作则心明，掣掉止则神昏之故，曰：操持太过，谋虑不决，肝阴胆汁两耗，阳跷阴跷脉空风动，非虚寒也。用白芍、萸肉各一钱五分，白石英、淮小麦、南枣肉各三钱，炙草五分。病患见其方，殊不信，旁人亦以药太轻淡，并两帖为一帖。服十帖病减半，二十帖病全瘳矣。（俞震《古今医案按·卷第六》）

一人身热至六七日，医用地黄汤，遂致身体强硬，六脉沉伏；目定口呆，气喘不能吸入。周慎斋曰：此能呼不能吸，病在中焦实也。中焦实，脾不运耳。方用远志、白茯神各一钱，附子四分，去白广皮六钱，磁石、苏梗各一钱五分，沉香二分。一帖身和，六帖而安。盖脾者，为胃行其津液者也。脾不运，则胃阳不行于肌肉，肌肉无阳，所以强耳。醒其脾，则胃阳通而身和矣。

俞震按：此非痉证。因身体强硬与痉相似，故附于此。观其议论亦佳，然不能解其制方之义。（俞震《古今医案按·卷第三》）

王士雄按：此所云中焦实者，殆痰湿盛于中也，地黄汤纯阴凝滞之剂，服后自然闭塞。方以六钱橘红为君，佐以沉香、苏梗，皆是直降开通之品，而磁石镇逆，远志舒郁，附子温运，神茯通心，制方之义如此，别无奥妙。其实橘红不必如是之重，尽可以枳实为君也。他如附子可易薤白，远志可易菖蒲，即沉香、磁石、茯神，亦可以旋覆、半夏、赭石、茯苓等易之也。慎斋好奇，专走僻径，故用药如此，而令人莫测其奁耳。

杨照藜评：绝世聪明，具此卓识，方许读古人书。（王士雄《古今医案按选・卷二・痉病》）

狂证医案

孙东宿治李悦斋夫人，胸胁大腹作痛，谵语如狂。寅卯辰三时少轻，午后及夜痛剧咬人，昼夜不睡，饮食不进者十八日。究其故，原有痰火与头疼牙疼之疾，又因经行三日后，头疼发寒热，医以疟治。因大恶热，三四人交扇之，而两手浸冷水中，口噙水而不咽，鼻有微衄。又常自悲自哭，目以多哭而肿。小水直下不固，喉梗梗吞药不下。脉则左弦数，右关洪滑，孙曰：此热入血室证也。误服刚燥之剂而动痰火，以致标本交作。诸人犹谓热入血室，惟夜间谵语如见鬼，何致胸胁疼剧咬人耶？孙曰：仲景云：经水适来适止得疾，皆作热入血室治。痛极咬人者，乃胃虚虫行求食而不得，故喉中梗梗然也。即以小柴胡加桃仁、丹皮，而谵语减，次日以安蛔汤与服而疼止食进。

俞震按：痛极咬人，合以喉中梗梗，认为蛔饥求食，亦属偶然应验。若欲据以辨证，恐不足凭。（俞震《古今医案按・卷第七》）

王士雄按：此证究属肝阴大亏为其本病，善后之法，必用滋养肝肾为宜。（王士雄《古今医案按选・卷四・胁痛》）

胃脘痛医案

常州蒋公讳斌之孙，患心腹痛，上及于头，时作时止，医药罔效，向余求治。余曰：此虫病也。以杀虫之药，虫即远避，或在周身皮肤之中，或在头中，按之如有蠕动往来之象。余用杀虫之药为末，调如糊，到处敷上，而以热物熨之，虫又逃之他处，随逃随敷，渐次平安，而根终不除，遂授方令归。越二年书来，云虫根终未尽，但不甚为害耳，此真奇疾也。（王士雄《洄溪医案按·虫痛》）

丹溪治一妇春末心脾疼，自言腹胀满，手足寒过肘膝，须绵裹火烘，胸畏热，喜掀露风凉。脉沉细涩，稍重则绝，轻似弦而短。渴喜热饮，不食。以草豆蔻三倍加黄连、滑石、神曲为丸。白术为君，茯苓为佐，陈皮为使，作汤下百丸。服至二斤而愈。

俞震按：二条（本案及下案：俞震《古今医案按·卷第七》：丹溪治一人，以酒饮牛乳，患心疼年久，饮食无碍，虽盛暑饮食身无汗。医多以丁、附治之，羸弱食减，每痛以物拄之，脉迟弱弦而涩，大便或秘结或泄，又苦吞酸。时七月，以二陈汤，加芩、连、白术、桃仁、郁李仁、泽泻。每旦服之，屡涌出黑水，若烂木耳者。服之二百余帖，脉涩渐退，至数渐添，纯弦而渐充满。时冬暖，意其欲汗，而血气未充。以参、芪、归、芍、陈皮、半夏、甘草，服之痛缓，每旦夕一二作。乃与麻黄、苍术、芎、归、甘草等药，才下咽，忽晕厥，须臾而苏，大汗痛止。——编者注）脉象，俱似虚寒，而丹溪以湿热治者，上条屡服热药不效，且年久饮食无碍，大便或秘或泄，知其为停饮。此条以胸前畏热喜凉，乃脉沉细涩为据。所谓稍重则绝，以细涩故也，与阔大而软之为虚寒不同矣，故加黄连、滑石。遍观丹溪案，凡脉弦细涩者，俱不用温药，想其阅历多而认得真也。

又一妇心与头互换作痛，用清空膏而愈。亦云瘦弱脉涩，以四物加桃仁、酒芩、陈皮、甘草调理。（俞震《古今医案按·卷第七》）

给谏章鲁斋，暑月自京口归邑，心中大痛。吴门医者令服香薷饮，痛势转增。余（指明代名医李中梓——编者注）曰：寸口弦急，痰食交结也。服香砂二陈汤二帖，痛虽略减，困苦烦闷，更以胃苓汤加半夏二钱、大黄三钱，下黑屎数枚，痛减三四，仍以前汤用大黄四钱，下胶痰十数碗，始安。（李中梓《医宗必读按·卷之八按·心腹诸痛按·医案》

杭州议叙部郎叶醴醇，少年时，脘痛不能食，身极羸瘦。上海杜良一先生，用《纲目》厚朴煎丸，每晨以人参二钱煎送丸药三钱。服一月而痛除根，食大进，身遂肥胖。

厚朴煎丸：厚朴去皮锉用、生姜二斤连皮切片，以水五升同煮干，去姜，焙朴。以干姜四两，甘草二两，再同厚朴，以水五升煮干，去草，焙姜、朴为末；用枣肉、生姜同煮熟，去姜，捣枣和丸梧子大。每服五十丸。（俞震《古今医案按·卷第七》）

王士雄按：此攻补兼施法也。（王士雄《古今医案按选·卷四·心脾痛》）

滑伯仁治一妇人，盛暑洞泄，厥逆恶寒，胃脘当心而痛，自腹引胁，转为滞下，呕哕不食。医以中暑霍乱疗之，益剧。脉三部俱微短沉弱，不应呼吸，曰：此阴寒极矣。不亟温之，则无生理。《内经》虽曰用热远热，又曰有假其气，则无禁也。于是以姜、附温药，服之一七日，诸证悉去。再以丸药，除其滞下而安。（俞震《古今医案按·卷第七》）

罗谦甫治江淮漕运使崔君长子，年二十五，体丰肥，奉养膏粱，时有热证，因食凉物，服寒药。至元庚辰秋，久疟不愈。医用砒霜截药，新汲水送下，禁食热物，疟不止，反加吐利，腹痛肠鸣，时复胃脘当心而痛。屡医罔效，延至次年四月。因劳役烦恼，前证大作。罗诊之，脉弦细而微，手足稍冷，面色青黄不泽，情思不乐，恶烦冗，食少，微饱则心下痞闷，呕吐酸水，发作疼痛，冷汗时出，气促，闷乱不安，须人额相抵而坐。《内经》云：上气不足，头为之苦倾；中气不足，溲便为之变，肠为之苦鸣；下气不足，则为痿厥心悗。又曰：寒气客于肠胃之间，则卒然而痛，得炙乃已。炙者，热也，非甘辛大热之剂则不能愈。为制扶阳助胃汤：炮干姜一钱五分，人参、草豆蔻、炙草、官桂、白芍各一钱，陈皮、白术、吴茱、益智各五分，炮熟附子二钱，姜、枣煎服。三帖，大势皆去，痛减过半。至秋先灸中脘三七壮，以助胃气；次灸气海百余壮，生发元气，滋荣百脉。以还少丹服之，则善饮食，添肌肉。明年春，灸三里二七壮，乃胃之合穴也，亦助胃气，又引气下行。春以芳香助脾，育气汤加白檀香。戒以惩忿窒欲，慎言节食，一年而平复。（俞

震《古今医案按·卷第七》）

歙溪吴人峰之室，胃脘作痛，两胁胀急，痛一阵，则汗出一番，两颧红，唇口亦红，饮食汤水饮之立吐，不受者三日夜矣。孙东宿诊之，两寸脉洪大，两尺沉微。孙以井水半碗，百滚汤半碗，名曰阴阳汤，用此调元明粉一钱五分，服之不惟不吐，痛减半矣，少顷，大便行三次。因食豆腐及粥太早而痛复，唇脸皆红，此必有虫，故如是也。与桂枝、白芍、甘草、乌梅、川椒、五灵脂、杏仁水煎，痛乃定其大半，再与苍术、厚朴、山楂、枳实、茯苓、延胡、香附一帖全止。但心背皮肤外疼，不能着席后睡，以芎、归、苓、术、橘、半、厚朴、腹皮、香附、甘草调养痊愈。

俞震按：阴阳汤调元明粉，亦一医痛急着。续用三方，皆纯正可宗。（俞震《古今医案按·卷第七》）

薛生白先生治嘉善一人，胃脘痛，胸膈痞塞，向作痰治气治，均不效。有前辈与控涎丹，服数日，大泻不止，上稍舒而体倦甚。遂进六君子汤，数帖后，精神复而痛胀如前矣。**王士雄按：**先攻后补，原是治病法程，但中虚停饮，宜攻补并用。余治黄某久患此症，诸药不效，以六君去甘草送服控涎丹，数剂而瘳。薛用千金子煎汤，磨沉香、木香、檀香、降香、丁香。服一月而全愈。服时亦作泻，薛云无妨，故守其法而收功。（俞震《古今医案按·卷第七》）

王士雄按：此方可名千金四香饮，服此能痊，盖气郁饮停之病也。（王士雄《古今医案按选·卷四·心脾痛》）

一妇人胃脘痛，勺水不入，寒热往来。或从火治，用芩、连、栀、柏；或从寒治，用姜、桂、茱萸。展转月余，形体羸瘦，六脉弦数，几于毙矣。高鼓峰曰：此肝痛也，非胃脘也。其病起于郁结生火，阴血受伤，肝肾枯干，燥迫成痛。医复投以苦寒辛热之剂，胃脘重伤，其能瘳乎？急以滋肾生肝饮与之，一昼夜尽三大剂。五鼓熟寐，次日痛定觉饿矣。再用加味归脾汤加麦冬、五味，十余剂而愈。（俞震《古今医案按·卷第七》）

俞震按：江应宿治一男子，心脾痛，六脉弦数，曰：此火郁耳。投姜汁炒黄连、山栀泻火为君，川芎、香附开郁，陈皮、枳壳顺气为臣，反佐以炮姜从治，一服而愈。再与平胃散加姜炒黄连、山栀、神曲糊丸服，永不发。与此案脉同治异，可合参之。尝阅《临证指南》治脘痛，大半是肝邪犯胃，或挟痰，或挟瘀，或兼寒，或兼热，再辨胃之虚实，肝之寒热，而错综参伍以为治。即紫金丹，瓜蒌薤半桂枝汤，泻心和枳实、姜汁，异功加归、芍，总皆古法，不立新方。其用石决明、桑寄生、阿胶、生地、杞、苓、石斛等，以养胃汁，即鼓峰滋肾生肝法也。其用苏木、人参、桃仁、归尾、郁金、柏仁、琥珀、茺蔚，以红枣肉丸，即孙东宿治查良川法也。惟缓逐其瘀，用蜣螂、䗪虫、灵脂各一两，桃仁二两，桂枝尖（生用）五钱，蜀漆炒黑三钱，老薤白根捣汁丸。以虫豸入血搜逐，及诸配合之药为最巧。又阳微浊凝，用炒川椒一钱，炮干姜钱半，炮黑乌、附各三钱，大剂辛热驱寒，不加监制之药为最猛。惟此二方有大力量。然《指南》全部，亦仅数年之医案，岂足概先生之一生？自刊行以来，沾溉后学，被其惠者良多。而枵腹之辈，又藉此书易于剿袭，每遇一证，即抄其辞句之精华，及药方之纤巧而平稳者，录以应酬，竟可悬壶。无论大部医书，畏知望洋；即小部医书，亦束之高阁。惟奉《指南》乐其简便，而不知学之日益浅陋也。嗟乎！岂《指南》误人乎？抑人误《指南》乎？（俞震《古今医案按·卷第七》）

游以春治一嫠妇（指寡妇。——编者注），年三十余，忽午后吐酸水碗许，至未时，心前作痛，至申时痛甚，晕去不省人事，至戌方苏。每日如此，屡治不效。游至，用二陈下气之剂，亦不效。熟思之，忽忆《针经》有云：未申时，气行膀胱。想有瘀血滞于此经致然。遂用归尾、红花各三钱，干漆五钱，煎服。吐止痛定，晕亦不举。次日复进一帖，第三日加大黄、桃仁饮之，小便去凝血三四碗而痊。

俞震按：先吐酸水，然后心前作痛，医者必认胃病，而以痰气兼湿热治，否则兼寒湿治耳。乃从所发之时想到气行于小肠膀胱，果得小便去凝血而愈。《内经》所谓病在上求之下也，岂庸手所能辨。（俞震《古

今医案按·卷第七》)

王士雄按：还当以脉象别证兼参，未可谓未申时之痛厥，即是瘀滞膀胱，而可用峻药也。(王士雄《古今医案按选·卷四·心脾痛》)

痞满医案

孙东宿又治李古愚，每食后即大便，腹皮稍胀急，胸膈饱闷。医与参、术，则痞闷愈甚，小水清而长。孙脉之，左寸涩，右寸滑，按之如黄豆大，且鼓指，关尺之脉皆弦小，左尺脉迢迢有神气。**杨照藜评**：列脉象甚明晰。据脉，乃积痰郁滞于肺莫能出，以致大肠之气不固也。法当效丹溪治乃叔用吐，吐去上焦痰积，而大便自实矣。先用苦梗、莱菔子各三钱，白蔻仁、橘红、山栀仁各一钱，川芎五分，生姜三片，葱三根，煎服探吐。不能尽出，又以莱菔子一合擂浆水，加蜂蜜，与半碗饮之，始吐胶痰二碗。平日，每小水则大便并行，吐后小水始能独利。连行三四次，而胸腹宽舒。初亦以吐为惧，至是豁然称快，大便亦不频下矣。再以二陈汤加白术、旋覆花、麦芽，调理而全安。

俞震按：右寸滑而有力，故知肺有积痰。左尺迢迢有神，故可吐而不伤。(俞震《古今医案按·卷第五》)

王孟英按：徐悔堂云：秣陵冯学园之内，久患痞痛。每发自脐间策策动，未几遍行腹中，疼不可忍。频年医治，不一其人，而持论各异。外贴膏药，内服汤丸，攻补温凉，备尝不效，病已濒危，谢绝医药。迨半月后，病势稍减。两月后，饮食如常。而向之策策动者，日觉其长，驯至满腹，又疑其鼓也，复为医治，亦不能愈，如是者又三年。忽一日腹痛几死，旋产一男，母子无恙，而腹痞消。计自初病至产，盖已九年矣。此等奇证，虽不恒见，然为医者，不可不知也。(王孟英《沈氏女科辑要按·卷上·妊妇诸病·妊娠腹痛》)

张寿颐笺正：此人当初痞痛，腹中偏动之时，当然是病不是胎。频年医治，必是不得其法，故百不一效。至谢绝医药，病减而饮食如常之后。策策动者日觉其长，此时方是有身。惟其先抱病有年，气营未足，所以胎元不旺，不能如期长成，竟至三年乃产。若谓乍病腹动，即是怀胎，积至九年之久，而始达生，殆不其然。

寿颐在甲寅、乙卯间，见甬人某君，年逾弱冠，体质甚好，后有人谓此君在母腹中，凡三十有八月。盖即孟英此条之类也。（张寿颐《沈氏女科辑要笺正·妊娠腹痛》）

嘈杂医案

孙东宿治叶润斋，年近四十，心膈嘈杂，好啖肉，尤好鸡，一日不能缺，缺即身浮力倦，神魂无措，必急得肉，见则大嚼，及入腹，腹又大痛，痛极则吐酸水稠涎然后定，稍定又思肉啖也。人疑为祟。孙诊之，六脉大小不等，观其色，唇红脸黄。问之，则曰：痛虽苦，尚能熬，若嘈杂则遍身淫淫苏苏，左右无可奈何，手足无所把捉，有近于死，急需肉以救命。孙曰：据色脉，乃虫证，非祟也。先予雄黄丸一服，不瘳。改以腻粉五分，使君子末一钱，用鸡子打饼，五更空心饲之。辰刻下长蛲十条，内有二大者，长尺。下午又下小虫百余。自此不喜肉，而嘈杂良愈。

俞震按：嘈杂证，丹溪谓是痰因火动，乃噎膈之渐，故多用黄连、山栀、苍术、半夏、白芍之类。然亦有思虑伤血者，有肾阴虚而胃火旺者，又宜用生地、阿胶、柏子仁、麦冬、石斛、芦根之类。若此案乃虫蚀脂膏，嘈杂门中所未载，故特选之。昔年曾见叶天翁治一妇人，胸痞心嘈，用盐水煮石决明三钱，经霜桑叶二钱，丹皮一钱，黑栀一钱，三角黑胡麻二钱，细生地三钱，四帖而愈。此又肝火郁于胃之嘈杂也。（俞震《古今医案按·卷第五》）

王士雄按：余治高隽生孝廉令堂，嘈杂便溏，肠鸣少纳，脉至虚弦软滑。虽肝火炎而痰饮动，然脾脏受戕，舌色淡而无液，苦燥凉润，皆不可投，与潞参、九蒸白术、甘草、木瓜、薏苡、白芍、竹茹、建兰叶、

茯神、盐水炒橘红、牡蛎为方，数剂而愈。（王士雄《古今医案按选·卷二·嘈杂》）

呕吐医案

李士材又治屯院孙潇湘，夏月食瓜果过多，得食辄呕，二十日弗止。困顿床褥，手足如冰，举家惊惶。李曰：两尺按之有神，胃气缕缕不绝，只因中气本弱，复为寒凉所伤耳。遂用红豆丸（丁香、胡椒、缩砂各二十一个，红豆十一粒。上为末，生姜汁为丸，如皂角子大；每服一丸，用大枣一个，去核，填药，面裹，慢火烧熟，空心细嚼，白汤送下，每日三次；主治诸呕逆，膈气翻胃，吐食不止。——编者注），连进三服。至明日，便能食粥。兼与理中汤加丁香、沉香，旬日之间，饮食如常矣。（俞震《古今医案按·卷第五》）

李士材治兵尊高元圃，久患呕吐。李诊之，曰：气口大而软，此谷气少而药气多也。且多犯辛剂，可以治表实，不可以治中虚；可以理气壅，不可以理气弱。用熟半夏五钱，人参三钱，陈仓米一两，白蜜五匙，甘澜水煎服。十剂全安。（俞震《古今医案按·卷第五》）

孙东宿治邵姓者，年五十，呕吐物如烂猪肺状，胸背胀。前医以翻胃治，不效。反加潮热烦躁，饮食不入。因谓肺坏，辞不治。孙诊之，两寸滑数，左关尺涩，乃曰：若果肺坏，声音当哑。今声亮而独胸背作胀，由于酒后忿怒，瘀血痰饮，积于胸膈为病耳。以滑石、茜草、桃仁、小蓟、归尾、香附、贝母、山栀仁、枳壳、甘草，十帖而全安。

俞震按：《千金方》载粥食汤药皆吐不停者，灸手间使穴三十壮。若四肢厥，脉沉绝不至者，灸之便通。查手间使穴，乃手厥阴穴，在掌后三寸。此如今人遇呕而不能纳药者，以手紧捻病患两手脉息，即可咽下，其法暗合。又宋人小说载，史载之治朱思古，闻荤腥即呕，惟以汤沃淡饭些少，时时食之，医莫能治。史曰：此证《内经》有之，名曰食挂。凡人之肺，六叶舒张，盖覆于脾。子母气和则进食，一或有戾，则肺不能舒，脾为之蔽，故不嗜食。遂用清气润肺药，服三日，病者鼻闻肉味觉香，取啖之甚美。此系邪说，江篁南谓非记者假托，即史公之妄言欺世，诚然。（俞震《古今医案按·卷第五》）

张路玉治朱彦真酒膈，不食，惟日饮热酒一二觥，少顷即作酸呕出，膈间大痛，治久不效。良由平昔好饮热酒，死血留胃口之候。授以人参散，参一两煎成，加麝香五厘，冰片三厘，三剂便能进食。盖麝、片善散胃口之痰与瘀血耳。十剂后，改服柏子仁汤而愈。（俞震《古今医案按·卷第五》）

周慎斋治一人饮食能进，遇子时则作吐作泻。慎斋谓其人必苦忧思，思则脾气郁结，不能散精于肺，下输膀胱，故津液直入大肠而泻也。吐者，脾不健运，不能传化幽门，宿食积于胃中，子时阳生，冲动陈垢，故吐也。宜扶脾为主，用人参、白茯苓、山药各一钱，炙草五分，附子、制乌药三分，姜一片，煎服愈。

俞震按：慎斋三案（本案与下两案：①周慎斋治一人，年五十五，胸前微痛，无休息时。六脉俱无胃气，惟胃脉略缓。盖胸中受气于丹田，时时心下微痛，乃丹田阳气不到胸中，膈气无疑。脾脉微缓，调理脾胃，犹可迁延。保元汤加山药、沉香。②周慎斋又治一女，喉间常起噎哽，饮食难消，舌上干燥，胸前痛如有所伤，两腿无力，面上肉紧，六年矣。方用六味汤加白芷、细辛各八分。——编者注），非真膈证，**王士雄按：**首条是胸痹，治宜通阳，次条是水不涵木，宜从魏玉璜峻补肝肾，末条是吐泻，治法颇合，皆不当列入膈证门。然治法新奇，可与喻西昌分道扬镳。西昌载膈证三案，亦非真膈证。如李思萱室（喻昌《寓意草按·卷二·治李思萱乃室膈气危病治验附叶氏妇治验》：李思萱室人有孕，冬日感寒，至春而发，初不觉也。连食鸡面鸡子，遂成夹食伤寒，一月才愈。又伤食物，吐泻交作，前后七十日，共反五次，遂成膈症，滴饮不入。延诊时，其脉上涌而乱，重按全无，呕哕连绵不绝，声细如虫鸣，久久方大呕一声。余曰：病者胃中全无水谷，已翻空向外，此不可救之症也。思萱必求良治，以免余憾。余筹画良久，因曰：万不得已，必多用人参。但才入胃中，即从肠出，有日费斗金，不勾西风一浪之譬，奈何？渠曰：尽在十两之内，尚可勉备。余曰：足矣！乃煎人参汤，调赤石脂末，以坠安其翻出之胃。病者气若稍回，少顷大便，气即脱去。凡三日服过人参五两，赤石脂末一斤，俱从大肠泻出。得食仍呕，但不呕药耳。因思必以药之渣滓，如粞粥之类与服，方可望其少停胃中，顷之传下，又可望其少停肠中。于是以人参、陈橘皮二味，煎如芥子大，和粟米同煎作粥，与服半盏，不呕，良久又与半盏。如是再三日，始得胃舍稍安。但大肠之空尚未填实，复以赤石脂末为丸，每用人参汤吞两许。如是再三日，大便亦稀。此三日参橘粥内，已加入陈仓米，每进一盏，日进十余次，人事遂大安矣。仍用四君子汤、丸调理，通共享人参九两，痊愈。然此亦因其胎尚未堕，有一线生气可续，故为此法以续其生耳！不然者，用参虽多，安能回元气于无何有之乡哉！后生一子，小甚，缘母疾百日，失荫之故。——编者注）以参汤调赤石脂末，是胎前呕哕洞泻也。黄咫旭室（喻昌《寓意草按·卷四·辨黄咫旭乃室膈气危症用缓治法而愈》：咫旭乃室病膈气二十余日，饮粒全不入口。延余诊时，尺脉已绝而不至矣。询其二便，自病起至今，从未一通，止是一味痰沫上涌，厌厌待尽，无法以处。邑庠有施姓者，善决生死，谓其脉已离根，顷刻当坏。余曰：不然，《脉经》明有开活一款云，上部有脉，下部无脉，其人当吐不吐者死。是吐则未必死也，但得天气下降，则地道自通。故此症倍宜治中，以气高不返，中无开阖，因成危候。待吾以法缓缓治之，自然逐日见效，于是始独任以观验否。乃遂变旋覆代赭成法，而用其意，不泥其方。缘女病至尺脉全无，则莫可验其受孕，万一有而不求，以赭石、干姜辈伤之，呼吸立断矣，姑阙疑。以赤石脂易赭石，煨姜易干姜，用六君子汤加旋覆花，煎调服下，呕即稍定。其岳父见用人参，以为劫病而致憾。余曰：无恐也，治此不愈，愿以三十金为罚；如愈，一文不取。乃全神照应，药必亲调，始与服之。三日后，渐渐不呕；又三日后，粥饮渐加，举家甚快。但病者全不大便，至是已月余矣。一则忧病之未除，再则忧食之不运，刻刻以通利为嘱。余曰：脏气久结，食饮入胃，每日止能透下肠中一二节，食饮积之既久，脏气自然通透，原议缓治，何得急图耶！举家佥以余为不情，每进诊脉，辄闻病者鼻息之扬，但未至发声相詈耳。盖余以归、地润肠之药，恐滞膈而作呕，硝石、大黄通肠之药，恐伤胎而殒命。姑拂其请，坚持三五日，果气下肠通，而病全瘳矣！病瘳而其家窃议曰：一便且不能通，曷贵于医耶？月余腹中之孕果渐形着。又议曰：一孕且不能知，安所称高耶？吁嗟！余之设诚而行，以全人夫妻子母，而反以得谤也，岂有他哉！惟余得谤，当世之所谓医者，然后乃得名耳！——编者注）以六君加旋覆煎汤调石脂末，是胎前大呕痰沫，二便不通也。倪庆云（喻昌《寓意草按·卷四·面议倪庆云危症再生治验》：倪庆云病膈气十四日，粒米不入咽，始吐清水，次吐绿水，次吐黑水，次吐臭水，呼吸将绝，医已歇手。余适诊之，许以可救，渠家不信。余曰：尽今一昼夜，先服理中汤六剂，不令其绝，来早转方，一剂全安。渠家曰：病已至此，滴水不能入喉，安能服药六剂乎？余曰：但得此等甘温入口，必喜而再服，不须过虑。渠诸子或庠或弁，亦知理折，佥曰：既有妙方，何不即投见效，必先与理中，然后乃用此，何意耶？余曰：《金匮》有云，病患噫气不除者，旋覆代赭石汤主之。吾于此病分别言之者有二道：一者以黑水为胃底之水，臭水为肠中之水，此水且出，则胃中之津液久已不存，不敢用半夏以燥其胃也；一者以将绝之气，止存一丝，以代赭坠之，恐其立断，必先以理中分理阴阳，俾气易于降下，然后代赭得以建奇奏绩。一时之深心，即同千古之已试，何必更疑？及简仲景方，见方中止用煨姜而不用干姜。又谓干姜比半夏更燥，而不敢用。余曰：尊人所噫者，下焦之气也，所呕者，肠中之水也。阴乘阳位，加以日久不食，诸多蛔虫，必上居膈间，非干姜之辣，则蛔虫不下转，而上气亦必不下转，妙处正在此，君曷可泥哉！诸子私谓，言有大而非夸者，此公颇似。姑进是药，观其验否。进后果再索药，三剂后病者能言，云内气稍接，但恐太急，俟天明再服，后旦转方为妥。至次早，未及服药，复请前医参酌，众医交口极沮，渠家并后三剂不肯服矣。余持前药一盏，勉令服之，曰：吾即于众医前，立地转方，顷刻见效，再有何说！乃用旋覆花一味煎汤，调代赭石末二茶匙与之。才一入口，病者曰：好药，吾气已转入丹田矣！但恐此药难得。余曰：易耳。病者十四日衣不解带，目不交睫，惫甚，因图脱衣安寝。冷气一触复呕，与前药立止，思粥，令食半盏。渠饥甚，竟食二盏，少顷已食六盏。复呕，与前药立止。又因动怒，以物击婢，复呕，与前药立止。以后不复呕。但困倦之极，服补药二十剂，丸药一斤，将息二月，始能远出，方悔从前少服理中二剂耳。——编者注）先服理中六剂，次用旋覆煎汤调赭石末，是呕吐黑臭水及噫气不绝也。此皆暴病形似关格，与由噎而膈，以渐加重者悬殊，故不录。（俞震《古今医案按·卷第五》）

翻胃医案

嘉兴朱亭立，曾任广信太守，向病呕吐，时发时愈，是时吐不止，粒米不下者三日，医以膈证回绝，其友人来邀诊。余曰：此翻胃证，非膈证也。膈乃胃腑干枯，翻胃乃痰火上逆，轻重悬殊，以半夏泻心汤加减治之，渐能进食，寻复旧，从此遂成知己。每因饮食无节，时时小发，且不善饭，如是数年，非余方不服，甚相安也。后余便道过其家，谓余曰：我遇武林名医，谓我体虚，非参附不可。今服其方，觉强旺加餐。余谓此乃助火以腐食，元气必耗，将有热毒之害。亭立笑而腹非之，似有恨不早遇此医之意。不两月遣人连夜来迎，即登舟，抵暮入其寝室。见床前血汗满地，骇问故，亭立已不能言，惟垂泪引过，作泣别之态而已。盖血涌斗余，无药可施矣，天明而逝。十年幸活，殒于一朝，天下之服热剂而隐受其害者，何可胜数也。

王士雄按：服温补药而强旺加餐，病家必以为对证矣，而孰知隐受其害哉。更有至死而犹不悟者，目击甚多，可为叹息。（王士雄《洄溪医案按·翻胃》）

不食医案

淮安大商杨秀伦，年七十四，外感停食。医者以年高素封，非补不纳。遂致闻饭气则呕，见人饭食辄叱曰：此等臭物，亏汝等如何吃下？不食不寝者匝月，惟以参汤续命而已。慕名来聘，余诊之曰：此病可治，但我所立方必不服，不服则必死。若徇君等意以立方亦死，不如竟不立也。群问：当用何药？余曰：非生大黄不可。众果大骇，有一人曰：姑俟先生定方再商。其意盖谓千里而至，不可不周全情面，俟药成而私弃之可也。余觉其意，煎成，亲至病人所强服，旁人皆惶恐无措，止服其半，是夜即气平得寝，并不泻。明日全服一剂，下宿垢少许，身益和。第三日清晨，余卧书室中未起，闻外哗传云：老太爷在堂中扫地。余披衣起询，告者曰：老太爷久卧思起，欲亲来谢先生。出堂中，因果壳盈积，乃自用帚掠开，以便步履。旋入余卧所，久谈。早膳至，病者观食，自向碗内撮数粒嚼之，且曰：何以不臭？从此饮食渐进，精神如旧，群以为奇。余曰：伤食恶食，人所共知，去宿食则食自进，老少同法。今之医者，以老人停食不可消，止宜补中气，以待其自消，此等乱道，世反奉为金针，误人不知其几也。余之得有声淮扬者，以此。（王士雄《洄溪医案按·外感停食》）

四明僧奉真治天章阁待制元之子，瞑日不食，已逾宿矣。奉真曰：脾已绝，不可治，死在明日。元曰：予方陛对，能延数日之期否？奉真曰：如此自可。诸脏皆衰，惟肝独盛。脾为肝所胜，其气先绝，一脏绝则死。若急泻肝气，令肝衰，则脾少缓，可延三日，过此无术也。乃投药，至晚稍清爽，能张目，渐进稀粥。明日更轻安能食，病家喜，奉真笑曰：此不足喜，肝气暂舒耳，无能为也。后三日果卒。

俞震按：不食之因甚多，而因郁因怒，其大端也。所载三案（见俞震《古今医案按·卷第二》：丹溪治一室女，因事忤意，郁结在脾，半年不食，但日食熟菱、大枣数枚，遇喜，食馒头弹子大，深恶粥饭。朱意脾气实，非枳实不能散。以温胆汤去竹茹，数十帖而安。又治一少妇，年十九，因不如意，遂膈满，不食累月，惫甚，不能起坐。已午间发热面赤，酉戌方退。夜间小便数而点滴，月经极少，脉沉涩短小，重取皆有。此气不遂而郁于胃口，内有瘀血，却因病久，元气已虚，中宫又以勉强进食，郁而生痰。法宜补泻兼施。以参、术各二钱，茯苓、橘皮各一钱，红花六分，食前煎服。少顷，与神祐丸减轻粉、牵牛为细丸，如芝麻大。唾津咽十五丸，日夜二药各四服。次日食进，三日热退而愈。——编者注），可以为式。至因他病而不食者，不在此例。夫人身以胃气为本，经年累月，粥饭全废，似无不死者。然予曾见两家闺女，皆十余岁，皆无病，渐渐厌恶粥饭，每日略咬菱、栗、枣、橘、落花生、芝麻、薄脆、豆腐干之类，或饮酒一二杯，或腐浆数口而止。其父母甚忧之。予视其形色不变，起居如常，六脉匀平，乃许以无事，亦不处方。后皆婚嫁生子。盖谷肉蔬果，均以养生。去谷而犹存三项，与绝食者原不同耳。但女与男又别有说，阳动阴静，阳开阴阖，若童男不食粥饭，究非所宜。（俞震《古今医案按·卷第二》）

王士雄按：《星甫野语》云：吾师陆寅斋先生之配张孺人，病后忽辟谷，师精和扁术起家，而孺人之病不之识，阅十数年，孺人年六十余，以寿终，此尤奇也。（王士雄《古今医案按选·卷一·火》）

呃逆医案

又有戚沈君伦者，年七十，时邪内陷而呃逆，是时余有扬州之行，乃嘱相好尤君在泾曰：此热呃也，君以枇杷叶、鲜芦根等清降之品饮之必愈。尤君依余治之亦痊。盖呃逆本有二因：由于虚寒，逆从脐下而起，其根在肾，为难治。由于热者，逆止在胸臆间，其根在胃，为易治，轻重悬绝。世人谓之冷呃，而概从寒治，无不死者，死之后，则云凡呃逆者，俱为绝证。不知无病之人，先冷物，后热物，冷热相

争，亦可呃逆，不治自愈，人所共见，何不思也。（王士雄《洄溪医案按·暑邪热呃》）

噎膈医案

沈锡蕃平昔大便燥结，近患噎膈月余。虽素禀丰腴，日来面色皎白，大非昔比。时方谷雨，正此证危殆之际，始求治于石顽。诊得六脉沉涩，按久则衰，幸举指即应。为疏六君子汤，下一味狗宝作散调服。甫十剂，而呕止食进；再二十剂，而谷肉渐安，起居如故。惟大便尚觉艰难，乃以六味丸去泽泻，加归、芍、首乌作汤。服至月余，便溺自如。秋深更服八味丸，三月而康。大抵噎膈之人，体肥痰逆者可治，枯癯津衰者多不可治。同时有同道王公峻患此禀气病气，与沈相类，误信方士，专力委之，而致不起。顾人月亦患此证，自谓胀急，不当用参，日服仙人对坐草而毙。郭孝闻八月间噎食艰进，六脉弦劲搏指，延至来春三月告殂。然瘦人间有可疗者。昔秦伯源噎膈，形神枯槁，神志郁抑，且不能胜汤药之费。予门人邹恒友，令其用啄木鸟入麝熬膏，时嗅其气以通其结；内服逍遥散加香、砂，以散其郁。不数剂，所患顿除。厥后海货行陈君用噎膈，亦用此法而愈。两君至今，色力尚强。又一农人噎膈不食，时呕清涎如赤豆沙水，此属血瘀于内可知矣。庸师不审，误用消克破气药，而致绝粒不食。其邻叟怜之，述伊芳病苦，求救于予。遥拟一方，用桂苓饮加当归、桃仁、丹皮、牛膝，以熬枯黑糖和䗪虫浆调服，下溏黑如污泥者甚多。当知农人戮力受伤，血郁于内而致呕逆，但当攻其积血，呕逆自已。孰谓治病不求其本，而可轻议其药哉？

俞震按：石顽治病，喜用古方，而杂以新药，能生后学智慧。如此数条，虽皆前贤成法，无甚精义，然录之亦可以充广识见。至如《临证指南》有生姜泻心汤、附子泻心汤进退，黄连汤、外台茯苓饮加黄连、干姜，理中汤加丁香、吴茱，及妙香丸与鲜地、麦冬、柏仁、杏仁、苏子、松子、芝麻诸汁，亦是前贤成法，总可以治假膈证，不可以治真膈证。试观仲景《金匮》只有反胃，汤药不战，噎膈情形，虽医中之圣，亦无法以治之也。(俞震《古今医案按·卷第五》)

杨照藜评：噎膈一证，昔人皆与反胃混同立论，其实反胃乃纳而复出，与噎膈之毫不能纳者迥异，不容强合也。即噎与膈亦有辨，噎则原能纳谷而喉中梗塞，膈则全不纳谷也。至为病之源，昔人分为忧、气、恚、食、寒，又有饮膈、热膈、痰膈、虫膈，其说甚纷。叶天士则以为阴液下竭，阳气上结，食管窄隘使然。其说原本《内经》，最为有据。徐洄溪（清代名医徐大椿。——编者注）以谓瘀血顽痰逆气阻隔胃气，其已成者无法可治，其义亦精。然以为阴竭而气结，何以虚劳证阴竭致死而阳不见其结？以为阴竭而兼忧愁思虑，故阳气结而为噎，则世间患此者大抵贪饮之流，尚气之辈，乃绝不知忧者，而忧愁抑郁之人反不患此，此说之不可通者也。以为瘀血顽痰逆气阻伤胃气，似矣。然本草中行瘀化痰降气之品不一而足，何以竟无法可治，此又说之不可通者也。

予乡有治此者，于赤日中缚病人于柱，以物撬其口，抑其舌，即见喉间有物如赘瘤然，正阻食管，以利刃锄而去之，出血甚多，病者亦困顿累日始愈。以其治甚险，故多不敢尝试。

又有一无赖垂老患此，人皆幸其必死，其人恨极，以紫藤鞭柄探入喉以求速死，呕血数升，所患竟愈。此二人虽不可为法，然食管中的系有形之物阻扼其间，而非无故窄隘也，明矣。

又河间献县人患此，临危嘱其妻剖喉取物以去其病，比死，其妻如所诫，于喉间得一物，非骨非肉，质甚坚韧，刀斧莫能伤，掷之园中树上，经年亦不损坏，一日其子偶之园中，见一物黏缀草间，栩栩摇动，审视则其父喉中物也；异而伫目，半日许，物竟消化，遂采其草藏之。有病噎者，煎草与饮，三吸即愈，遂以治噎擅名，如是十余年，后其草不生始止，是世间原有专治此证之药矣。余臆度之，此证当由肝过于升，肺不能降，血之随气而升者留积不去，历久遂成有形之物，此与失血之证同源异派。其来也暴，故脱然而出为吐血；其来也缓，故流连不出为噎膈。汤液入胃，已过病所，必不能去有形之物，故不效。其专治此证之药，必其性专入咽喉，而力能化痰解结者也。昔金溪一书贾患此，向余乞方，余茫无以应，思韭叶上露水善治噤口痢，或可旁通其意，其人亦自知医，闻之甚悦，遂煎千金苇茎汤，加入韭露一半，时时小啜之，数日竟愈。后未尝以治他人，未知其果能累试辄验否？偶举此以告孟英，以为可存，因附录之，以质世之深于此道者。

王士雄按：近得一方，以新生小鼠新瓦上焙干研末，醇酒冲服，极有效。（王士雄《古今医案按选·卷二·噎膈》）

腹痛医案

丹溪治一人，六月投渊取鱼，至秋深雨凉，半夜小腹痛甚，大汗，脉沉弦细实，重取如循刀责责然。与大承气汤加桂二服，微利痛止，仍连日于申酉时复痛，坚硬不可近。每与前药，得微利，痛暂止。于前药加桃仁泥，下紫黑血升余，痛亦止。脉虽稍减，而责责然犹在。又以前药加川附子，下大便五行，有紫黑血如破絮者二升而愈。又伤食，于酉时复痛在脐腹间，脉和，与小建中汤一服而愈。

俞震按：小腹痛甚，大汗，脉如循刀责责，昧者必认为真脏脉矣，否则认其病因是寒，惟用桂、附耳。丹溪连以温药下之，殊不可及。最难者，痛止复作，不改前方，陡加桃仁。迨瘀下痛止，仍不改前方，又加附子。至愈后伤食复痛，忽变前方而用建中，总由指下认得真，故攻补毫无疑惑也。下条虞案受寒为重，又误于寒下，故先投温补及艾炙，而后进温下之药，与前案稍别，然皆确切不移，彼此难换。若认脉不清，必至两误。（俞震《古今医案按·卷第七》）

苏州黄四房女，年十二，患腹痛，愈医愈甚。余偶至其家，昏厥一夕方苏，舌俱咬破，流血盈口，唇白而目犹直视，脉参错无常。余曰：此虫痛也。贯心则死，非煎药所能愈，合化虫丸与之，痛稍缓，忽复更痛，吐出虫二十余条，长者径尺，紫色，余长短不齐，淡红色，亦有白者，自此而大痛不复作，小痛未除，盖其窠未去也。复以杀虫之药，兼安胃补脾之方调之，而虫根遂绝。盖此证甚多，医者既不能知，惟认为寒与食，即以为虫，又无杀虫之方，在精力强旺者，久能自化；其不足者，变为丁奚（指小儿瘠积，见黄瘦腹大，或膝小胫大。——编者注）、劳怯、痞臌等证，至死而人不能知，亦可哀也。余治此证不一，姑举其最剧者以明治法。（王士雄《洄溪医案按·虫痛》）

周慎斋曰：一人年二十余，房事不节，因食酒店饮食，遂火挟脐起，上入胸膈，腹内痛，外皮抽进，如有物闭住胸中。用消导者有之，用温补者有之，服药愈多而病愈凶，自分以为必死。予诊之，思相火自下冲上，直至于头面。今火起于脐，至胸而止，乃因色欲过度，真阳不足，丹田有寒也。作痛者，脾虚有寒，土无火生也。用乌药二钱，以制附子一枚。每用附子三分，水煎服。盖附子扶阳，乌药破滞。只此一味煎汤极清，清则下行甚速，故五日见效。服附子百枚而痛自愈。

俞震按：喻公以黄芩、阿胶，日进十余剂；周公以乌药、制附子，每次用三分，皆五日见效，可称绝对。然服附子至百枚，以每次用三分计之，功程毋乃太远乎？（俞震《古今医案按·卷第七》）

王士雄按：既能五日见效，何待百枚始愈？“百”字疑误。（王士雄《古今医案按选·卷四·腹痛》）

喻嘉言治叶茂卿男，出痘未大成浆，其壳甚薄，两月后，尚有着肉不脱者。一夕腹痛，大叫而绝。喻取梨汁入温药灌之，少苏，顷复痛绝，灌之又苏。遂以黄芩二两煎汤，和梨汁与服，痛止。令制膏子药频服，不听。其后忽腹大无伦，一夕痛叫，小肠突出脐外五寸，交纽各二寸半，如竹节壶顶状。阳物绞折，长八九寸，明亮如灯笼，奇怪可畏。喻以黄芩、阿胶二味，日进十余剂。三日后，始得小水。五日后，水道通利，脐收阳缩而愈。门人因询其义，答曰：夫人一身之气，全关于肺，肺清则气行，肺浊则气塞。肺主皮毛，痘不成浆，肺热而津不行也。壳着于肉，名曰甲错。甲错者，多生肺痈。痈者，壅也，岂非肺气塞而然欤？腹痛叫绝者，壅之甚也。壅甚则并水道亦闭，是以其气横行于脐中，而小肠且为突出。至于外肾弛长，尤其剩事矣。吾以黄芩、阿胶清肺之热，润肺之燥，治其源也。气行而壅自通，源清斯流清矣。缘病已极中之极，惟单味多用，可以下行取效。故药止二味，而奏功甚捷耳。试观禽畜之类有肺者有尿，无肺者无尿，故水道不利而成肿满。以清肺为急，即此义通之。后人以五苓、五皮、八正等方治水者，总之未悟此旨。至于车水放塘，种种诘夺膀胱之剂，则杀人之事矣，尚可用欤？（俞震《古今医案按·卷第七》）

汪石山治一人，年五十余，瘦黑理疏，忽腹痛，午后愈甚。医治以快气之药，痛益加。乃曰：午后血行于阴分，加痛者，血滞于阴也。四物加乳、没服之，亦不减。汪诊之，脉浮细而结，或五七至一止，或十四五至一止。《经》论止脉渐退者生，渐进者死。今止脉频则反轻，疏则反重，与《脉经》实相矛盾。汪熟思少顷，曰：得之矣。止脉疏而痛甚者，以热动而脉速；频而反轻者，以热退而脉迟故耳。病属阴虚火动无疑。且察其病起于劳欲，劳则伤心而火动，欲则伤肾而水亏。以参、芍补脾为君，熟地、归身滋肾为臣，黄柏、知母、麦冬清心为佐，山楂、陈皮行滞为使，人乳、童便出入加减。惟人参加至四五钱，遇痛进之则愈。或问诸痛与瘦黑人，及阴虚火动，参、芪在所当禁。今用之顾效，何取？汪曰：诸痛禁用参、芪者，以暴病形实者言耳。若年高气血衰弱，不用补法，气何由行？痛何由止？经曰壮者气行则愈是也。

俞震按：汪公之察病情，讲病因，精细无比。故参、芪、归、地、麦冬、知、柏、乳、溺，并非腹痛门所列之方，而竟能奏效。愚者遇某病，即于某病门检方以治。一望迷津，何尝得济？况诸书所载方法，此有彼无，彼详此略，将恃何种为宝筏耶？（俞震《古今医案按·卷第七》）

给谏侯启东，腹中嘈痛，士材按其左胁，手不可近。凡饮食到口，喉间若有一物接之者然。李曰：脉大而数，腹痛呕涎，面色萎黄，此虚而有湿，湿热相兼，虫乃生焉。当煎人参汤，送槟黄丸，以下虫积，虫若不去，虽补何益乎？病者畏不敢用，后竟不起。

俞震按：此是虫积，犹之饮积，俱无块者耳。彼肯服十枣丸而愈，

此不肯服槟黄丸而殂，因知病之宜补宜攻，总贵用其所当用，诚不可专守洁古之说为稳着也。(俞震《古今医案按·卷第八》)

虞天民治一妇年五十余，小腹有块，作痛二月余。一医作死血治，与四物加桃仁等药，不效。又以五灵脂、延胡索、乳香、没药、三棱、莪术等丸服，又不效。其六脉沉伏，两尺脉绝无，虞曰：乃结粪在下焦作痛耳，非死血也。用金城稻藁，烧灰淋浓汁一盏服之，过一时许，与枳实导滞丸一百粒催之，下黑粪如梅核者碗许，痛遂止。后以生血润肠之药十数帖，调理平安。

俞震按：尺脉沉实，则为下焦结粪。今两尺绝无而断结粪，又见取脉之巧，非出一途。若死血则脉必涩，前已历载多案矣。(俞震《古今医案按·卷第七》)

李士材治郡守子鉴如，每酒后腹痛，渐至坚硬，得食辄痛。李诊之曰：脉浮大而长，脾有大积矣。然两天按之软，不可峻攻。令服四君子汤七日，投以阴阳攻积丸三钱。但微下，更以四钱服之，下积十余次，皆黑而韧者。察其形不倦，又进四钱，于是腹大痛，所下甚多。仍服四君子汤十日，又进丸药四钱，去积三次，又进二钱，下积至六七碗。脉大而虚，按至关部豁如矣，乃以补中益气调补一月，痊愈。

俞震按：脉浮大而长，为脾有大积。较之丹溪诸案，或沉涩而小且数，或微而短涩，或虚微短涩，或脉涩而弱者，大不同矣。须于临证时，能以古人各种脉法，俱为我之正鹄，庶期中的。若两尺按之软，不可峻攻，固是正理，然亦要看得灵变。盖两尺软为虚，则喻案之两尺洪盛，宁不认为实而峻攻之耶？故又当以形色及病情参讨也。(俞震《古今医案按·卷第八》)

孙一奎治马二尹，年五十五，过食鳗肉卷饼，心腹胀痛。市医遽用硝黄下之，大便不行，胀痛愈增。继至者，以木香槟榔丸、大小承气汤，连服十日，胀痛益甚，粒米不进，大便并不行，小水亦仅点滴。后医以硝黄不效，杂进备急丸、白饼子、十枣汤、黑白丑之属，服数日，不惟大便不行，并小便点滴亦无矣，胀不可言。众医大叫称怪，一人为灸中脘三十壮，毫不为动，因断三日后当死。孙至，观其色苍黑，神藏不露，声音亮，惟腹大如覆箕，不能反侧。诊其脉，两手皆滑大，两尺尤有力。询其病源，阅其前方，骇然以为未闻未见也。因思一治法，先进香砂六君子汤，参、术各用二钱。众医皆惊，谓中满胀痛，二便俱闭，如何用补？况苍黑之人，尤忌参、术乎？孙曰：此非鼓胀证，乃内伤证也。当始伤时，犹在上膈，法当用吐，《经》所谓在上者因而越之也。不用吐而用下药以伤其脾，脾伤则失运动之职，是以愈下愈伤，愈伤愈胀。脾气全然不动，药亦全然不行矣。故用六君子以醒其脾，香、砂以助其运动。再用吐法，吐出前药，始有生机。此方非治病，乃治药也。且予非虑大便不行，独虑行之不止耳。医曰：求其行而不得，何以不止为虑？孙曰：君试思常人能服硝黄几何？巴豆牵牛几何？今幸其未行，药性未动，尚可为计，一行而诸药性动，譬瓶水底漏，其中能蓄点滴哉？危矣。医又问，多服下药而大便不行，何也？孙曰：此易知之。始为食伤，继为药伤，所伤在上中二焦，下元未损，故两尺脉尚有神气。《难经》曰：人之有尺，如树之有根也。《内经》曰：肾者胃之关，盖肾主大便。观其色苍黑，神藏气固，皆由根本未动，赖此犹可为耳。服药后，腹中大痛，一奎谓其药力已动。改用人参芦、防风芦、升麻、桔梗各三钱，煎服，少顷，用鹅翎探吐之，前服药物，一涌而出十数碗。病者喜曰：目前有光矣。此巳时也。孙曰：酉时大便必行，可备人参数斤以备不虞。至午，进至宝丹一帖，以温中气。未申间，腹中有声，浊气下滚，顷刻腹宽数寸。至晚，大便行一次，小水略通。孙即用人参、白术各五钱，炮姜三钱，茯苓二钱，陈皮一钱，木香、甘草各五分，令急煎服。四鼓又大便一次，小水继至，胀痛渐减，次日大便泻十余次。因以是方，煎丸并进。计泻七十二日，服人参二斤余而收功。（俞震《古今医案按·卷第五》）

俞震按：喻氏治袁仲卿子（喻昌《寓意草按·卷四·辨袁仲卿小男死证再生奇验并详诲门人》：袁仲卿乃郎入水捉彭蜞为戏，偶仆水中，家人救出，少顷大热呻吟。诸小儿医以镇惊清热合成丸、散与服，二日遂至昏迷不醒，胸高三寸，颈软，头往侧倒，气已垂绝，万无生理。再四求余往视。诊其脉，止存蛛丝，过指全无，以汤二茶匙滴入口中，微有吞意。谓之曰：吾从来不惧外症之重，但脉已无根，不可救矣。一赵姓医云：鼻如烟煤，肺气已绝，纵有神丹，不可复活。余曰：此儿受症何至此极，主人及客俱请稍远，待吾一人独坐静筹其故。良久，曰：得之矣！其父且惊且喜，医者愿闻其说：余曰：惊风一症，乃前人凿空妄谈，后之小儿受其害者，不知几千百亿兆，昔与余乡幼科争论，殊无证据，后见方中行先生《伤寒条辨》后附痉书一册，专言其事，始知昔贤先得我心，于道为不孤。如此症因惊而得，其实跌仆水中，感冷湿之气，为外感发热之病，其食物在胃中者，因而不化，当比夹食伤寒例，用五积散治之。医者不明，以金石寒冷药镇坠，外邪深入脏腑，神识因而不清，其食停胃中者，得寒凉而不运，所进之药皆在胃口之上，不能透入，转积转多，以致胸高而突，宜以理中药运转前药。倘得症减脉出，然后从伤寒门用药，尚有生理。医者曰：鼻如烟煤，肺气已绝，而用理中，得毋重其绝乎？余曰：所以独坐沉思者，正为此耳。盖烟煤不过大肠燥结之证，若果肺绝，当汗出大喘，保得身热无汗？又何得胸高而气不逼，且鼻准有微润耶？此余之所以望其有生也。于是煎理中汤一盏与服，灌入喉中，大爆一口，果然从前二日所受之药一齐俱出，胸突顿平，颈亦稍硬，但脉仍不出，人亦不苏。余曰：其事已验，即是转机，此为食尚未动，关窍堵塞之故。再灌前药些少，热已渐退，症复递减。乃从伤寒下例，以玄明粉一味化水，连灌三次，以开其大肠之燥结。是夜下黑粪甚多，次早忽言一声云：我要酒吃。此后尚不知人事，以生津药频灌，一日而苏。胡卣臣先生曰：惊风一症，小儿生死大关，孰知其为外感耶？习幼科者能虚心领会此案，便可免乎殃咎，若骇为异说，则造孽无极矣。**俞震按**：以药换药，与孙公先后一辙。故并载于此以便览。——编者注），以理中汤运转前药，可与此案颉颃。（王士雄《古今医案按选·卷三·肿胀》）

泄泻医案

《白云集》曰：黄子厚者，江西人也。精医术。邻郡一富翁病泄泻弥年，礼致子厚诊疗，浃旬莫效。子厚曰：予未得其说，求归。一日读《易》，至干卦天行健，朱子有曰：天之气运转不息，故阁得地在中间。如人弄碗珠，只运动不住，故在空中不坠，少有息则坠矣。因悟向者富翁之病，乃气不能举，为下脱也。又作字持水滴吸水，初以大指按滴上窍，则水满筒，放其按，则水下溜无余，乃豁悟曰：吾可治翁证矣。即治装往。以艾灸百会穴，三四十壮，泄泻止矣。《医说会编》注曰：百会属督脉，居顶巅，为天之中，是主一身之气者。元气下脱，脾胃无凭，所以泄泻，是谓阁不得地。《经》云下者上之，所以灸百会愈者，使天之气复健行，而脾土得以凭之耳。《铜人经》谓百会灸脱肛，其义一也。

俞震按：仲景《伤寒论》曰：少阴病，下利，脉微涩，呕而汗出，必数更衣，反少者，当温其上，灸之。"上"字，即指百会穴也。何待黄子厚始悟耳。即及读《资生经》曰：旧传有人年老而颜如童子者，盖每岁以鼠粪灸脐神阙穴一壮故也。予尝久患溏利，一夕灸三七壮，则次日不如厕。连数夕灸，则数日不如厕。足见经言主泄利不止之验。是又与灸百会穴同一捷法。又张子和云：山东杨先生者，治府主洞泄不已。杨虽对病人，却与众人谈日月星辰缠度，及风云雷雨之变。自辰至未，病者听之而忘其圊。杨尝曰：治洞泄不已之人，先问其所慧之事，好棋者与之棋，好乐者与之笙笛勿辍。是又于服药灸火之外，添一巧法。盖脾主信，泻久则以泻为信，使忘其圊，则失其泻之信而泻可止矣。（俞震《古今医案按·卷第二》）

王士雄按：陷者举之，不过治泄泻之一法耳。

有某妇者，年三十余，嫠居数载，体素衹弱，月事按年一行，仲夏偶患泻，医知其虚也，即进六君子加味，反腹痛而下白垢，以为寒甚也，因灸之，痛利加剧，改用升阳法，遂呕吐痰嗽，不寐不饥，且利时觉樱内有冷风飒飒，于是理中、肾气、四神、乌梅等丸，及余粮、石脂，遍试不效。至季秋，乃父金某挽许某延余诊。脉甚弦涩，暮热晡寒，舌色鲜红，苔白口苦，小溲短少，吐水极酸。此由情志不舒，木乘土位，治不中窾，煽动内风。予橘、半、苓、茹、芩、连、柏、苡、木瓜、芍药为方，服后二便如火，呕嗽腹痛，腰风皆止。三剂后复诊：弦涩渐退，苔化，知饥，大便犹溏，日仅一二行。病者以为遇仙，乃以养胃和肝善其后。

又治高又苏令姊，年十六岁，经甫行一次，遂患泻而月事不至，形日羸，愈疑成损，妄通其血，而痛泻益剧，饮食不思，改用滋填亦无效。余诊脉微弱略弦，曰此歇经也，泄泻乃脾弱耳。予参、芪、甘、芍、桂枝、山药而愈。（王士雄《古今医案按选·卷一·火》）

金大文先生治一妇，产后三日发疹，细而成粒，不稀不密。用荆芥、蝉蜕、粘子等药一剂，头面俱透。越一日，渐有回意，忽大便溏泄数次，觉神气不宁。问其所苦，曰热曰渴，语言皆如抖出，脉来微细，数有七至，外露但欲寐少阴证据。金曰：此阳脱证也，属少阴。用生附子三钱水洗，煨如炒米，干姜炒八分，甘草炒一钱，白芍炒一钱半，水煎，冲人尿一调羹、猪胆汁四小茶匙。时已黄昏，无猪胆，以青鱼胆汁代之。服毕即睡，觉来热渴俱除，续用黄芪建中汤加丹参、苏木二剂而安。

俞震按：此二案，有大见识，大力量，故能起死回生。较之汪案，高透十倍。但汪案勺水拉米弗容，即时泄下，亦诚危矣。然处方平淡，不过以散换汤之巧。亦即效者，盖脉濡缓而弱，与脉微细而数者有七至者，其平险各别也。（俞震《古今医案按·卷第九》）

《神秘名医录》载，庞从善治著作王公苹泄利，诊之，曰：两手三部中，得脾脉浮而弦。浮主风，弦主湿，又弦为肝脉。病因风湿外伤，致肝木刑于脾土而为洞泄。又名飧泄也。《内经》云：春伤于风，邪气留连，乃为洞泄。又云：春伤于风，夏生飧泄。其利下物，主浑白而完出是也。遂以五泄丸煎服之，数服而瘥。王公曰：从善年未四十，亦医之妙进。曾撰《脉法锟源论》一部，共二十篇。示愚观之，诚得叔和未尽之趣者也。

俞震按：庞公此条，已为张戴人导其先路矣。又郝允治夏英公病泄，太医皆为中虚，郝曰：风客于胃则泄，殆藁本汤证也。夏骇曰：吾服金石等药无数，泄不止，其敢饮藁本乎？郝强进之，泄止。此皆以风药治泄之模范也。然考仓公诊阳虚侯相赵章病，曰：其脉滑，是内风气也。饮食下咽，而辄出不留者，名曰迥风，法五日死。扰能嗜粥，后十日乃死。所谓安谷者，过期也。即予所阅历，凡直肠泻者多死，不可概许以风药能治也。（俞震《古今医案按·卷第二》）

沈尧封治一张姓少年，春间患寒热如疟，始服发散，继服养阴，已愈矣。越数日疟又作，且兼白浊不止，服小柴胡加首乌、生地、丹皮、萆薢等不应。又数日，寒热渐重，不能起坐，口渴烦躁，舌赤唇焦，服白虎汤而热益甚，发晕昏沉几死，热气冲开二三尺，两目赤肿，目眵胶闭，舌红且干，唇焦面赤，两足如烙，惟大便泄泻。沈诊之，脉虚而软。遂用人参二钱，熟附子三钱，茯苓五钱，白芍一钱五分。一剂而热少定，连服旬余，惟以牡蛎、牛膝、枸杞、生地出入加减，粥进热退，病去六七。忽然腹痛大作，连泻二三十次，烦渴又作，懊侬迷闷不安，举家骇泣。沈曰：无恐，此久积之寒饮，因脾得参、附之力以运动之，饮乃大下也。复用附子五钱，干姜二钱，苓、芍、炙草，数剂而安。又用参、术平补全愈。

王士雄按：所加之牛膝、枸杞、生地未尽善美，宜以薏苡、泽泻、橘、半之类佐之为妥。（王士雄《古今医案按选·卷一·疟》）

俞震按：选疟疾诸案虽不多，然皆精深高妙，可以启发后学。若浅近之法未载，略为补之。古云：日作者轻，间日者重，此不可拘。若日作而寒热之时短，势又不甚，则诚轻。倘势甚，而时又长，反不如间日者尚有休息之一日也，何可云轻？惟疟发渐早为易痊，渐晏为未止，乃一定之局。间有不一定者，如发渐早而热退之时如旧，则其寒热加长矣。愈长则正气愈虚而加剧，不得引《内经》“其气上行九日，出于缺盆之中”为证也。**王士雄按**：经文难泥，病机甚活，有疟至将愈之时，其发陡重，大寒大战，大热大渴，遂大汗而解，其疟遂已者；有一日两发或数发，而其疟遂愈者。又有发渐晏而热退之时如旧，则其寒热渐短矣。愈短则邪气愈衰而自止，不得引昔贤自阳之阴者难愈为证也。**王士雄按：**发渐晏、退渐早，则邪气渐衰，此疟愈之常也。隔二日曰三阴疟，较诸疟为最重。有二三年未愈者，**王士雄按：**皆初治之误，或口腹不懊侬所致也。亦有二三月即愈者，**王士雄按：**初治得法，何致延及二三月而始愈，俞氏之意谓二三月即愈，似是喜出望外之词，盖亦未知治疟之法也。只看其寒热之轻重短长，以辨其病之浅深。然三阴疟无骤死之理，反不比日作与间日者有骤死之人也。**王士雄按：**疟有经病，有腑病，有脏病，治不如法，轻者重而重者死矣。间二日而作者，脏病少而腑病尤少，经病络病为多，故骤死者罕耳。此皆就予生平所验而言之。大抵疟疾因风寒者，多初起无汗，必该发散，羌、苏、防、葛之类。若有汗，则用桂枝、白芍；兼见热象，则桂枝柴胡各半汤。深秋初冬，寒重无汗，口不渴，脉不数者，麻黄汤小剂用之；兼见热象，则加石膏，即越婢法也。**王士雄按：**此正疟之治法。虚人可用建中汤加减。能食者，饱啖羊肉酒饭，亦能汗解而愈。今人以此法概治诸疟，遂致轻者延绵，重者变证蜂起，殊可叹炙也。表证而挟里证，有痰食者，加入朴、半、麦芽之类。向有无痰不成疟、无食不成疟二说，未可全废。疟疾因于暑者，必热多寒少，有汗口渴，桂枝白虎汤、竹叶石膏汤酌用。暑兼湿，则苍术白虎汤、桂苓甘露饮酌用。以上皆疟疾之表证药。**王士雄按：**外感为疟，原不外乎风寒暑湿，里证亦不外乎“痰食”二者。但疟疾本是感证，不过轻于伤寒耳。故伤寒有五，疟亦有五。今世正伤寒少，温热暑湿之病多，疟亦尔也。故善于治温热暑湿者，始知治疟之全体也。而疟发每多呕逆痞闷，又须以草果、知母、藿香、枳、朴、白蔻、姜汁、干姜、竹茹、芦根等，审其寒热加入。亦统属疟疾之实证药也。若素虚人，或病后、疮后、产后，不可一例论。**王士雄按：**虽如此说，然亦未尝无实证。古云：无汗要有汗，散邪为主。**王士雄按：**取汗之法，不止发散一端。有汗要无汗，扶正为先。**王士雄按：**汗多者，不独虚也，未可专以扶正为法。汗之一端，尚且严为分别，岂以虚证虚脉而可成其虚乎？补中益气汤、人参养营汤、参茸归桂饮、理中、八味、真武等方，择其脉证相合者用之。盖温补温通、补脾补肾，方义微别耳。惟是大虚必挟寒，**王士雄按：**阳分大虚必挟寒，阴分大虚必挟热，况温热之邪，尤易伤阴耶。昔贤谓治久疟用补者，少加附子，其效如神。故虚疟之用桂、附，与三阴疟之用丁香，俱有奇功可据也。**王士雄按：**不可执死法以治活病，误用而致奇祸者不少也。然或虚疟不见寒证，却有热象，脉弦数或洪数者，势难投以温药，**王士雄按：**邪分寒热，虚别阴阳，何必虚者皆属于寒？既见热象，而脉至弦洪且数矣，尚不知热邪伤阴，而为此无可奈何之言，曰势难投温，殊可笑也。则甘寒生津，如蔗浆、秋露水、梨藕汁；壮水制火，如二地、二冬、阿胶，以及生脉散、何人饮，又堪供我驱策矣。复有虚实参半之热证，则小柴胡原方、人参白虎汤、半夏泻心汤、黄连汤，可以奏功。若虚实参半而寒者，较易治，毋庸再赘。**王士雄按：**昔贤论疟，多主风寒，今世之疟，多属时邪，故觉寒易治，而以热为难治矣。但寒热二字，全在凭之以脉。纵使热多，甚至但热无寒，而脉细软者，当以虚治，不得轻用白虎。**王士雄按：**脉细软者，固不得轻用白虎，然壮火食气，竟有热极而脉反沉涩细软者，盖暑伤气，脉多微弱，岂可遽认为虚乎？寒多甚至但寒无热，而脉洪实者，当以热治，不得便用姜、桂，此妙诀也。夜疟皆云邪入血分，当用血药以提其邪，说固可通，景岳归柴饮、鼓峰（指清代名医高鼓峰。——编者注）香红饮，二方俱佳。然初在夜，嗣后不早不晏，始终发于夜者是也。设趱前渐近昃，缩后已至日出，皆不得谓之夜疟矣。禁法与截法不同，禁是外为镇厌，其法甚多，效者亦多，即祝由之意也。然轻者效，重者不效，比之打仗，掠其残兵耳。设用药中綮，何藉此乎？截是服药以截止，常山最有效验。截止后须谨慎调摄，否则复发增重，用砒者亦然。然砒必大吐，恐至伤人。**王士雄按：**邪势方张，妄行劫截，虽能调摄，病必反加，不但砒恐伤人也。轻者原不须截，欲截则露姜饮最佳，虚加人参尤妙。缪仲淳谓疟由于暑，暑得露而解也。**王士雄按：**秋后白露降，始可取也。若秋前露自地升，露药无谓。余考古法，露忌著火，叶氏用秋露煎药非也。**王士雄按**：截者，劫去其病之谓也。欲行劫截，亦须审其病属何因，露姜饮能截之疟，必有露姜饮能截之证据，并非露姜饮能截一切之疟也。今云截疟则露姜饮最佳，是囫囵吞枣矣。举世医家多犯此病，如徐宗可《金匮注》云：小儿未纳谷食者，以冰糖煎浓汤饮之极效。盖未纳谷食之儿，中虚可知，一味冰糖，即建中之意，又不苦口，胜于强灌苦汤而伤其脾胃也。世人不察，遂以冰糖为止疟之药。闻其疟久，竟不察其中之虚实，邪之盛衰，概用冰糖为引，邪衰中虚者，未始不效，设痰湿暑热之邪，失于清解而延久不愈者，服之能不更为邪气竖帜乎？露姜饮误用，其祸尤烈，叶氏《景岳发挥》详言其弊矣。故医者用方，必先辨明证因也。外有胆汁二姜丸，蒜烧醎草果蒸参、常山炒参诸方，以及景岳云小柴胡汤加常山二钱，截疟如神，皆在乎人之善用耳。**王士雄按**：善用无他秘诀，在乎辨证明白耳。疟母必用鳖甲煎丸，丸中除去人参为大谬。或以参汤送之，汤力已过，丸力才行。譬如悍卒，无良将统驭，步伐岂能整齐？**王士雄按**：此论深得用药之理。又此丸偏于寒削，若阳虚者不宜。惟仲淳疟母丸，重用参、桂为宜。三疟虽属三阴，亦只要辨明寒热虚实，而应以温凉补泻。**王士雄按**：此论极是，诸病皆宜如是。若谓阳经轻浅之方，治之无益，必以仲景治三阴之法为根蒂，似属高谈，实门外汉也。总之，医者多读书，多阅历，病者能调摄，能谨慎，斯四难并，二美合矣。（俞震《古今医案按·卷第三》）

周慎斋又治一妇，五月间，身凉，自言内热，水泻二月，一日数次，小水绝无，大便俱水。自言上热极，下冻死，腰腿足俱冷，腹痛如冰。或一时发热，不欲近衣。或一时怕冷，遍身尽热。夜至天明，面目红肿，药之不愈，六脉洪大，此伏火也。火性炎上，故上热下冷耳。用四物汤，加柴胡、葛根、升麻、甘草、栀子、黄芩、黄柏，二帖。小水行，泻止，复发牙疼，三日不愈，用黄芪建中汤加附子，一服。（俞震《古今医案按·卷第二》）

便秘医案

高果哉治温相国体仁，初谢政，归乌程，患大便燥结不通，胸膈塞闷而不食，肾脉沉小而无神。以枳壳五钱，苁蓉二两（洗净）水煎服即效。后又秘结，以当归、生首乌，大剂煎服遂痊愈。（俞震《古今医案按·卷第六》）

南浔董宗伯，门下有马厨者，七月初旬病，病二十余日，愈剧。其证大发寒热，寒至不惮入灶，热至不惮下井。痢兼红白，日夜八十余行，腹痛恶心，神气倦甚。时孙东宿在宗伯家，问向来医者言脉何如？有客曰：脉不吉。下痢脉洪大者死，细微者生。今洪大，逆也。东宿曰：痢固忌洪大，寒热亦非细微所宜，其中必有故。试往视之，见面色微红，汗淋淋下。因究病所由起，渠谓过客众，厨门燥热，食瓜果菱藕过多，晚又过饮御内，而寝于楼檐之下，次日即寒热腹痛，因而下痢。病情虽述，治法难谐，因沉思之，告宗伯曰：偶有一得，乃背水阵也。人参、白术、石膏、滑石各五钱，知母、炮姜各三钱，大附子、炙甘草各二钱，作一大剂煎之。服后尚得一睡，则阴阳始和，和则汗可敛，而寒热呕恶可止也。至夜，痢减其半，汗吐全无，脉亦敛矣。再用参、术、白芍、石膏、滑石各三钱，炮姜、肉桂、知母各二钱，炙甘草、附子各一钱。服后疟止，痢又减半，饮食渐进，神气渐转。改用酒炒白芍五钱，去石膏、附子，余药各减一钱，三剂痊愈。客问曰：公寒热均投，此为何证？而剂何名耶？东宿曰：此滑公所谓混沌汤也。《经》云：夏伤于暑，秋必疟痢。白虎汤、益元散，皆解暑之剂。瓜果寒凉，伤其中气。酒后御色，损其下元。故合附子理中汤，温中补下。若以寒热均用为疑，则仲景附子泻心汤，大黄、芩、连与附子并用，此何说哉？盖假对假，真对真也。

俞震按：古方中寒热并用者诚多，如仲景五泻心汤、黄连汤、乌梅圆、麻黄升麻汤，为后贤连理汤、左金丸诸方之祖。夷考其义，泻心汤，用芩、连之苦，以泻痞热；姜、夏之辛，以散结气，即寒因热用也。黄连汤，则以桂枝代柴胡，黄连代黄芩，干姜代生姜，喻西昌所谓换小柴之和表里者，为通上下法也。乌梅圆，则以厥阴一经，本阴标热，故用姜、附之辛热，佐连、柏之苦寒。柯韵伯引经文所谓伏其所主而先其所因也。麻黄升麻汤，以知母、石膏，合麻、桂、干姜，犹是越婢汤成例。其参入归、芍、苓、术、天冬、玉竹，则因邪陷厥阴，寒郁热伏，又为下药重亡津液，故以辛温升散其邪，必兼凉润以制药之燥。仲景诸方，精义入神，岂如混沌汤清暑回阳一网兜乎？乃引附子泻心汤为证，不知大黄、芩、连，以麻沸汤浸，而附子别煮取汁，是重剂固阳为君，略寓泄热之意为佐，法律固森然也。节庵祖之，制回阳返本汤，以腊茶、黄连、地浆，作人参四逆之向导，方为妥贴。奈何以参、术、桂、附、炮姜，与知母、石青、滑石杂然并进，譬之演剧者，合三班为一班，将琵琶、千金、杀狗记一齐登场混演，有是理乎？再考仲景证象阳旦条，厥逆，咽中干，两胫拘急而谵语，亦是寒热并现。乃先与桂枝加附子汤，增桂令汗出；**杨照藜评**：从来俱如此解，然桂枝实不能发汗。虽阳明内结，谵语烦乱，更饮甘草干姜汤，俟阳回足热；乃与芍药甘草汤，以伸其脚；然后用承气汤，以止其谵语。先后缓急之间，不为病所惑，而次第合节，方称仙手。若使孙公当此，应将四方合而煎饮之，不反笑仲景之跋涉耶？**杨照藜评**：《伤寒论》中此条最不可解，生平来见此证，古人案中亦未见用此法者。果兼有阳明内结之证，而先用姜、桂、附子，恐不待先生之用承气，而其人脚已伸矣。然余之录之者，其书载其效如神，则亦姑存其说而已。

孙公原案又云：实者，邪气实也。故以白虎汤、益元散应之。虚者，正气虚也。故以理中汤应之。今考此方分两，纯是少阴经阴盛格阳治法。若果有暑邪，岂五钱之石膏、滑石，能与大剂参、术、姜、附并取其效哉？案载脉洪大，不载有力无力，亦不载口渴与否，舌苔及小便若何，何以放胆用温补？若痢兼红白，腹痛恶心，面红汗多，寒热大作诸证，确系暑邪为病，温补殊属反背。若果能取效，则的系虚寒。其细微之知母、石膏，正如白通加人尿猪胆汁汤耳，不得牵扯暑邪二字以混之也。然病经二十余日，虚寒证早已亡阳矣，能待孙公用药耶？

又考虞天民治妇人疫病，以三方合为一方，曰三合汤。不过于血药中加寒下药，却是一路，与混沌汤风马牛不相及也。混沌汤之名，出于《白云集》。乃滑伯仁治陈伯英肺气焦满，而告之曰：病由多欲善饮，且殚营虑，中积痰涎，外受风邪，发即喘喝痰咳，不能自安，为制清肺泄满、降火润燥苦辛之剂，服之既安。众诘出何方书？名何汤散？伯仁应之曰：是混沌汤。然观其制方之义，实非混沌，不似孙公之真混沌也。（俞震《古今医案按·卷第三》）

王士雄按：孙公之治，乃临证之变通；俞氏之说，乃论治之规矩。至谓少阴格阳，则不应寒热大作，汗淋淋下矣。暑邪忌用温补，却是正论。但既有瓜果寒凉之过度，则参、术、肉桂与石膏、滑石辈并用，仍是桂苓甘露饮之例。即干姜、附子，未始不可为寒冷伤中者补偏救弊。惟不可以御女一端，牵合阴证，致启东扶格阳之疑，岂皆未读喻氏书耶？若混沌汤之名，不过信口答俗人之问耳！杂合之病，不妨以杂合之药治之。必欲执古书以合今病，未免胶柱刻舟，是病不依规矩以为患，医第循规矩以为治矣，奚可哉？

杨照藜评：俞氏之论，凿凿有据，读孟英此论，又爽然若失矣。可见学问无穷，在人之善悟耳。（王士雄《古今医案按选·卷一·痢》）

慎柔和尚治薛理还仆，远行忍饥，又相殴脱力。时五月初，遂发热谵语，服过补中益气及五苓数剂，不效。慎柔诊之，六脉俱无，乍有则甚细。其外证则面赤，谵语，口碎。一医曰：阳病见阴脉，证在死例。慎柔曰：当以阳虚，从脉舍证治之。用附子理中汤，冷服二帖，脉稍见。四帖，则脉有神而口碎愈矣。六帖，则脉如常，但谵语未已。慎柔曰：脉气已完复，而谵语不休者，胃有燥粪。以猪胆汁导之，果下燥结，谵语遂平。

俞震按：慎柔案与海藏治侯辅之同一例（俞震《古今医案按·卷第一》王海藏治侯辅之病，脉极沉细，内寒外热，肩背胸胁斑出十数点，语言狂乱。或曰：发斑谵语，非热乎？王曰：非也。阳为阴逼，上入于肺，传之皮毛，故斑出；神不守舍，故错语如狂，非谵语也。肌表虽热，以手按执须臾，冷透如冰。与姜附等药二十余两，乃大汗而愈。后因再发，脉又沉迟，三四日不大便，与理中丸，三日内约半斤，其疾痊愈。侯公之狂，非阳狂之狂，乃失神之狂，即阴也。——编者注），与金坛治余云衢［（俞震《古今医案按·卷第一》：王肯堂治太史余云衢，向来形气充壮，饮啖兼人。忽于六月患热病，肢体不甚热，而间扬掷手足，如躁扰状，昏愦不知人事，时发一二语不可了，而非谵也，脉微细欲绝。有谓是阴证宜温者，有谓当下者，皆取决于王。王曰：若阳病见阴脉，在法为不治。然素察如此，又值酷暑外烁，酒炙内炎，宜狂热如焚，脉洪数有力，而此何为者，岂热气怫郁不得伸而然耶？且不大便七日矣，姑以大柴胡汤下之。时大黄止用二钱，又熟煎。而太医王雷庵力争以为太少，金坛（因王肯堂是江苏金坛人，故称以地名。——编者注）］曰：如此脉证，岂宜峻下？待其不应，加重可也。及服药，大便即行，脉已出，手足温矣。继以黄连解毒汤，数服而平。此即刘河间《伤寒直格》所谓蓄热内甚，而脉道不利，反致脉沉细欲绝者，通宜解毒合承气下之。俗医不知，认为阴寒，多致危殆者是也。——编者注）大相反，必须细玩体贴。因忆《准绳》叙丹溪诸案而志之曰：卢兄汗后，再发热妄言；吕仲修汗后热不退，亦妄言；陶明节热退后，不识人，言谵妄，皆用参、芪、术、归、附子等补剂而愈。信哉！谵语属虚者十居八九。今观此案，以温补得口碎愈，脉如常而谵语不休，仍责之胃有燥矢，与《伤寒论》中证象阳旦篇末云“以承气汤，微谵，则止其谚语”大旨相同。是虚寒证之谵语，与不因虚寒而谵语，其辨诚难矣。汇而计之，盖有三路焉：一系邪传阳明，热邪与燥矢搏结而谵语，三承气、承气合白虎之一路也；一系内是虚寒，外象实热而谵语，丹溪所治、金坛所述之一路也；一系病本虚寒，恰挟宿食，因身热熯为燥矢而谵语，此案及阳旦证之一路也。医者孰有燃犀之照乎？投药一差，死生反掌。故伤寒及温热病，均为大病。有今日许以无害，明日忽然溘逝者。有操券断其必死，淹延竟得全生者。不比风痨臌膈，病虽危笃，尚可从容商其缓急。所以仲景自序云：若能寻予所集，思过半矣。明示天下后世以伤寒难治，《伤寒论》难读也。苟非难读，何待寻乎？张案亦六脉不至，病情又别难乎？难乎可不寻乎？

俞震又按：伤寒为大病，治法为最繁，言之不胜言也。必熟读仲景书，再遍读后贤诸书，临证方有把握。仲景书为叔和编次，或有差误，而聊摄注解，殊觉稳当。续注者，张卿子、王三阳、唐不岩、沈亮宸、张兼善、张隐庵、林北海诸人，总不越其范围。自方、程、喻三家，各以己意布置，而仲景原文，从此遂无定局。三注互有短长，大约程不及方，方不及喻。然喻证太阳经分三大纲，以误汗、误下、结胸、蓄血、发黄等证分隶两门，似乎界限井然，谁知以之治病，全用不着。盖病初起时，必将营卫分别，过半月后，殊难追溯，何以指其此由中风传变，此由伤寒传变，此由风寒两伤传变哉？传变之证，虚实寒热，犹恐模糊，又要恰合三纲，此能言而不能行者也（**杨照藜评**：此论甚通达。然余所见传变诸证，皆系伤寒。至中风一证，则或半月或一月仍是本证，并不传变，殆因其汗出不已，故不能郁热而传变耶）。魏柏乡、周禹载、沈自南等俱宗之，亦徒悦服于空言，而未尝以之试验耳。卢子颐《疏钞金錍》，不派三纲，添出气化、形层、标本、四大等说，愈觉支离，愈入迷网。其脏结诸案，几如牛鬼蛇神。柯韵伯将两家并讥，不亦宜乎！韵伯《伤寒论翼》，固属出奇高论，所谓读书具只眼，不蹈前人窠臼者。微嫌其论六经，尽翻前案，欲立异以惊人，究属纸上谈兵也。从来注《伤寒论》者，俱是顺文注释。若遇不可通处，或敷衍混过，或穿凿文饰（**杨照藜评**：说尽著书家通病），既不明道理之是非，何以为临证之运用。惟程扶生《经注》，颇明白易晓，然亦不敢直指原文之差误。至柯氏《 来苏集》，始放胆删改。虽觉僭妄，颇堪嘉惠后学。而以方名编次，又是一局。徐灵胎《伤寒类方》，实宗其式，简洁明净，以少许胜人多许。较之程郊倩之繁词，一可当百。沈尧封《伤寒论读》，亦以少胜多者。用六气为提纲，将平脉、辨脉编入其中，别开生面。其论大青龙汤，发前人所未发，一洗风寒两伤营卫之陋说（**王士雄按**：尤在泾已论之）。《左传》云："拔戟自成一队"，此书似之。而删改本文，非其志也。予细绎柯氏删改处，万不及钦定《医宗金鉴按·伤寒论》之精当。先刊仲景原文，另立正误、存疑二篇，应改者注小字于旁，可删者摘诸条于后。是非判然，智愚皆晓，真苦海之慈航，昏衢之巨烛也。江西舒诏《伤寒集注》（**杨照藜评**：舒注甚缪，专用温燥，不足为训），大半斥为伪撰，并取数方，痛加诋毁，别拟方以换之。此亦救世婆心，特未免于狂妄。以视汪琥将阴阳二候分为二编，各补后贤之方，其意均欲使初学者，不泥古方以害人。而汪犹构谨，舒则放纵矣。此外注家尚多，如钱氏《溯源集》，陈明伯《集注》，尚有发明处；其余碌碌因人，殊不足道（**王士雄按**：黄坤载之经注明白，入理最深；张路玉之剔清温热，迥出诸家；又倪冲之集成聊摄、赵嗣真、虞纯一、王三阳、张兼善、王宇泰、卢子繇、张卿子、林观子、程郊倩、沈亮宸、喻嘉言、王子律、张隐庵十四家精义，为《伤寒汇言》，亦可观也）。兹举夫各立格局，各竖议论者，叙述于右，以便同志之诵习焉。要之，读书与治病，时合时离；古法与今方，有因有革。善读书斯善治病，非读死书之谓也；用古法须用今方，非执板方之谓也。专读仲景书，不读后贤书，譬之井田封建、周礼周官，不可以治汉唐之天下也。仅读后贤书，不读仲景书，譬之五言七律、昆体宫词，不可以代三百之雅、颂也。故吴绶《蕴要》，节庵《六书》，宇泰《伤寒准绳》，路玉《伤寒绪论》，俱有裨人，即有助于仲景，学者诚能以所引诸书广为探索，则所选诸案，皆堪尚友矣。（俞震《古今医案按·卷第一》）

杨照藜评：《伤寒论》统论六气之邪，而后人误以为专论伤寒，故恒窒塞而不通。

徐亚枝曰：热邪与燥矢搏结而谵语，自是三承气证，俞氏合白虎之说，是据三阳合病条而言，不知三阳合病之谵语，即后条王氏所云痰因热动，蒙蔽清明者是，俞氏与承气合为一路，甚欠分晰，杨氏正之是也。

王士雄按：温热病之谵语，尚有心阳家扰之神不安者，热邪烁营之欲逆传者，痰因热动而蒙蔽其清明者，殆不止俞氏所云之三路也。至虚实寒热之的据，古人成案皆以脉为断。然伤寒温热，不比内伤杂证，往往脉难全恃，必须详审舌苔，按其胸腹，诘其二便，汇而参之，庶可得其真谛也。此古人隐而未露之秘，学者尤宜究心焉。

杨照藜评：审察病机之法，一一指出，真救世苦心也。（王士雄《古今医案按选·卷一·伤寒》）

张景岳治朱翰林太夫人，年近七旬，于五月时，偶因一跌，即致寒热。医为之滋阴清火，用生地、芍药、丹皮、黄芩、知母之属，其势日甚。张诊之，见其六脉无力，虽头面上身有热，而口则不渴，且足冷至股，乃曰：此阴虚受邪，非跌之为病，实阴证也。遂以理阴煎，加人参、柴胡。二剂而热退，日进粥食二三碗，而大便以半月不通，腹且渐胀。群议燥结为火；复欲用清凉等剂。张谓如此之脉，如此之年，如此之足冷，若再一清火，其原必败，不可为矣。《经》曰：肾恶燥，急食辛以润之，正此谓也。仍以前药，更加姜、附，倍用人参、当归，数剂而便即通，胀即退，日渐复原矣。

俞震按：花溪峻药急攻，妙在蜡包穿窍；而香油解毒，妙在上饮下吹；薛案（俞震《古今医案按·卷第六》：薛立斋治一妇，年七十三，痰喘内热，大便不通，两月不寐，脉洪大，重按微细。此属肝肺肾亏损。朝用六味丸，夕用逍遥散，各三十余剂。计所进饮食百余碗，腹始痞闷。乃以猪胆汁导而通之，用十全大补调理而安。若间前药，饮食不进，诸证复作。——编者注）、汪案（俞震《古今医案按·卷第六》：汪石山治一妇，因改醮，乘轿劳倦，加以忧惧，成婚之际，遂病小腹胀痛，大小便秘结不通。医以硝、黄三下之，随通随闭，病增胸膈胃脘胀痛，自汗食少。汪诊之，脉皆濡细近快，心脉颇大，右脉觉弱。汪曰：此劳倦忧惧伤脾也。盖脾失健运之职，故气滞不行，以致秘结。今用硝、黄，但利血而不能利气。遂用人参二钱，归身一钱五分，陈皮、枳壳、黄芩各七分煎服而愈。——编者注）之用补，轻、重不同。高公、李公（俞震《古今医案按·卷第六》：文学顾以贞素有风疾，大便秘结，经年不愈。

士材曰：此名风秘。治风先治血，乃大法也。用十全大补汤，加秦艽、麻仁、杏仁、防风、煨皂角仁。半月而效，三月以后，永不患矣。——编者注）之用润，淡浓微别。李时珍（俞震《古今医案按·卷第六》：李时珍曰：一宗室夫人，年几六十，平生苦肠结病，旬日一行，甚于生产。服养血润燥药，则腻膈不快；服硝黄通利药，则若罔知，如此三十余年矣。予诊其人，体肥膏粱而多忧郁，日吐酸涎碗许乃宽。又多火病，此三焦之气奎滞，有升无降，津液皆化为痰饮，不能下滋肠腑，非血燥比也。润剂留滞，硝黄徒入血分，不能通气，俱为痰阻，故无效也。乃用牵牛末，以皂荚膏丸与服，即便通利。自是但觉肠结，一服即瘥，亦不妨食，且复清爽。盖牵牛走气分，通三焦，气顺则痰逐饮消，上下通快矣。——编者注）之牵牛、皂荚，疏通迥异硝、黄。张景岳之姜、附、参、归，辛热远殊寒滑。精华既录，浅陋可删。（俞震《古今医案按·卷第六》）

痢疾医案

崇明施姓，迁居郡之盘门，其子患暑毒血痢，昼夜百余行，痛苦欲绝。嘉定张雨亭，其姻戚也，力恳余诊之。余曰：此热毒蕴结。治之以黄连、阿胶等药，一服而去十之七八矣。明日再往，神清气爽，面有喜色。余有事归家，约隔日重来。归后遇风潮，连日行舟断绝，三日后乃得往诊。病者怒目视余，问以安否？厉声而对曰：用得好药，病益重矣。余心疑之，问其父，曾服他人药否？隐而不言。余甚疑之，辞出。有二医者入门，因托雨亭访其故，其父因余不至，延郡中名医，仍进以人参、干姜等药。给病者曰：视汝脉者此地名医，而药则用徐先生方也。及服而痛愈剧，痢益增，故恨余入骨耳，岂不冤哉！又闻服药之后，口干如出火，欲啖西瓜。医者云：痢疾吃西瓜必死。欲求凉水，尤禁不与，因给其童取井水漱口，夺盆中水饮其半，号呼两日而死。近日治暑痢者，皆用《伤寒论》中治阴寒入脏之寒痢法，以理中汤加减，无不腐脏惨死，

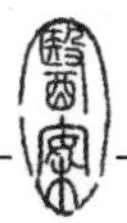

甚至有七窍流血者，而医家病家视为一定治法，死者接踵，全不知悔，最可衰也。（王士雄《洄溪医案按·痢》）

东山叶宝伦，患五色痢，每日百余次，余悉治痢之法治之，五六日疾如故，私窃怪之，为抚其腹，腹内有块，大小各一，俨若葫芦形，余重揉之，大者裂破有声，暴下五色浓垢斗许，置烈日中，光彩眩目，以后痢顿减，饮食渐进。再揉其小者，不可执持，亦不能消，痢亦不全止。令其不必专力治之，惟以开胃消积之品，稍稍调之，三四月而后块消，痢止。大抵积滞之物，久则成囊成癖，凡病皆然。古人原有此说，但元气已虚，不可骤消，惟养其胃气，使正足自能驱邪，但各有法度，不可并邪亦补之耳。（王士雄《洄溪医案按·痢》）

洞庭葛允诚，患血痢五年，日夜百余次，约去血数石，骨瘦如柴，饮食不进，举家以为必无生理。余友姜君锡常次子莩芳，从余学医于山中，病者即莩芳妻弟也。锡常怜之，令同莩芳寄膳于家，朝夕诊视。余先用滋补之剂以养其血脉，复用开胃之药以滋其化源，稍健而能食。久痢至五载，大肠之内必生漏管，遂以填补之品塞其空窍，痢日减，饭日增，不半年而每食饭必六七碗，至冬病全愈。丰肥强壮，归至家，亲戚俱不相识认，无不叹以为奇。（王士雄《洄溪医案按·血痢》）

高果哉治丁清惠公，予告在籍，患痢，里急后重，白积兼鲜血，昼夜十余次，饮食减少。两尺脉似有似无，两寸关弦数，小便短少。众医皆以望八高龄，当凭尺脉而投温补。高独谓禀赋素厚，宜从寸关而用清理。遂进黄芩、白芍、厚朴、槟榔、陈皮、甘草、阿胶、滑石、槐花、木香，四五剂全愈。

俞震按：此由平素熟悉，故取舍不缪。然亦必兼有实证可据，及神气不衰以断之也。（俞震《古今医案按·卷第三》）

李中梓又治金达泉，疟兼痢，日夜四十余度，小腹痛甚。每登厕，汗出如雨，下迫后重，小水涩痛，头疼口渴。下午发热，天明始退。左脉浮弦而数，右软弱，中部稍滑。此内伤饮食，外感风邪所致。先与柴苓汤（即小柴胡汤合五苓散。——编者注）一剂，小便即清，不痛，疟发时寒多热少。晚与人参败毒散，去羌、独，加葛根、防风、桂枝、白芍。**杨照藜评**：先治外感，后治内伤，亦一定之序。次日头痛痢疾俱减，夜才起三次。改与补中益气汤，加酒芩、桂枝、白芍。其夜疟止，但微热，再改胃风汤：人参、白术、桂皮各二钱，白芍四钱，酒炒芩、连各一钱，当归、茯苓、川芎佐之，炮姜、地榆为使。服后寒热殄迹，夜起一次是粪。前方减去桂枝，再三剂而巾栉出户矣。

俞震按：此案用方妥当出色，可以效法。若王金坛治邑令刘蓉川深秋患疟，而洞泄不止，欲先去其一为快。乃用《局方》双解饮子（肉豆蔻、草豆蔻各二个，厚朴二寸，甘草二两，生姜二块如枣大；上药为末，每服分一半，用水一碗，煎至一大盏，去滓。空心温服；主治疟疾。——编者注），一服而二病俱愈，更觉神妙。是得法于《澹寮》所谓用药多一冷一热、半熟半生，分利阴阳之义也。然窃思疟痢并作，初起者，专用发散，如羌、防、柴、葛等，佐以赤苓、神曲；见血痢，参入归身、川芎；右关脉大，可加厚朴，使在腑之邪提并于经而外解，最为捷法。尚或不应，审其挟热挟寒而用表里分散之法。热者，去羌、防，加芩、连、香薷、滑石；寒者，去柴、葛，加桂枝、干姜；若热甚者，多实证，风药不宜矣，大柴胡汤加黄连、滑石；寒甚者，多虚证，风药当戒矣，真武汤加桂枝、人参，此仍表里双解之法。至如人参败毒散、补中益气汤，虚证之表药也；理中汤、八味丸，虚证之里药也。表证之虚而挟热者，小柴胡汤；里证之虚而挟热者，连理汤；表证之虚而挟寒者，麻黄附子细辛汤；里证之实而挟寒者，温脾汤。以此诸法，将脉证配合审用，无不手到成功。如此条，右脉软弱为虚，疟发寒多热少亦为虚，故第二剂即用人参。但汗出如雨，而于败毒散去羌、独，加桂枝、白芍是矣，又加葛根、防风，尚觉太过。（俞震《古今医案按·卷第三》）

洛阳一女子，年十七，耽饮无度，多食鱼虾，蓄毒在脏，日夜二三十次，大便与脓血杂下，大肠肛门痛不堪任。医以止血痢药，不效。又以肠风药，则益甚，盖肠风有血无脓也。如此半年，气血渐弱，食渐减，肌肉渐消。稍服热药，则腹愈痛，血愈下；稍服凉药则泄注气羸，粥食愈减；服温平药，则如不知。将期岁，医告术穷，待毙而已。或教服人参樗皮散，漫试之，一服知，二服减，三服脓血皆定，不十服而愈。乃求其方，云治大肠风虚饮酒过度，挟热下利脓血，疼痛，多日不瘥。樗根白皮、人参各二两为末，二钱匕，空心温酒调下。不饮酒，以温米饮下，忌油腻、湿面、青菜、果子、甜物、鸡、鱼、蒜等。

俞震按：此方治久病则可，治暴病则不可。以补涩之药，恐留痼病邪也。叶案有用余粮石脂者，亦主固涩下焦，或佐以人参、木瓜、炒乌梅、炒粳米，取甘酸合固涩，使阳明主阖也；或佐以萸肉、五味、黄柏、地榆，各炒成炭，取酸苦合固涩，可熄风坚阴也，皆从人参樗皮散化出。（俞震《古今医案按·卷第四》）

王士雄按：鸦胆仁治久痢脱肛肠风等症，为能去留痼之邪而坚阴也，较此方尤为无弊。（王士雄《古今医案按选·卷二·便血》）

缪仲淳治一少年贵介，暑月出外，饮食失宜，兼以暑热，遂患滞下。途次无药，痢偶自止。归家腹痛不已，遍尝诸医之药。药入口，痛愈甚，亦不思食。缪视之：此湿热尔。其父曰：医亦以湿热治之而转剧。缪问投何药，曰：苍术、黄连、厚朴、陈皮等。缪曰：误也。术性温而燥，善闭气。郎君阴虚人也，尤非所宜。乃以滑石一两为细末，以牡丹皮汁煮之。别以芍药五钱，炙甘草二钱，炒黑干姜五分，煎调滑石末服之，须臾小便如注，痛立止。（俞震《古今医案按·卷第三》）

杨照藜评：此可与上条对参。

王士雄按：此昔人未发之旨，今世之体质如是者多，医者不可不知也。（王士雄《古今医案按选·卷一·痢》）

孙东宿治丁耀川令堂，年四十四，常患胃脘痛，孀居茹素十五年。七月中，触于怒，吐血碗许，不数日平矣。九月又怒，吐血如前，加腹痛。至次年二月，忽里急后重，肛门大疼；两胯亦痛，小便短涩，出惟点滴，痛不可言，腰与小腹之热，如滚汤泡，日惟仰卧不能侧，一侧则左胯并腿痛甚。小便疼，则肛门之痛减；肛门疼，则小便之痛减。遇惊恐，则下愈坠而疼。经不行者两月，往常经来时，腰腹必痛，下紫黑血块甚多。今又白带如注，口渴，通宵不寐，不思饮食，多怒，面与手足虚浮，喉中梗梗有痰，肌肉半消。孙诊之，脉仅四至两寸软弱，右关滑，左关弦，两尺涩。据脉，上焦气血不足，中焦有痰，下焦气凝血滞。郁而为火，盖下焦之疾，肝肾所摄，腰胯乃肝之所经，而二便乃肾之所主也。据证面与手足虚浮，则脾气极弱；饮食不思，则胃气不充。不寐由过于忧愁思虑而心血不足，总为七情所伤故耳。《内经》云：二阳之病发心脾，女子不月。此病近之。且值火令当权之候，诚可虑也。所幸者，脉尚不数，声音清亮耳。因先为开郁清热，条达肝气，保过夏令后，再为骤补阴血。必戒绝怒气，使血得循经，方可获生也。初投当归龙荟丸，以撤下部之热；继以四物汤、胆草、知、柏、柴胡、泽兰煎，吞滋肾丸。连服四日，腰与小腹之热始退，后以香薷、石韦、胆草、桃仁、滑石、杜牛膝、甘草梢、柴胡煎，吞滋肾丸，大小便痛全减。（俞震《古今医案按·卷第六》）

孙见心治一人，秋间下痢脓血，昼夜百余次，里急后重。前医见脉歇止，谓因积滞所致。用槟、朴、青皮、枳壳、木香等。孙诊之，脉洪弦而数，或一二至，或三四至，或五六至，辄一止，曰：毒及少阴矣。当急顾其阳明。**杨照藜评：**用药与此语不相照顾。用生熟地各一两，**杨照藜评：**嫌腻滞。归、芍、丹皮、黄连各三钱，**杨照藜评：**得效在此。甘草五分。群疑阴药太重，恐饱闷增剧。然服二帖，次数尚频，急重已除，脉之洪数亦减，至数相续。仍用前方，病去大半。又次日，去生地、黄连，加参、术、茯苓、山药，**杨照藜评：**加减俱不如法。饮食大进，午后弦脉亦减，而至数复有止状，或弦。曰：病退而脉复变，防其加重。孙曰：无妨也。歇至者，即古代结促之俗名耳。若冲气中绝，脏脉自见者危。今此证歇至，本以毒盛拥遏隧道，阴精不承，故一二至，或三四至，或五六至而至也。《经》曰：数动一代者，病在阳之脉也。泄及便脓血。今予去阴药之过甚，进阳药太骤，**杨照藜评：**自供缺失。中脏得补，则木土和而胃气安，故饮食进。而毒尚未尽者，亦随壮气而旺，故复有止状也。于方中仍加生地、黄连，即平矣。果验。

俞震按：此条与西昌治朱孔阳案相似，而此以生地换大黄，则因脉之促止，与弦劲不为指挠者有别也。此从炙甘草汤得之。然幸洪数而歇止，若细涩无神而歇止，断不可治。亦必其人身不发热，尚能饮食而腹痛者。观案中云饮食大进可见矣。总之，痢以能食为吉，腹痛亦吉，不能食而不腹痛者大不吉。（俞震《古今医案按·卷第三》）

叶先生名仪，尝与丹溪俱从白云许先生学。其证病云：岁癸酉秋八月，予病滞下，痛作，绝不食饮，既而困惫不能起床。乃以衽席乃荐，阙其中而听其自下焉。时朱彦修氏客城中，以友生之好，日过视予，饮予药，但日服而病日增，朋游哗然议之，彦修弗顾也。浃旬病益甚，痰窒咽如絮，呻吟亘昼夜，私自虞，与二子诀。二子哭，道路相传谓予死矣。彦修闻之，曰：吁！此必传者之妄也。翌日天甫明，来视予脉，煮小承气汤饮予。药下咽，觉所苦者自上下，凡一再行，意冷然，越日遂进粥，渐愈。朋游因问彦修治法，答曰：前诊气口脉虚，形虽实而面黄稍白，此由平素与人接言多。多言者，中气虚。又其人务竞已事，恒失之饥而伤于饱。伤于饱，其流为积，积之久，为此证。夫滞下之病，谓宜去其旧而新是图。而我顾投以参、术、陈皮、芍药等补剂十余帖，安得不日以剧？然非浃旬之补，岂能当此两帖承气哉？故先补完胃气之伤，而后去其积，则一旦霍然矣。众乃敛衽而服。

俞震按：此与许学士治伤寒太阳病，因尺脉不应，用黄芪建中同法。彼先补而后散，此先补而后攻。但二公把握得定，故嫌疑不避。设麻黄、承气之用于后者不能愈病，则人之归咎难辞，而医之用药无路矣。（俞震《古今医案按·卷第三》）

王士雄按：此治饥饱劳伤之虚痢，故可先补而后攻，况其所谓补者，参、术之中，仍佐陈皮、芍药以调气破滞，并非后人之重浊蛮补药也。设暑热滞下，虽属虚人，必急去其邪，以存阴液。**杨照藜评：**此层尤宜知。不可辄援此案为例也。而世人未悟其理，不辨何因，率引养正积自除之语，以售其温补之术，病家误信，贻害无穷，可哀也已。（王士雄《古今医案按选·卷一·痢》）

张路玉治春榜陈颖雍，暑月自都门归，抵家即患痢疾。半月以来，攻克不效，遂噤口，粒米不入。且因在京久食煤火，肩背发毒，不赤不疼，陷伏不起，发呃神昏，势日濒危。内外医科，互相推诿，乃延石顽诊之。六脉弦细欲绝，面有戴阳之色，所下瘀晦如烂鱼肠脑。证虽危殆，幸脉无旺气，气无喘促，体无躁扰，可进温补。但得补而痈肿焮发，便可无虞。遂疏保元汤，每服人参三钱，生芪二钱，甘草、肉桂各一钱，伏龙肝汤代水煎服。一服粥饮稍进，二服后重稍轻，三服痈毒贲起。另延疡科敷治其外，确守前方，又十余服而安。前后未尝更易一味也。

俞震按：考古人治痢方案，攻补温凉，无法不备。兹选其认证明晰，用药确当者，各备数则。此条以痢兼疡，又属一局，故录之。他如乳煎荜拔、独炼雄黄、鳖糖汤、人参樗皮散诸说，昔日固为奇方，今时未必效验，故不采录。（俞震《古今医案按·卷第三》）

又阅《儒门事亲》载，一男子恶痢，痛不可忍。忽见水浸甜瓜，连皮食数枚，脓血皆已。而《本草》却有贫人多食甜瓜，深秋下痢难治之戒。可见下痢无正形，治痢亦无正形也。刘宗厚曰：夏月食冰水、瓜果太过，致令脾胃伤冷，血不行于四肢八脉，渗入肠胃间而下痢，是诚至言。然其咎在太过耳。若偶食之，未必为害。惟饱餐饭肉浓鲜之后，即偶食亦不可。盖凡空腹吃井水西瓜，颇能消涤无形之暑气，使从小便出。倘胃中先有食物填实在内，而加以生冷，则脾不运行，必成积滞矣。（俞震《古今医案按·卷第三》）

予少年时，赴一友人招，其家长幼俱患痢疾，窃骇之。意此岂杨子建所谓疫毒痢耶？何独疫于其家也？及设中饭，荤腥海鲜盛备，而以冷酒偏斟。独予不饮，反以为怪。予曰：君家之所以致痢者，由于此也。盘中诸品，正藉极热之好酒以疏通之，则胃气方畅。乃与冷酒为伍，古语为得冷则凝，如油粘碗，虽洗难脱，滞气泣血，痢能免乎？其家豁然省悟改焉，迄今二十余年无痢疾。又有人曰：都中土著士民，夏月饭上置冰一片。凡鱼肉多悬井内，瓜果安放冰边，却不见其患痢，不知北方生长者，禀气刚厚，且食煤火之食，内有蕴热，故尔相宜。若吴地人，

断不可效也。（俞震《古今医案按・卷第三》）

王士雄按：痢毒滞下可用温补者，必见此等脉证，才为合法，然不多觏也，而医者亦不可不知有此法。设不辨其脉证，但崇景岳，动辄温补，杀人以刃与药，有以异乎？（王士雄《古今医案按选・卷一・痢》）

胁痛医案

张戴人治一人，病危笃，自述曰：我别无病，三年前，隆暑时出村野，有以煮酒馈予者，冷饮数升，便觉左胁下闷，渐结硬如石，至今不散。针灸摩药，殊无寸效。张诊之，两手俱沉实而有力。先以独圣散吐之，一涌二三升，气味如酒，其痛即止，后服和脾安胃之剂而愈。

俞震按：胁下结硬如石，的系积块。若宗养正积自除之说，而用参、术，何异助纣为虐。幸遇戴人，以涌法起其沉疴，亦赖脉之沉实有力耳。因知善于切脉，则如礼乐与干戈，俱能戡乱致治也。（俞震《古今医案按・卷第七》）

王金坛（指明代著名医家王肯堂。——编者注）曰：云中秦文山，掌教平湖，每患胁痛，遇劳忍饿则发。以书介家兄来求方，予以参、芪、术、地黄、芎、归、萸肉、枣仁、牛膝、木瓜、石斛、苡仁、柏子仁、桃仁之属，令常服之。后来谢云：自服药后，积久之疾，一朝而愈，不复发矣。闻魏昆溟吏部，亦以劳饿得胁痛，无大病也。而医者投以枳壳、青皮破气之药，痛愈甚，不数日而殒。予故着之以为世戒。（俞震《古今医案按・卷第七》）

黄疸医案

缪仲淳曰：太学顾仲恭，遭鼓盆之戚（指妻子死亡。——编者注），复患病在床，一医诊视，惊讶而出，谓其旦晚就木。因延予诊之，左手三部俱平和，右手尺寸亦无恙，独关部杳然不见。谛视其形色，虽尪羸，而神气安静。予询之，曾大怒乎？曰：然。予曰：此怒则气并于肝，而脾土受邪之证也。《经》云：大怒则形气绝，而况一部之脉乎？甚不足怪。第脾家有积滞，目中微带黄色，恐成黄疸。两三日后，果遍体发黄，服茵陈利水平肝顺气药数剂而痊。

俞震按：《金匮要略》云：病疸当以十八日为期，治之十日已上瘥，反剧者为难治。就余生平所验，分毫不爽。有先因他病而后发黄者，有先发黄而后现他病者，必于半月一月之内退尽其黄，则他病亦可治。设或他病先瘥而黄不能退，至一年半载仍黄者，必复现他病以致死。大抵酒伤，及有郁结，与胃脘痛，皆发黄之根基；而泄泻肿胀不食，乃发黄之末路。若时行病发黄亦多死，谚所谓瘟黄也。惟元气实者，审其为瘀血，为湿热，逐之清之，得黄退热亦退，乃可无虞。古人医案，俱未有说及久黄者，可为余言之一证。即如此条，关脉不见，亦云数剂而痊。要知因于大怒，偶然不见耳。若并未动怒，关脉连日不见，目中微带黄色，即为脾绝之征，死无疑矣。（俞震《古今医案按·卷第八》）

喻嘉言治陆平叔，平素体虚气怯，面色萎黄，药宜温补，不宜寒凉。秋月偶患三疟，孟冬复受外寒，遂寒热频作。医者以为疟后虚邪，不知其为新受实邪也。投以参、术补剂，转致奄奄一息，迁延两月，昏昏嘿嘿，家已治木（指准备棺材。——编者注）。漫延西昌诊之，脉弦浮大，而短气，鼻干不得汗，嗜卧，一身及面目悉黄。与阳明中风条，过经二十余日不解，悉同此例。但未至于不尿，腹满加哕耳。西昌以为脉未大坏，九分可治。但筋脉牵掣不停，只恐手足痿废。吾今用法，治则兼治。然仲景止有大柴胡汤，两解表里之法，而无治痿之法。因以防风通圣散成方，减白术，取荆、防、麻、薄、桔梗为表药，硝、黄、芩、翘、栀、膏、滑石为里药，原与大柴胡之制相仿。内有芎、归、芍药，正可领诸药深入血分而通经脉。减白术者，以前既用之贻误，不可再误耳。当晚连服二剂，第一剂即觉相安，第二剂大便始通，少顷睡去，体间津津有汗。次早再诊，筋脉不为牵掣。但阳明胃脉，洪大反加，随用大剂白虎汤，加柴胡、花粉、芩、柏、连翘、栀子一派苦寒。连进十余剂，其舌始不向唇外吮咂，神识始渐清，粥饮始渐加。经半月，始起坐于床。经一月，始散步于地。略一过啖，即腹痛便泄，俨似虚证。西昌全不反顾，但于行滞药中，加用柴胡、桂枝升散余邪，不使下溜而变痢以取惫。然后改用葳蕤、二冬，略和胃气。间用人参，不过五分。缘此证所受外邪，不在太阳而在阳明，故不但不恶寒，且并无传经之壮热，有时略显潮热，又与内伤发热相仿。误用参、术补之，邪无出路，久久遂与元气混合为一，所以神识昏嘿。又阳明者，十二经脉之长，能束筋骨而利机关。阳明不治，故筋脉失养而动惕不宁耳。外邪锢于阳明，则其土为火燔之焦土、灰砂之燥土矣。非藉北方之水，何以润泽枯槁？故初用苦寒，继用甘寒，正如灵雨霡霂，方得复其稼穑之恒也。

俞震按：此案其审察病机，如武侯用兵，纶巾挥扇；其发明道理，如深公说法，顽石点头，真名医佳案也。原文甚长，僭为节录。（俞震《古今医案按·卷第一》）

积聚医案

陈自明云：予族子妇，腹中有大块如杯，每发痛不可忍。予诊之，知为血瘕。投黑神丸，尽三丸，块气尽消，终身不复作。

俞震按：黑神丸载在《济阴纲目》，以弹子大一丸，分四服。据云：痃气十服，膈气、癥瘕五服，血瘕三丸，当瘥。想系神效之方，并注漆有飞补之力。但世间有一种人，沾染漆气即患漆疮者，若误投之，宁不为害？所当慎也。

予又见一妇，先因痞块经闭，里医用生漆浓涂纸上，阴干煅灰，同诸行血药服之，数服后，顿下鲜血盈桶，遂困惫不堪，就予治。虽大进补剂，终淹成弱证而死。所谓飞补者安在哉？（俞震《古今医案按·卷第八》）

僧慎柔治一贵介，年三旬，先因齿痛，用石膏三钱煎服，顷即满头皆肿痛，牙眼上腭肿势尤甚。天明稍退，盖得阳气故也。诊之，右关细涩，左关洪，左尺亦涩。慎柔谓须纳气下达，方得脉和。定方名羌活散火汤，**杨照藜评**：既欲纳气下达，何故又参入风药。羌活酒炒五分，防风三分，酒连一分，酒芩二分，白茯苓一钱，人参二钱，甘草五分，半夏一钱，破故纸一钱，枸杞子一钱，二剂。其细涩脉即粗大，是阳气下行矣。头痛稍止，可见前头痛是下焦无阳，阴火上冲。服至八剂，头痛全止，齿根肿犹未退，脉则益和，曰：将愈矣，此阳气已至恙所。果四五日后，出脓少许而瘳。

俞震按：罗案（俞震《古今医案按·卷第七》：罗谦甫治柏参谋，六十一岁，初患头昏闷微痛，医作伤寒治，汗后其痛弥笃。再汗之，不堪其痛矣。易医用药，大都相近，甚至痛不能卧，且恶风寒，不喜饮食。罗诊之，六脉弦细而微，气短促，懒言语。《内经》云：春气者，病在头。今年高气弱，清气不能上升头面，故昏闷耳。且此证本无表邪，汗之过多，则清阳之气愈亏，不能上荣，亦不得外固，所以头痛楚而恶风寒，气短弱而憎饮食。以黄芪一钱五分，人参一钱，炙甘草七分，白术、陈皮、归芍各五分，升、柴各三分，细辛、川芎、蔓荆子各二分，名之曰顺气和中汤，食后进之。一饮而病减，再饮而病却。——编者注）是气虚头痛，张案（俞震《古今医案按·卷第七》张戴人治一妇，头偏痛五七年，大便燥结，双目赤肿，眩晕。凡疗头风之药，靡所不试，且头受针灸无数。戴人诊之，急数而有力，风热之甚也。此头角痛，是三焦相火之经，乃阳明燥金胜也。燥金胜乘肝则肝气郁，肝气郁则气血壅，气血壅则上下不通，故燥结于中，寻至失明。以大承气汤倍加芒硝，下泄二十余行。次服七宣丸、神功丸以润之，目豁首轻，燥泽结释而愈。——编者注）是积热头痛，薛案（薛己《内科摘要按·卷下·肝脾肾亏损头目耳鼻等症》尚宝刘毅斋怒则太阳作痛，用小柴胡加茯苓、山栀以清肝火，更用六味丸以生肾水，后不再发。薛案辨疏：两太阳肝胆所属也。因怒作痛，非小柴胡不愈，怒则火上炎，故加茯苓、山栀以降之，然肝火有余，肝阴必不足，六味滋水滋其所生也。而后知人之易怒，多怒者，肝经虚也；亦肾经虚也。不虚则母子之间相生相养，木遂其性矣。何易怒？多怒之有故。见易怒多怒之症，切勿以肝气有余而削之伐之，益虚其虚也。——编者注）是肝火头痛，李案（俞震《古今医案按·卷第七》李士材治少宰蒋恬庵，头痛如破，昏重不宁。风药、血药、痰药，久治无功。李曰：尺微寸滑，肾虚水泛为痰也。地黄四钱，山药、丹皮、泽泻各一钱，茯苓三钱，沉香八分，日服四帖，两日辄减六七。更以七味丸，人参汤送，五日其痛若失。——编者注）是肾虚头病，孙案（见下案。——编者注）是痰厥头痛，僧案是阳升不降头痛。六种之外，又有因风痛者，抽掣恶风，鼻塞眼胀；因寒痛者，恶寒战栗，面惨肢冷；因湿痛者，头痛且重，天阴转甚，或四肢疼重，面目浮肿，此皆外因也。**王士雄按：**暑热为痛，亦是外因也。内因则气虚之外，血虚更多；积痰之外，积食亦有。丹溪云：肥人头痛，多是湿痰；瘦人头痛，多是血虚有火，斯诚要言。然因虽数端，靡不兼风，无风入只作眩不作痛也。**王士雄按：**外风由于风入，内风由于火升，若内风及暑热头痛，均忌风药。故古方中川芎茶调散、大追风散，颇易取效。痛久则成头风，其方更繁，不能缕述。真头痛乃死证，外炙百会穴，内进参附汤、黑锡丹，或冀挽回，实未试验。寻常头痛亦有死者，高阳生云：头痛短涩应须死，生平曾见之矣。头与腹俱痛有五证，臭毒、伤酒、伤湿、不服水土、疮毒入腹也。有头痛止则腹痛，腹痛止则头痛，此属脾阴虚，胃火随气上下，芎、归、芍药、木香、香附、黄连、葱白。又有头痛诸药不效，其痛更甚者，或因督脉为病，宜用茸朱丹，次则香茸八味丸。复有雷头风，另是一项，乃内郁痰火，外束风热。大头风，即大头瘟，或痛或不痛，或溃或自消，死生反掌。至如眉棱骨痛，系足少阳风热与痰，最能伤目，至两耳出脓则危矣。宜以浓茶一碗探吐之，次用清上药，如选奇汤、清空膏之类。妇人注目针绣，往往眉骨酸痛，必须益阴养血。（俞震《古今医案按·卷第七》）

孙东宿治蔡乐门令眷，头痛如破，发根稍动，则痛延满头，晕倒不省人事，逾半时乃苏，遍身亦作痛，胸膈饱闷，饮汤水停膈间不下。先一日吐清水数次，蛔虫三条。原为怒起，今或恶风，或恶热，口或渴或不渴，大便秘，脉则六部皆滑大有力。孙曰：此痰厥头痛证也。先以藿香正气散止其吐，继以牛黄丸、黑虎丹清其人事。头仍疼甚，又以天麻、藁本各三钱，半夏二钱，麻黄、薄荷、白芷、陈皮、生姜、葱白煎服，得少汗而头痛少止。至晚再服之，五更痛止大半，而人事未全清。孙谓此中焦痰盛，非下不可。乃用半夏五钱，巴霜一分，面糊丸。每服三十丸，生姜汤送下。午后大便行三次，皆稠黏痰积也。由此饮食少进，余证差可，惟遍身仍略疼。改用二陈汤加前胡、藁本、薄荷、黄芩、石膏、枳壳、石菖蒲，调理而安。（俞震《古今医案按·卷第七》）

袁聚东年二十岁，生痞块，卧床数月，无医不投。日进化坚削痞之药，渐至枯瘁肉脱，面黧发卷，殆无生理。买舟载往郡中就医，因虑不能生还而止。然尚医巫日费。余至则家计已罄，姑请一诊，以决生死远近耳，无他望也。余诊时，先视其块，自少腹至脐旁，分为三歧，皆坚硬如石。手拊之，痛不可忍。其脉止两尺洪盛，余具微细。谓曰：是病由见块医块。不究其源而误治也。初起时块必不坚。以峻猛药攻，至真气内乱，转护邪气为害，如人厮打，扭结一团，旁无解散，故迸紧不放，其实全是空气聚成。非如女子冲任血海之地，其月经凝而不行，即成血块之比。观两尺脉洪盛，明明是少阴肾经之气，传于膀胱。膀胱之气，本可传于前后二便而出，误以破血之药，兼破其气，其气遂不能转运，而结为石块。以手摩触则愈痛，情状大露。若是血块得手，则何痛之有？此病本一剂可瘳，但数月误治，从上至下，无病之地，亦先受伤。姑用补中药一剂，以通中下之气，然后用大剂药，内收肾气，外散膀胱之气，以解其相厮相结。约计三剂，可痊愈也。于是先以理中汤，少加附子五分，服一剂，块已减十之三。再用桂、附药一大剂，腹中气响甚喧，顷之三块一时顿没。戚友共骇为神。再服一剂，果然痊愈。调摄月余，肌肉复生，面转明润，堆云之发，才剩数茎而已。每遇天气阴寒，必用重浓被盖覆，不敢起身。余谓病根尚在，盖以肾气之收藏未固，膀胱之气化未旺，兼之年少新婚，倘犯房室，其块复作，仍为后日之累。

更用补肾药，加入桂、附，而多用河车为丸，取其以胞补胞，而助膀胱之化源也。服之竟不畏寒，腰围亦大，而体加充盛。年余又得子。感前恩而思建祠肖像以报，以连值岁凶，姑尸祝于家庭焉，亦浓之道矣！

胡卣臣先生曰：辨症十分明彻，故未用药，先早知其功效矣！又早善其后，得心应手之妙，一一传之纸上大有可观。（喻昌《寓意草按·卷四·袁聚东痞块危症治验》）

俞震按：此人克伐太过，换以温补，未足为奇。惟两尺脉洪盛，非此诠解，谁不面墙？至于桂、附、河车，同补肾药为善古后计，则与肾气传膀胱之论紧切不泛，非通套治痞成法可比。（俞震《古今医案按·卷第八》）

张三锡曰：曾治一少年，体薄弱，且咳血，左边一块，不时上攻作痛。左金、芦荟俱不应。诊其脉三部虽强，而细涩不流利，因作阴虚治。四物加知、柏、元参、丹皮，不六剂顿愈。此阴虚似肝积也。由此推之，虽因部分名积，诊视之际，犹当详审。惟圆机者，乃不昧此。

俞震按：此二条（本案与下案：《古今医案按·卷第八》：王金坛曰：予内弟于中甫，饮茶过度，且多愤懑，腹中常漉漉有声，秋来发寒热似疟。以十枣汤、料黑豆煮，晒干研末，枣肉和丸芥子大，而以枣汤下之。初服五分不动，又服五分，无何腹痛甚，以大枣汤饮，大便五六行，皆溏粪无水，时盖晡时也。夜半，乃大下数斗积水而疾平。当其下时，瞑眩特甚，手足厥冷，绝而复苏，举家号泣，咸咎药峻。磋乎！药可轻用哉。——编者注），一系饮积，以证与因断之；一系阴虚似肝积，以脉断之，即圆机也。两家垂训，裨益尤多。（俞震《古今医案按·卷第八》）

王士雄按：此血中气滞，郁而成热，热复耗营，气愈不宣，而成此证，故如此用药。血虚亦属阴虚，然与真阴虚者有别，学者辨之。（王士雄《古今医案按选·卷四·积块》）

周慎斋治一妇，素善怒，左胁下有块，身肥大，经将行，先一二日，且吐且下。此肝木乘脾，脾虚生痰不生血也。善怒胁块，肝气亢也。

吐下者，脾气虚也。身肥则多痰，痰盛者中焦多湿。故经行时气血流通，冲动脾湿，且吐且下也。久而不治，必变中满，宜理脾燥湿。白术一两，半夏五钱，生姜七钱，沉香二钱，共末，白糖和服。俞震（《古今医案按·卷第八》）

一人左胁下有块，右关脉豁大，周用乌药一两，以附子五钱浓煎制之，将乌药日磨二三分，酒送下。俟积行动，乃以补中益气汤加附子服之，丸用六君子。

俞震按：慎斋书云，凡积不可用下药，徒损真气，病亦不去。当用消积药，使之熔化，则除根矣。积去须大补，诚格言也。即此二案，亦平淡之神奇。又尝考消积之方，知桃仁煎用大黄、䗪虫、芒硝，黑神丸用生漆、熟漆，东垣五积丸俱用川乌、巴霜，《局方》圣散子、三棱煎丸俱用硇砂、干漆，此皆峻厉之药，用而中病，固有神效。若妄尝轻试，鲜不败事矣。《千金》硝石丸，人参、硝、黄并用，丹溪犹以为猛剂，治婢一案，每与补药迭进，此真善治病者也。丹溪治积聚案有数十条，轻重曲折，适至病所，惜不能多载。再阅叶氏医案积聚门，只用鸡肫皮、莱菔子、蛤粉、芥子、蜣螂、䗪虫、青、朴等，并无古方狠药，其理尤可想见。（俞震《古今医案按·卷第八》）

予（指俞震。——编者注）曾亲见叶先生治一妇，产后着恼，左边小腹结一块。每发时，小腹胀痛，从下攻上，膈间乳上皆痛，饮食入胃即吐，遍医不效。先生用炒黑小茴香一钱，桂酒炒当归二钱，自制鹿角霜一钱五分，生楂肉三钱，川芎八分，菟丝子一钱五分，水煎送阿魏丸七分，八剂而愈。次用乌鸡煎丸原方半料，永不复发。（俞震《古今医案按·卷第八》）

又一人患疟疾补早，左胁成痞，连于胃脘，按之痛甚。用炒桃仁为君，佐以阿魏、穿山甲、鳖甲、麝香，丸服，全消。此二条，较之《临证指南》所载者为更佳，故附于此。（俞震《古今医案按·卷第八》）

予（指俞震。——编者注）又亲见杭州一富家妇患瘩块，用黑神丸大效。每痛作呕胀不堪，服此即愈。数十服后，百苦皆除。然半年外，以他病暴殒。因思漆身为癞之言，脏腑岂堪常漆耶？清纯冲和之气，耗丧于此药而不觉也。再观丹溪治方提领，用参、术、归、芍等煎汤，下保和丸二十五、龙荟丸十五。（俞震《古今医案按·卷第八》）

治冯氏女，先用左金丸、青六丸，后用参桔桃芍丸。治卢子裕疟后食酒肉而成块在左胁，用参、术、柴、苓、枳壳煎汤，下阿魏五、保和二十、抑青十，与点十、攻块五。攻块者，青皮、三棱、桃仁、桂枝、海藻，醋调神曲为丸也。治下邳钱郎，用保和二十、温中二十、抑青十，以白术、木通、三棱汤下。此等方法，皆补药与磨积相半，而必兼清肝之药，大抵因怒成块者居多也。（俞震《古今医案按·卷第八》）

又如陈里长男，饱食牛肉豆腐，成块在右胁，脉弦而数，即明告以此人必性急，块上不可按，按则愈痛，痛则必吐酸黄苦水，而用荔核、山楂、枳实、山栀、茱萸、人参、姜汁以止痛，继用皂角煎汁制半夏，合黄连、石碱，用糖球膏为丸以消块。此仍是治肝为主，磨积为助，学者能逐案细绎之，自有悟处。（俞震《古今医案按·卷第八》）

王海藏载万病紫菀丸云：李灵患肥气，日服五丸，经一年，泻出肉鳖二枚愈。李知府妻梅氏，带下血崩七年，骨痿着床，口服五丸至十丸，取下肉块如鸡子状愈，以及赵侍郎泻出青蛇七条，王氏泻出癞虫如马尾者二升。今览其方，巴霜、川乌甚少，余如人参、黄连、皂荚、川椒等，皆平庸药，不若耆婆万病丸之芫花、甘遂、蜈蚣、芫青、石蜥蜴等之有毒也。何以能着奇功？惜未试之。（俞震《古今医案按·卷第八》）

又按：阿魏丸方甚多，如《医林》阿魏十四味，内有石碱、风化硝；小阿魏丸七味，乃棱、蓬、胡椒、青皮、木麝二香；《心统》消积阿魏丸共八味，内有三棱、莪术、牵牛、穿山甲；丹溪阿魏丸，治肉积者只四味；又《医林》小阿魏丸，即丹溪治陈里长男之三味，却无阿魏。犹之琥珀膏，只大黄、朴硝各一两为末，以大蒜捣膏贴之，并无琥珀也。总须对证择用之。（俞震《古今医案按·卷第八》）

眩晕医案

丹溪治一老人，七十九岁，头目昏眩而重，手足无力，吐痰相续。左脉散大而缓，右脉缓大不及左，重按皆无力。饮食略减而微渴，大便四日始一行。医投风药，朱曰：若用风药，至春必死。此大虚证，宜大补之。以参、芪、归、芍、白术、陈皮浓煎，下连柏丸三十粒。服一年后，精力如丁年。连柏丸用姜汁炒，姜汁糊丸。

俞震按：脉缓大，重按无力，参、芪、术是矣。连柏丸何耶？岂以其微渴、大便四日一行耶或以脉缓大为热耶？（俞震《古今医案按·卷第四》）

松陵贡士吴友良，年逾古稀，头目眩晕，服补中益气汤。始用人参一钱，加至三钱，遂痞满不食，坐不得卧，三昼夜喃喃不休。石顽往候，见其面赤，进退不常，左颊嗫嗫瞤动，诊其六脉皆促，或七八至一歇，或三四至一歇。询其平昔起居，云是知命之年，便绝欲自保，饮啖自强。此壮火烁阴，而兼肝风上扰之兆。与生料六味，除去茱萸，易入钩藤，大剂煎服，是夜即得酣寝。其后或加鳖甲，或加龙齿，或加枣仁。有时妄动怒火，达旦不宁，连宵不已，则以秋石汤送灵砂丹，应如桴鼓。盛夏酷暑，则以小剂生脉散代茶。后与六味全料，调理至秋而安。

俞震按：眩晕有实有虚。如壮盛人，实痰实火，脉滑大有力者，二陈、芩、栀；不恶心者，用酒制大黄二三钱，或加入，或为末，茶调下。如肥白人，痰多气虚，脉濡大或细软者，六君加芪、附。又《内经》谓诸风掉眩，皆属肝木，故因于外风者，二陈加荆、防、钩藤、天麻；因于内风者，即类中之渐，宜虎、膝、牡蛎、枸杞、首乌、桑叶、菊花、生地、人参。戴复庵曰：头脑挟风，眩晕之甚，抬头则屋转，眼常黑花，如见有物飞动，或见物为两，宜大追风散，或秘旨正元散，加鹿茸，不效。一味鹿茸，每服五钱，酒煎去渣，入麝少许。盖鹿之阳气钟于头，故以类相从也。此即就风之一端而有虚实之分也。若在夏月，有冒暑而眩晕者，又不得概从风治。夫肝为风木之脏，故《内经》以眩晕专责之肝。若肾水亏少，肝枯木动，复挟相火，上踞高巅而眩晕者，近时最多。董载臣曰：妇人患此更多，宜逍遥散为主，轻则合四物，重则合六味加黄连，极有效验。**王士雄按：**如果肾水亏少，肝枯木动之眩晕，惟甘露饮、琼玉青、集灵青、固本丸等方为宜，逍遥、四物，如何有效？董氏所云，蓋血虚眩晕耳。他如晨晕属阳虚，昏晕属阴虚，亦辨证之大旨，未可据以为准。今所选三案（指本案及下两案：①喻嘉言治吴添官生母，时多暴怒，以致经行复止，秋间渐觉气逆上厥，如畏舟船之状，动辄晕去，久久卧于床中，时若天翻地覆，不能强起，百般医治不效。因用人参三五分，略宁片刻。最后日服五钱，家产费尽。病转凶危，大热引饮，脑间有如刀劈，食少泻多，已治木，无他望矣。姑延喻诊，喻曰：可治。凡人怒甚，则血菀于上，而气不返于下，名曰厥巅疾。厥者，逆也，气与血俱逆于高巅，故动辄眩晕也。又以上盛下虚者，过在少阳。少阳者，足少阳胆也。胆之穴皆络于脑，郁怒之火上攻于脑，得补而炽，其痛如劈，同为厥巅之疾也。风火相煽，故振摇而热蒸。木土相凌，故艰食而多泻也。于是会《内经》铁落镇坠之意，以代赭石、龙胆草、芦荟、黄连之属，降其上逆之气；以蜀漆、丹皮、赤芍之属，行其上菀之血；以牡蛎、龙骨、五味之属，敛其浮游之神。最要在每剂药中，生入猪胆汁二枚。盖以少阳热炽，胆汁必干，亟以同类之物济之，资其持危扶颠之用。病者药一入口，便若神返其舍，忘其苦口。连进十数剂，服猪胆二十余枚，热退身凉，饮食有加，便泻自止，始能起床行动数步。然尚觉身轻如叶，不能久支。喻恐药味太苦，不宜多服，减去猪胆及芦、龙等药，加入当归一钱、人参三分，姜、枣为引，平调数日而痊愈。②喻嘉言诊金道宾之脉，左尺和平，右尺如控弦，如贯索，上冲甚锐。喻曰：是病枝叶未有害，本实已先拔，必得之醉而使内也。日诚有之，但已绝欲二年，服人参斤许。迄今诸无所苦，惟闭目转盼，则身非己有，恍若离魂者然，不识可治与否？喻曰：夫人生之阴阳，相抱而不脱。故阳欲上脱，阴下吸之则不脱；阴欲下脱，阳上吸之则不脱。惟大醉后大犯房劳，五脏翻覆，百脉动摇，二气乘之脱离，有顷刻损于女身者。病之得有今日，犹幸也。但真阳不能潜藏，常欲飞腾泄越耳。治之之法有三：以涩固脱，以重镇怯，以补里虚，更佐以介类沉重下伏之物，引之潜降，使真阳复返其宅，凝然与真阴相恋。再用大封大固之法，可以收功。《经》云：阳者，亲上者也；阴者，亲下者也。故凡上脱者，妄见妄闻，有如神灵；下脱者，不见不闻，有如聋瞶。上脱者，身轻快而汗多淋漓；下脱者，身重着而肉多青紫。昔有新贵人，马上扬扬得意，未及回寓，一笑而逝者，此上脱也。又有人寝而遭魇，身如被杖，九窍出血者，此下脱也。是病始于溺情，继以纵欲，必须大夺其情，永积其精，再加千日之把持，乃不为倏然之上脱矣。——编者注），原不越乎诸法，而议论卓荦，方药巧妙，实能驾乎诸法，原本《类案》所载者不及也。又《内经》、仲景所谓厥者，手足逆冷耳，故有寒厥、热厥之辨。今人所谓厥者，乃晕厥耳，亦兼手足逆冷，而其重在神昏若死也。其证亦有数端，因怒而厥者，亦名肝厥；因瘀而厥者，亦名薄厥；虚厥之极者，即为脱厥；因痰而厥者，多兼气厥。（俞震《古今医案按·卷第三》）

王士雄按：痛极而厥者，曰痛厥；阴虚火动者，曰煎厥。此外更有痧厥、食厥、痉厥、风厥、寒厥、暑厥等证。又《星甫野语》云：湖州汤荣光解元，世精于医，有甲乙二人，凌晨忿争，互抱不释，故未尝斗殴也。甲忽卧地而任，汤视之，遍体无伤，脉息未绝，脚次尚温，面色青瘦，是虫症也。空腹用力，蛔升而厥，以川椒、使君子等味，煎而急灌，须臾即苏，下蛔升许而愈。（王士雄《古今医案按选·卷二·晕厥》）

中风医案

车驾王用之，卒中昏愦，口眼㖞斜，痰气上涌，咽喉有声，六脉沉伏。此真气虚而风邪所乘，以三生饮一两，加人参一两，煎服即苏。立斋曰：若遗尿撒手，口开鼾睡为不治，用前药亦有得生者。夫前饮乃行经络治寒痰之药，有斩关夺旗之功。每服必用人参两许，驾驭其邪而补助真气，否则不惟无益，适足以取败矣。

俞震按：此治中寒寒痰壅塞气道之药。肥人脉沉伏，无火象者，可用之。若脉微细者，必加人参。实非中风药。《折肱漫录》云：三生饮施于中风之寒症，妙矣！或有虚火冲逆，热痰壅塞，以致昏愦颠仆者，状类中风，恐乌附非所宜服。立斋治王进士失于调养，忽然昏愦，谓是元气虚，火妄发，挟痰而作。急灌童便，神思渐爽。更用参、芪各五钱，芎、归各三钱，元参、柴胡、山栀、炙草各一钱，服之少定。察其形倦甚，又以十全大补汤加麦冬、五味治之而安。予从弟履中，年方强壮。以劳心忧郁而得斯证。痰升遗溺，眼斜视，超时不醒，竟类中风，亦灌以童便而苏。此等证候，皆火挟痰而作，断非三生饮所可治者，并姜汤亦不相宜也。同一卒然昏愦，而所因不同，须细审之。**王士雄按**：不但三生饮不可服，虽当归、枸杞之类，亦不宜用。余治顾听泉一案可参。同一卒然昏愦，而所因不同，须细审之。《太平广记》载唐梁新见一朝士，诊之曰：风疾已深，请速归去。其朝士复见鄜州高医赵鄂诊之，言疾危，与梁说同，惟云只有一法，请峡消梨，不限多少，咀嚼不及，绞汁而饮。**杨照藜评**：甘寒息风法。到家旬日，依法治之而愈。此亦降火消痰之验也。（俞震《古今医案按·卷第一》）

王士雄按：《资生经》亦云：凡中风，由心腹中多大热而作也。（王士雄《古今医案按选·卷一·中风》）

丹溪治浦江郑君，年近六旬，奉养膏粱，仲夏久患滞下，又犯房劳。一夕如厕，忽然昏仆，撒手，遗尿，目上视，汗大出，喉如拽锯，呼吸甚微，其脉大而无伦次部位，可畏之甚。此阴虚而阳暴绝也，急令煎人参膏，且与灸气海穴。艾壮如小指，至十八壮，右手能动；又三壮，唇微动。参膏成，与一盏，至半夜后，尽三盏，眼能动；尽二斤，方能言而索粥，尽五斤而利止，十数斤全安。

俞震按：此种病，今常有之，医所用参不过一二钱，至一二两而止，亦并不知有灸法，无效则诿之天命，岂能于数日间用参膏至十余斤者乎？然参膏至十余斤，办之亦难矣。惟能办者，不可不知有此法。（俞震《古今医案按·卷第一》）

田杏村按：因餍膏粱而成滞下，因久患滞下遂致剥伤阴分。经言阴在内，阳之守也。故一犯房劳，阳即欲脱。案中“阴虚阳暴绝”五字，的中病根，故急以灸法回阳，但阳回之后，不有以弥补其阴，终在险途。《神农本草经》人参味甘微寒，补五脏。经言脏为阴，腑为阳。气味甘寒而补脏，其为补阴之品无疑。因久患滞下而剥伤阴分，故非十余斤之参，不能复其阴。

俞震按：尚是囫囵吞枣。（王士雄《古今医案按选·卷四·中风》）

丹溪治一妇人，年六十余，手足左瘫，不言而健，有痰。以麻黄、羌活、荆、防、南星、全蝎、乳香、没药、木通、茯苓、桔、朴、甘草、红花为末，酒下。未效。时春，脉伏而微，又以淡盐汤入韭汁，每早一碗，吐之。至五日，仍以茯苓、白术、陈皮、甘草、厚朴、菖蒲，日进二服。又以川芎、豆豉、山栀、瓜蒂、韭汁、盐汤，吐甚快，后以四君子汤服之。另以川归、酒芩、红花、木通、厚朴、粘子、苍术、南星、牛膝、茯苓为末，酒糊丸服。十日后，微汗，手足微动而言。

俞震按：前条脱症，脉大无伦。此条闭症，脉伏而微。非有确见，敢用此两路重药乎？须知症与脉宜合，**杨照藜评**：要诀。如此条左瘫不言矣，而健又有痰，其得间在此。与浦江洪宅妇病疟无脉条相似（浦江洪宅一妇，病疟三日一发，食甚少，经不行已三月。丹溪诊之，两手脉俱无。时当腊月，议作虚寒治。以四物加附子、吴茱、神曲为丸，心疑误。次早再诊，见其梳妆无异平时，言语行步，并无怠倦，知果误矣。乃曰：经不行者，非无血也，为痰所碍而不行也。无脉者，非气血衰而脉绝，乃积痰生热，结伏其脉而不见尔。以三花神祐丸与之。旬日后，食稍进，脉渐出，但带微弦，疟尚未愈。因谓胃气既全，春深经血自旺，便自可愈，不必服药。教以淡滋味、节饮食之法，半月而疟愈，经亦行。——编者注）。

俞震又按：丹溪治肥人中风，口㖞，手足麻废，左右俱作痰治。以蒌、贝、南星、橘、夏、二术、芩、连、柏、荆、防、羌活、桂枝、威灵仙、甘草、花粉等。好吃面，加附子煎，入竹沥、姜汁，更加少酒行经，此大法也。故治中风二十六案，用此加减者甚多。其余以四君、六君，或合四物，或再加连、柏、芪、防、天麻、僵蚕、竹沥等，或合风药，更有加全蝎、地龙者。又有用小续命汤、搜风汤、羌活愈风汤、乌药顺气散、苏合香丸者，皆不载脉象若何，何以效法，故不并录。（俞震《古今医案按·卷第一》）

葑门金姓，早立门首，卒遇恶风，口眼歪邪，噤不能言。医用人参、桂、附诸品，此近日时医治风证不祧之方也。趣（催促。——编者注）余视之，其形如尸，面赤气粗，目瞪脉大，处以祛风消痰清火之剂。其家许以重赀，留数日。余曰：我非行道之人，可货取也。固请，余曰：与其误药以死，莫若服此三剂，醒而能食，不服药可也。后月余，至余家拜谢。问之，果服三剂而起，竟不敢服他药。惟腿膝未健，手臂犹麻，为立膏方而全愈。此正《内经》所谓虚邪贼风也，以辛热刚燥治之固非，以补阴滋腻治之亦谬，治以辛凉，佐以甘温，《内经》有明训也。（王士雄《洄溪医案按·中风》）

沈尧封曰：丁丑三月，练塘金虞旬第四媳，产后变证，伊郎来请。先述病状云：上年十月，生产甚健，至十二月初旬，面上浮肿。驱风不应，加麻黄三帖，通身胀肿，小便不利；更用五皮杂治，反加脐凸；更用肉桂、五苓等，小便略通，胀亦稍减。续用桂附八味，其肿渐消，惟右手足不减。忽一日口眼歪斜，右手足不举舌不能言，因作血虚治，变为俯不得仰。数日后吐黑血盈盂，吐后俯仰自如。旬余复不能仰，又吐黑血而定，投以消瘀，忽然口闭自开如脱状，伊母一夜煎人参三钱，灌之得醒，醒来索饭，吃一小杯。近日又厥，灌人参不醒，已三昼夜矣。余遂往诊，右手无脉，因肿极，不以为怪；左脉浮取亦无，重按则如循刀刃。余曰：此是实证，停参可医。遂用胆星、半夏、石菖蒲、橘皮、天虫、地龙、紫草，水煎，入竹沥、姜汁。一剂知，四剂手足能举。不换方，十剂止能出外房诊脉，诸病悉退，惟舌音未清，仍用前方而愈。金问奇病之源，余曰：人身脏腑接壤，受胎后腹中遂增一物，脏腑之机栝为之不灵，五液聚为痰饮，故胎前病痰滞居半，《千金》半夏茯苓等汤，所以神也。至临产时，痰涎与恶血齐出，方得无病：若止血下而痰饮不下，诸病丛生。故产后理血不应，六神汤为要药。此证初起，不过痰饮阻滞气道作肿，血本无病，用五苓、肾气肿减者，痰滞气道，得热暂开故也。久投不已，血分过热，致吐血两次。至若半身不遂，口眼歪斜，舌络不灵，俱是痰滞经络见证，即厥亦是痰迷所致，并非虚脱，故消痰通络，病自渐愈，何奇之有。

王士雄按：此等卓识，皆从阅历而来。

朱生甫令郎仲和之室，娩后患此，医治不能除根；再产亦然，延已数年；继复怀妊，病发益频。余用大剂涤痰药，服月余，产后安然，病根竟刈。（王士雄《沈氏女科辑要按·卷下·产后诸病·腰背反张》）

《唐书》载：许允宗初仕陈，为新蔡王外兵参军。时柳太后感风不能言，脉沉而口噤。允宗曰：口不下药，宜以汤气蒸之，令药入腠理，周时可瘥。遂造黄芪防风汤，煮数十斛置床下，气如烟雾，熏蒸之而得语。遂超拜义兴太守。

俞震按：书称允宗医术若神，曾曰医者意也，在人思虑，即此条思虑巧矣。然仅可治真中风。《内经》所谓"其有邪者渍形以为汗"也。邪从汗解故得语，若概试诸不能言者决无效。（俞震《古今医案按·卷第一》）

俞震又按：罗谦甫治史太尉，冬月坐火炉左侧，觉面热，左颊微汗。旋出外，因左颊疏缓，被风寒客之，右颊急，口㖞于右，脉浮紧，按之洪缓。罗用升麻汤加桂枝、白芷、芃、防，兼灸地仓、颊车穴。此治风中阳明经之表证也。（俞震《古今医案按·卷第一》）

赵僧判半身不遂，语言不出，神昏面红，耳聋鼻塞，六脉弦数。罗谓中脏者多滞九窍，中腑者多着四肢。今脏腑俱受邪，先用三化汤行之，通其壅滞使清气上升，充实四肢；次与至宝丹，安心养神，通利九窍。五日，音声出，语言稍利，惟行步艰难，又刺十二经之井穴以接经络，随四时脉症加减用药，百日方愈。此治中腑兼中脏之里证也。皆风邪实证也。（俞震《古今医案按·卷第一》）

张安抚半身不遂，语言謇涩，自汗恶风，痰嗽不寐。罗谓风寒伤形，忧恐忿怒伤气。经云：形乐志苦，病生于脉，神先病也。邪风加之，动无常处。治病必求其本，邪气乃服。用加减冲和汤，汗加黄芪，嗽加五味。其昼夜不睡，因心事烦冗，心火上乘阳分，卫气不得入于阴。用朱砂安神丸，遂得寐，诸证渐减，惟右肩臂痛。经云：虚与实邻，决而通之。又云：下陷者灸之。为阳气下陷入阴中，故肩膊痛不能动，宜以火导之补之。乃于右肩臂上肩井穴，先针后灸。隔一月，再灸肩井。次于尺泽穴，各灸二十八壮，引气下行，与正气相接，遂能运动。仲夏用清肺饮子，秋分用益气调营汤，全愈。此治中经兼中腑，本虚标实之症也。许允宗所治亦系本虚标实者，但病起于暴，故用蒸法，亦如通关散之取嚏，稀涎散之探痰也。（俞震《古今医案按·卷第一》）

王士雄按：三案俱见江选（指江瓘《名医类案》。——编者注）。（王士雄《古今医案按选·卷一·中风》）

西门外汪姓，新正出门，遇友于途，一揖而仆，口噤目闭，四肢瘫痪，舁归不省人事，医亦用人参、熟地等药。其母前年曾抱危疾，余为之治愈，故信余求救。余曰：此所谓虚邪贼风也，以小续命汤加减。医者骇，谓壮年得此，必大虚之证，岂可用猛剂，其母排众议而服之。隔日再往，手揽余衣，两足踏地，欲作叩头势。余曰：欲谢余乎？亟点首，余止之。复作垂涕感恩状，余慰之，且谓其母曰：风毒深入，舌本坚硬，病虽愈，言语不能骤出，毋惊恐而误投温补也。果月余而后能言，百日乃痊。（王士雄《洄溪医案按·中风》）

新郭沈又高，续娶少艾，未免不节，忽患气喘厥逆，语涩神昏，手足不举。医者以中风法治之，病益甚。余诊之曰：此《内经》所谓痱证也。少阴虚而精气不续，与大概偏中风、中风、痰厥、风厥等病绝不相类。刘河间所立地黄饮子，正为此而设，何医者反忌之耶？一剂而喘逆定，神气清，声音出，四肢展动。三剂而病除八九，调以养精益气之品而愈。余所见类中而宜温补者，止此一人。识之以见余并非禁用补药，但必对证，乃可施治耳。

王士雄按：古云真中属实，类中多虚，其实不然。若其人素禀阳盛，过啖肥甘，积热酿痰，壅塞隧络，多患类中。治宜化痰清热，流利机关，自始至终，忌投补滞。徐氏谓宜于温补者不多见，洵阅历之言也。（王士雄《洄溪医案按·痱》）

杨季衡禀丰躯伟，年近七旬，得半身不遂证二年矣。病发左半，口往右㖞，昏厥遗溺（喻昌《寓意草》：初服参、术颇当，为黠医簧以左半属血，不宜补气之说，几致大坏。——编者注），云间施笠泽以参附疗之，稍安。喻嘉言曰：其脉软，滑中时带劲疾，是痰与风杂合之症，又内热与外寒杂合之症。房帏不节，精气内虚，膏粱蕴热，久蒸脾湿为痰，痰阻窍隧，而卫气不周，外风易入，是以杂合而成是症。及今大理右半脾胃之气，以运出左半之热痰虚风。此其间有微细曲折，非只温补一端所能尽也。或曰：痰热先宜中右，何以反中左？既已中左，何以反治右耶？喻曰：此正病机之最要者。向为丹溪等说病在左血多，病在右气多。教人如此认症，不知《内经》但言左右者，阴阳之道路。夫左右既为阴阳往还之道路，何尝可偏执哉？左半虽血为主，非气以统之则不流；右半虽气为主，非血以丽之则易散。故病在一偏者，治宜从阴引阳，从阳引阴，从左引右，从右引左。譬之树木有偏枯者，将溉其枯者乎？抑溉其未枯者，使荣茂而因以条畅其枯者乎。此证之脉，软为虚，滑为痰，劲疾为风。病因杂合，必须用杂合之药，而随时令以尽无穷之变。参、术是主药，冬月佐干姜、附子，以暂撤外寒，而内热反得宣泄；春夏秋则佐以羚羊角、柴胡、知母、石膏，使内蕴之热不与时令之热相蒸灼。再刺手足四末以泄荣血而通气，恐热痰虚风，久而成痨也。

俞震按：偏枯，昔人多谓左属血虚，右属气虚。自得嘉言之论，其理始明。而随时换药，及刺四末，尤见巧妙。因思幼读《内经》，至《九宫八风篇》曰：风从太乙所居之乡来，为实风，主生长万物；从其冲后来，为虚风，伤人者也。圣人避虚风如避矢石，岂非确指外风乎？又云：其有三虚而偏中于邪风，则为击仆偏枯。击仆者，如人被击而仆，即今之卒倒者是。击仆以偏枯连举，则猝倒而不偏枯者，非中风矣。但所谓三虚者，乘年之衰，逢月之空，失时之和，是运气时令之虚，而非人身之虚也。何以中风皆作人虚治乎？及读《生气通天论》曰：风者百病之始也。清静则肉腠闭拒，虽有大风苛毒，弗之能害。又云：风雨寒热，不得虚邪，不能独伤人。又曰：虚邪之风，与其身形，两虚相得，乃客其形。是确指虚人而后中于虚风也。然犹因虚受风，故《灵枢》又有“真气去，邪气独留，发为偏枯”之说。偏枯难疗，二语尽之。再读《通评虚实论》曰：凡治消瘅仆击，偏枯痿厥，气满发逆，肥贵人则膏粱之疾也。此条暗包痰饮、湿热、阴虚、阳虚诸候，并未尝偏中于邪风矣。盖肥贵人自然慎避邪风，而膏粱之变，风从内生。刘李朱三家从此悟入，大凡治病必求于本。击仆偏枯，以虚为本也。

刘宗厚《玉机微义》曰：予尝居凉州，即汉之武威郡也。其地高阜，四时多风少雨，土艺黍粟，引泉灌溉；天气常寒，人之气实腠密。每见中风暴死者有之，盖折风燥烈之甚也。时洪武乙亥秋八月，大风起自西北。甘州城外，路死者甚众。予始悟《经》谓西北之折风伤人，至病暴死之旨不诬。人未经其所，虽读经文，莫不有疑者也。医可易言哉！（俞震《古今医案按·卷第一》）

又王肯堂《灵兰要览》曰：里中一老医，右手足废而不起床者二年矣，人皆传其必不起。过数月，遇诸途，讯之，曰：吾之病几危矣。始服顺气行痰之药，了无应验，薄暮神志辄昏，度不可服，命家人煎进十全大补汤，即觉清明，遂服之。浃数日，能扶策而起，无何，则又能舍策而步矣。经云：邪之所凑，其气必虚。吾治其虚，不理其邪，而邪自去，吾所以获全也。余曰：有是哉。使服顺气疏风之散不辍者，墓木拱矣。然此犹拘于成法，不能因病而变通，随时而消息，故奏功稍迟。使吾早为之，当不至是也。姑书之以俟明者采焉。（俞震《古今医案按·卷第一》

读此二则，益信塞外多真中，江南多类中。刘李朱三家之说，张景岳非风之论，洵为轩岐功臣。至明季缪仲淳立论，谓真阴亏而内热甚者，煎熬津液，凝结为痰，壅塞气道，不得通利，热极生风，亦致猝然僵仆。

类中风症，此即内虚暗风。初用清热顺气开痰，次用治本，或益阴，或补阳。其药以二冬、二地、菊花、枸杞、胡麻、桑叶、首乌、柏仁、蒺藜、花粉、参、芪、归、芍、鹿茸、虎骨胶、霞天膏、梨膏、竹沥、桑沥、人乳、童便等，出入互换，另制机杼。今《临症指南》中风一门，大半宗此，又可补刘李朱张所未备矣。至喻西昌论侯氏黑散，谓用矾石以填空窍，堵截风路，此好奇之谈，最足误人。夫药之入胃，不过气味传布脏腑经络耳，岂能以矾嵌刷之耶？冷食四十日，药积腹中不下，肠胃诚填塞矣。谷不纳而粪不出，将如之何？学医者，慎勿妄试。（俞震《古今医案按·卷第一》）

俞震又按：中有十种，曰中气、中食、中寒、中暑、中湿、中恶、中痧、中瘴与痰中、虚中，散见诸书，当会萃而详辨之。其异于中风者，虽卒倒昏愦，而无偏枯斜也。其治之异于中风者，惟虚中宜补，而余皆不宜补也。**王士雄按：**此是名言。只在临证时，审其轻重浅深耳。至《名医类案》有虚风一门，《临证指南》有肝风一门，总不出缪氏“内虚暗风”四字。惟《指南》所载，泄木安胃，镇阳息风，浊药轻投，辛甘化风，种种妙义，直驾古人而上之，又洗缪氏之髓者矣（此案语出自本案后：易思兰治瑞昌王孙毅斋，年五十二，素乐酒色。九月初，夜起小解，忽倒地，昏不知人，目闭气粗，手足厥冷，身体强硬，牙关紧闭。诸医有以为中风者，有以为中气、中痰者，用乌药顺气散等药，俱不效。又有用附子理中汤者，愈加痰响。五日后，易诊之，六脉沉细紧滑，愈按愈有力。乃曰：此寒湿相搏，痉症也。痉属膀胱，当用羌活胜湿汤。其兄宏道问曰：病无掉眩，知非中风，然与中气、中痰、夹阴三者相似，先生独云痉病。但吾宗室之家过于厚暖者有之，何由得寒湿而成痉病耶？易曰：运气所为，体虚者得之。本年癸酉，岁火不及，寒水侮之。季夏土旺，土为火子，即能制水。七月八日，主气是湿，客气是水，寒水得令，不伏土制，是以寒湿相搏，太阳气郁而不行。其证主项背强直，卒难回顾，腰似折，项似拔，乃膀胱经痉病也。其脉沉细紧滑，沉为病在里，细为湿，紧为寒，中又有力而滑，此寒湿有余而相搏也。若虚证之脉，但紧细而不滑。若风，脉当浮。今脉不浮而沉，且无掉眩等证，何为中风？若痰气之脉不紧，今脉紧而体强直，何言中气、中痰？痓病诗云：强直反如弓，神昏似中风，痰流唇口动，瘛疭与痫同。乃先以稀涎散吐痰一二碗，昏愦即醒。随进胜湿汤，六剂全愈。以八味丸调理一月，精气复常。——编者注）。

王士雄按：王清任云：人之行坐动静，全仗元气，元气藏于气管之内，分布周身，左右各得其半。若元气足则有力，元气衰则无力，元气绝则死矣。若十分元气亏二分，剩八分，每半身仍有四分，则无病；若亏五分，剩五分，每半身只有二分半，此时虽未病半身不遂，已有气亏之证，因不疼不痒，人自不觉。而元气既亏，经络自然空虚，有空虚之隙，难免其气向一边归并。如右半身之二分半归并于左，则右半无气；左半身之二分半归并于右，则左半无气。无气则不能动，不能动名曰半身不遂。不遂者，不遂人用也。此说甚创。然类中风内未尝无此证，即景岳所谓非风是也。而类中风内，亦未尝无实证。

杨照藜评：此条未经人道，足补昔贤之缺。所谓实者，其人素禀阳盛，过啖肥甘，积热酿痰，壅塞隧络。治宜化痰清热，流利机关，自始至终，忌投补滞。三十年来，如此治愈者，指不胜屈。故医者不必拘于西北多真中，东南多类中，及真中属实，类中属虚等说，以横于胸中，总须随证辨其虚实，而施治法也。

杨照藜评：凡病皆宜如此体认，不独中风为然。（王士雄《古今医案按选·卷一·中风》）

一男子五十余岁，嗜酒，吐血后，不食，舌不能言，但渴饮水，脉略数。与归身、芍、地各一两，参、术二两，陈皮一两五钱，甘草二钱，入竹沥、童便、姜汁少许。二十余帖，能言。若此三脉，风热中之，则其脉弛纵，故舌亦弛纵，不能转运而喑。风寒客之，则其脉缩急，故舌卷而喑。在中风半身不收求之也。

俞震按：此三条（本案与下两案：①俞震《古今医案按·卷第五》：吕元膺治一僧病，诊其脉，独右关浮滑，余部无恙，曰：右关属脾络胃，挟舌本。盖风中廉泉，得之醉卧当风而成喑。问之而信。乃取荆沥化至宝丹饮之，翌日遂解语。**俞震按**：右关浮滑，岂无风与痰为呕吐烦懑等证，而独决其醉卧当风以成喑耶？此必于望闻问之间参合得之，然亦巧矣。②俞震《古今医案按·卷第五》：丹溪治一中年男子，伤寒身热，医与伤寒药，五七日，变神昏而喑，遂作本体虚有痰治之。人参五钱，黄芪、白术、当归、陈皮各一钱，煎汤，入竹沥、姜汁饮之。十二日，其舌始能语一字。又服之半月，舌渐能转运言语，热除而痊。盖足少阴脉挟舌本，脾足太阴之脉连舌本，手少阴别脉系舌本，故此三脉虚，则痰涎乘虚闭塞其脉道，而舌不能转运言语也。若此三脉无血，则舌无血营养亦喑。《经》曰：刺足少阴脉，重虚出血，为舌难以言。又言：刺舌下中脉太过，血出不止为喑。治当以前方加补血药也。——编者注）皆治舌喑，非喉喑也。首条，化痰通窍，是实证；次条，伤寒五七日神昏而喑，岂无实热证，用大黄、黄连、石膏者耶？而猥云作体虚有痰治也？魏注云：恐热传少阴心经，此案不可为训。极是。但细读之，案中不载舌干、胎黑、便秘、烦躁等证，则所谓神昏者，身热人静而嘿嘿耳。且必有欲言不能言之状也，其脉亦必濡滑无力也。参、芪、术服之数日，病无进退，即可知其对证。观于十二日舌始语得一字，又半月而舌能言，热乃退，全绘一虚证情形矣。凡遇伤寒舌喑者，宜以此条寻绎之，勿竟以陶氏热传手少阴心经句笼统为治。第三条吐血后不食，舌不能言，是虚证无疑矣。渴饮水，脉带数，不与滋阴而与参、术，翁之见识高哉！（俞震《古今医案按·卷第五》）

虞恒德治一妇年五十七，身肥白，春初得中风，暴仆不知人事，身僵直，口噤不语，喉如拽锯，水饮不能入，六脉浮大弦滑，右甚于左。以藜芦末一钱，加麝香少许，灌入鼻窍。吐痰升许，始知人事，身体略能举动。急煎小续命汤倍麻黄，连进二服，覆以衣被，得汗渐苏醒，能转侧，但右手足不遂，语言謇涩。复以二陈汤加芎、归、芍药、羌、防等，合竹沥姜汁，日进二三服。若三四日大便不利，则不能言语，即以东垣导滞丸，或润肠丸，微利之，则言语复正。如此调理，至六十余，得他病而卒。

俞震按：此条与上丹溪案，俱以实邪治而效。可见辨证宜真，不得专守景岳非风之论，先有成见在胸也。如薛立斋善于用补，而治艾郭武牙关紧，不能言，左体瘫，口眼牵动，神昏欲绝，六脉沉细而涩，谓此中寒湿，非中风也。亦用吐痰药及至宝丹，继以五积散加木香、南星、附子而人苏。后大便洞利痰积而全愈。临斯证者，治虚寒，治风痰，固宜对勘。（俞震《古今医案按·卷第一》）

俞震按：此条与上丹溪案，俱以实邪治而效，可见辨证宜真，不得专守景岳非风之论，先有成见在胸也。如立斋善于用补，而治郭艾武一案，见江选。亦用吐下而愈，故临斯证者，必须分别闭与脱二证，是下手第一要著。

王士雄按：粗工每执肥白之人阳气必虚之说，不辨脉证，温补乱投，真杀人不以刃也。（王士雄《古今医案按选·卷一·中风》）

运使王公叙揆，自长芦罢官归里，每向余言，手足麻木而痰多。余谓公体本丰腴，又善饮啖，痰流经脉，宜撙节为妙。一日忽昏厥遗尿，口噤手拳，痰声如锯，皆属危证。医者进参、附、熟地等药，煎成未服。余诊其脉，洪大有力，面赤气粗，此乃痰火充实，诸窍皆闭，服参附立毙矣。以小续命汤去桂附，加生军一钱，为末，假称他药纳之，恐旁人之疑骇也。戚党莫不哗然，太夫人素信余，力主服余药。三剂而有声，五剂而能言，然后以消痰养血之药调之，一月后步履如初。（王士雄《洄溪医案按·中风》）

张出巷刘松岑，素好饮，后结酒友数人，终年聚饮，余戒之不止。时年才四十，除夕向店沽酒，秤银手振，秤坠而身亦仆地，口噤不知人，急扶归。岁朝，遣人邀余，与以至宝丹数粒，嘱其勿服他药，恐医者知其酒客，又新纳宠，必用温补也。初五至其家，竟未服药，诊其脉弦滑洪大，半身不遂，口强流涎，乃湿痰注经传腑之证。余用豁痰驱湿之品调之，月余而起。一手一足，不能如旧，言语始终艰涩。初无子，病愈后，连举子女皆成立，至七十三岁而卒。谁谓中风之人不能永年耶？凡病在经络筋骨，此为形体之病，能延岁月，不能除根。若求全愈，过用重剂，必至伤生。富贵之人闻此等说，不但不信，且触其怒，于是谄谀之人，群进温补，无不死者，终无一人悔悟也。（王士雄《洄溪医案按·中风》）

赵以德云：余尝治陈学士敬初，因醮事跪拜间，就倒仆，汗如雨，诊之脉大而空虚。年当五十，新娶少妇，今又从跪拜之劳役，故阳气暴散。正若丹溪治郑义士之病同。急煎独参浓汤，连饮半日。汗止，神气稍定，手足俱纵，喑而无声，遂于独参汤中加竹沥，开上涌之痰。次早悲哭，一日不已，以言慰之，遂笑。复笑五七日，无已时。此哭笑者，为阴虚而劳，火动其精神魂魄之藏，气相并故耳。正《内经》所谓五精相并者，心火并于肺则喜，肺火并于肝则悲是也。加连柏之属泻其火，更增荆沥开其闭。八日笑止手动，一月能步矣。

俞震按：此条与前条大同小异，而所以治其小异处。立言用药，绰有精义。可见古人善能模仿成法，又不蹈袭成法也。以上所选实症虚症，分途异治，误用则死。李士材所谓治中风者，必须分别闭与脱。二症明白，此下手第一要着。（俞震《古今医案按·卷第一》）

杨照藜评：前证遗溺上视，已现绝象，脉又几几欲脱，较此条证为重，非灸法则不及救。此条证稍轻，故不必灸。

王士雄按：脉既空大而虚，证复汗出如雨，虽无新娶少妇之事，亦当急固阳气，是中风门脱证治法。设遇闭证，虽有新娶少妇之事，不可捕风捉影，辄投补剂。**杨照藜评**：至言，须切记。徐悔堂《听雨轩杂纪》云：蔡辅宜中暑，一名医见其室有少妾，遂以为脱证，云：非独参汤不能救。家人不敢服，复邀邻医诊之。曰：暑闭耳。进益元散而愈。故医者须有定见，而察脉证以施治疗，不可胸怀成见而妄为揣度也。然病家畏虚喜补，不识病情，医者避湿推干，但迎人意，不分闭脱，温补妄施，重者辄亡，轻者成锢，是乃仁术，可如是夫？触目伤怀，言之可慨。（王士雄《古今医案按选·卷一·中风》）

瘫痪医案

孙东宿曰：一贫士两足不酸不痛，每行动，绝不听其所用，或扭于左而又坠于右，或扭于右而又坠于左，之玄而行，不能一步正走。此亦目之希觏，书所未载。予臆度之，由筋软不能束骨所致，故行动则偏斜扭坠也。夫筋者，肝之所主，肝属木，木纵不收，宜益金以制之。用人参、黄芪、白芍以补肺金，苡仁、虎骨、龟板、杜仲以壮筋骨，加铁华粉以专制肝木，炼蜜丸早晚服之竟愈。

俞震按：此非脚气，而附于此者，从其类以便览也。（俞震《古今医案按·卷第七》）

水肿医案

李时珍治一士妻，自腰以下胕肿，面目俱肿，喘急欲死，不能伏枕，大便溏泄，小便短少，脉沉而大。沉主水，大主虚，乃病后冒风所致，是名风水。用《千金》神秘汤加麻黄，一服，喘定十之五。再以胃苓汤吞深师薷术丸，二日小便长，肿消十之七。调理数日全安。

俞震按：金液丹、神秘汤，人所罕用，而善用之则各奏奇功，因思古方，具在简册，特患寻不着对头帽子耳。

又按：神秘汤，乃生脉散合二陈汤，去麦冬、茯苓，加紫苏、桑白皮、桔梗、槟榔，以生姜三片为引，施于此证恰好，加麻黄更好。并非八寸三分通行之帽也。（俞震《古今医案按·卷第五》）

宋有俚医，为李生治水肿，以药饮之不效，以受其延待之勤。一日忽为灸水分穴与气海穴，翌早观其面如削矣。因思《明堂》云：若是水病灸大良。以此穴能分水，不使妄行故耳。

俞震按：水分穴，可灸不可针。考《资生经》曰：水肿惟得针水沟。若针余穴，水尽即死。此《明堂铜人》所戒也。庸医多为人针水分，杀人多矣。又《千金方》曰：凡水病，忌腹上出水，出水者一月死。而今有专门治肿胀者，用铜管子从脐下刺入，出水如射，顷刻盈缶，腹胀即消。以此水露一夜，明晨视之，浮面者是清水，中央者是淡血，沉底者是脂膏。盖病者清浊不分，气血皆变为水，决而出之，去水即去其气血也。虽一时暂快，或半月，或一月，肿胀仍作。再针之亦死，不针之亦死矣。孙真人之言，预知有此诡术耳。（俞震《古今医案按·卷第五》）

杨照藜评：曾亲见一人如此而死。（王士雄《古今医案按选·卷三·肿胀》）

张路玉治王庸若，呕逆水肿，溲便涓滴不通。或用五苓、八正，不应。六脉沉细如丝，因与金液丹十五丸，溺如泉涌而势顿平。后以济生肾气，培养而安。（俞震《古今医案按·卷第五》）

淋证医案

孙东宿又治李寅斋，患血淋，几二年不愈。每发十余日，小水艰涩难出，窍痛不可言。将发，必先面热牙疼，后则血淋。前数日饮汤水，欲温和；再二日欲热；又二日，非冷如冰者不可，烦渴之甚，每连饮井水二三碗。其未发时，大便燥结，四五日一行，发则泻而不实。脉左寸短弱，关弦大；右寸下半指与关皆滑大，两尺俱洪大。据此中焦有痰，肝经有瘀血也。向服滋阴降火，及淡渗利窍之剂，皆无效。且年六十有三，病已久，血去多，何可不兼补治？当去瘀生新，提清降浊。用四物汤，加杜牛膝，补新血；滑石、桃仁消其瘀血；枳实、贝母以化痰；山栀仁以降火；柴胡升提清气。二十帖而诸证渐减，再以滑石、知母、黄柏各一两，琥珀、小茴、肉桂各一钱五分，元明粉三钱，海金沙、没药各五钱，茅根汁熬膏为丸。每服一钱，空心及晚，茅根汤送下而愈。（俞震《古今医案按·卷第六》）

孙东宿又治祝芝岗秀才，每喜酒后御女，行三峰采战、对景忘情之法，致成血淋，自仲夏至岁杪未愈。便下或红或紫，中有块如筋膜状，或如苏木汁色，间有小黑子。三五日一发，或劳心或劳力，或久立坐亦发，百治不效。东宿观其色白而清，肌肉削甚。诊其脉左寸沉弱，关尺弦细，右寸略滑。据此，必肺经有浊痰，肝经有瘀血。总由酒后竭力纵欲，淫火交煽，精离故道。不识澄心调气、摄精归原之法，以致凝滞经络，流于溺道，故新血行至，被阻塞而成淋浊也。三五日一至者，盈科则溢耳。先与丹参、茅根浓煎服。小便以瓦器盛之，少顷即成金色黄沙，乃用肾气丸加琥珀、海金沙、黄柏，以杜牛膝连叶捣汁熬膏为丸，调理。外以川芎三钱，当归七钱，杜牛膝草根煎服。临发时，用滑石、甘草梢、桃仁、海金沙、麝香为末，以韭菜汁、藕汁调服。去其凝精败血，则新血始得归原，而病根可除矣。三月痊愈。

俞震按：前案云：何不可兼补治？而所谓补者，不过四物汤耳，其余则皆消瘀及清利药也。次方知、柏各一两，小茴、肉桂各钱半，即滋肾丸意。而重用滑石、元明粉、没药、海金沙为佐，茅根汁为丸，仍是清利兼消瘀。以六旬之老，二年之久，治法如此，信乎血淋之宜通不宜补矣。后案用肾气丸加黄柏、琥珀、海金沙，以杜牛膝汁熬膏为丸，是于温补下元药中，佐清利湿热、疏通瘀窍之法，较前案稍异。而煎方之芎、归、杜牛膝，末药之滑石、金沙、桃仁、麝香、韭汁、藕汁，仍是行瘀通窍，并无参、芪、熟地等药，大旨约略可见。（俞震《古今医案按·卷第六》）

孙东宿曰：族侄孙伍仲，三十岁，善饮好内，小便血淋疼痛。予以滑石、甘草梢、海金沙、琥珀、山栀、青蒿，以茅草根煎膏为丸。每晨灯心汤送三钱而愈。后五年，血块每行一二碗许，诸通利清热药，遍尝不应。脉俱洪数。予以五灵脂、蒲黄、甘草梢各二钱，小蓟、龙牙草各三钱。二帖而痛减半，血仍旧，改用瞿麦、山栀、甘草梢各二钱，茅根、杜牛膝、车前草叶各三钱，生地、柴胡、川柏、木通各一钱。四帖痛全减，血全止，惟小便了而不了，六脉亦和缓不似前矣。后以四君子，加葛根、青蒿、白芍、升麻、知、柏，调理万全。

俞震按：上条（俞震《古今医案按·卷第六》：孙东宿治丁耀川令堂，年四十四，常患胃脘痛，孀居茹素十五年。七月中，触于怒，吐血碗许，不数日平矣。九月又怒，吐血如前，加腹痛。至次年二月，忽里急后重，肛门大疼，两胯亦痛，小便短涩，出惟点滴，痛不可言，腰与小腹之热，如滚汤泡，日惟仰卧不能侧，一侧则左胯并腿痛甚。小便疼，则肛门之痛减；肛门疼，则小便之痛减。遇惊恐，则下愈坠而疼。经不行者两月，往常经来时，腰腹必痛，下紫黑血块甚多。今又白带如注，口渴，通宵不寐，不思饮食，多怒，面与手足虚浮，喉中梗梗有痰，肌肉半消。孙诊之，脉仅四至两寸软弱，右关滑，左关弦，两尺涩。据脉，上焦气血不足，中焦有痰，下焦气凝血滞。郁而为火，盖下焦之疾，肝肾所摄，腰胯乃肝之所经，而二便乃肾之所主也。据证面与手足虚浮，则脾气极弱；饮食不思，则胃气不充。不寐由过于忧愁思虑而心血不足，总为七情所伤故耳。《内经》云：二阳之病发心脾，女子不月。此病近之。且值火令当权之候，诚可虑也。所幸者，脉尚不数，声音清亮耳。因先为开郁清热，条达肝气，保过夏令后，再为骤补阴血。必戒绝怒气，使血得循经，方可获生也。初投当归龙荟丸，以撤下部之热；继以四物汤、胆草、知、柏、柴胡、泽兰煎，吞滋肾丸。连服四日，腰与小腹之热始退，后以香薷、石韦、胆草、桃仁、滑石、杜牛膝、甘草梢、柴胡煎，吞滋肾丸，大小便痛全减。——编者注）不用补，次条不用养阴，认证最清。设效立斋、景岳，狃于归脾汤、补中益气、六味、生脉者，必为二证之戈矛矣。（俞震《古今医案按·卷第六》）

县令顾荣甫，尾闾痒而小便赤涩，左尺脉洪数，属肾经虚热，法当滋补。渠不然其言，服黄柏、知母等药年许，高骨肿痛，小便淋沥，肺肾二脉洪数无伦。薛曰：子母俱败，鲜克济矣。果寻卒。

俞震按：小便数，有热有虚。数而少为实热，宜渗之；频数不可略忍，又复短少，日数十次，或有余沥，为肾大虚之候；数而多，色黄者，为阴虚，宜滋阴；数而多，色白体羸者，为阳虚，升者少而降者多，宜补火。立斋诸案，具备诸法。（俞震《古今医案按·卷第六》）

张路玉治太史沈韩倬，患膏淋，小便频数，昼夜百余次，昼则滴沥不通，时如欲解，痛似火烧，夜虽频迸而所解倍常，溲中如脂如涕者甚多。先曾服清热利水药，半月余，其势转剧，面色痿黄，饮食艰进。张诊之，脉得弦细而数，两尺按之益坚，而右关涩大少力。此肾水素亏，加以劳心思虑，肝木乘脾所致。法当先实中土，使能堤水，则阴火不致下溜，清阳得以上升，气化通而疼涩瘳矣。若用清热利水，则气愈陷而精愈脱，溺愈不通耳。乃定补中益气汤，用人参三钱。服二剂，痛虽少减，而病者求其速效，改进四苓散加知母、门冬、沙参、花粉。甫一服，彻夜痛苦倍甚。于是专服补中益气兼六味丸，用紫河车熬膏代蜜调理，服参尽斤余而安。

俞震按：淋证，如孙东宿之治法，经也。此二案（指本案与下案：俞震《古今医案按·卷第六》：李士材治邑宰严知非，患淋经年，痛如刀锥，凡清火疏利之剂，计三百帖，病势日甚。至岁暮，李诊之曰，两尺数而无力，是虚火也，从来医者皆泥痛无补法，愈疏通则愈虚，愈虚则虚火愈炽。遂以八味丸料加车前、沉香、人参，服八剂，痛减一二，而频数犹故。原医者进云，淋证作痛，定是实火。若多温补，恐数日后必将闷绝不可救矣。知非疑惧，复来商之，李曰：若不宜温补，则服药后病势必增。今既减矣，复何疑乎？朝服补中益气汤，晚服八味丸，逾月而病去其九，更倍用参、芪十四日而霍然。——编者注）之治法，权也。经权合宜，皆审脉以为辨。庄子曰：匠石觉而诊其梦。梦何以诊？诊之为言审也。向来但云诊脉，未达诊字之义。不知善诊，即是善审，审得明白，病自显然。推之望闻问切，素称四诊，可见四件都要细审也。（俞震《古今医案按·卷第六》）

白浊医案

潘见所弱冠，患白浊，医治三年不愈。其脉两寸短弱，两关滑，两尺洪滑。孙东宿曰：君疾易愈，第待来春之仲，一剂可瘳，而今时不可。因问何以必待来年？孙曰：《经》云升降浮沉必顺之，又云天时不可伐。君脉为湿痰下流证也。洪大而见于尺部，是阳乘于阴，法当从阴引阳。

但今冬令为闭藏之候，冬之闭藏，实为来春发生根本。天人一理，若不顾天时，而强用升提之法，是伐天和而泄元气。根本既亏，来春何以发生？闻言不信，别寻医药，仍无效。至春分，东宿以白螺蛳壳火煅存性四两，牡蛎二两，半夏、葛根、柴胡、苦参、川柏各一两，面糊丸，早晚服，名曰端本丸。不终剂而全愈。

俞震按：医书向有精浊、溺浊之分。以予验之，浊必由精，溺则有淋无浊也。凡患浊者，窍端时有秽物黏渗不绝，甚则结盖。溺时必先滴出数点而后小便随之，小便却清。惟火盛则色黄，亦不混浊。古书乃云漩面如油，光彩不定，漩脚下澄，凝如膏糊，此是膏淋与下消证，非白浊也。白浊之因，有欲心萌而不遂者。有渔猎勉强之男色者；有醉酒及用春方以行房，忍精不泄者，皆使相火郁遏，败精瘀腐而成。故白浊多有延成下疳重候，岂溺病乎？《内经》谓水液混浊，皆属于热，热甚则为赤浊；或白浊久而血不及化为精，亦变赤浊，此则危矣。治法不外养阴清热，佐以坚肾利水。盖癸窍宜闭，壬窍宜通也。初起者，当兼疏泄败精之品，如滑石、冬葵子、牛膝、萆薢之类；日久者，当兼补元实下之品，如人参、熟地、湘莲、芡实之类，亦无甚艰难。兹选四案，湿痰湿热居其二，盖恐人只守定治肾一法耳。夫湿痰湿热，似非精病。不知湿热内侵肾脏，则精不清而为浊。生生子案，及世人用腐浆冲滑石，或白果浆者，去其湿热，精自固也。湿痰下注肾脏，则精不宁而为浊。丹溪首案（俞震《古今医案按·卷第六》：丹溪曰：一妇年近六十，形肥味浓，中焦不清，积为浊气，流入膀胱，下注而成白浊。浊气即是湿痰。用二陈汤加升、柴、苍白术四帖，浊减半，觉胸满，因升、柴升动胃气，痰阻而满闷耳。用二陈加炒曲、白术、香附以泄其满。素无痰者，升动亦不闷也。继以青黛、樗皮、蛤粉、黄柏、干姜、滑石为末，神曲为丸，服之全安。——编者注），及李士材治武科张姓案（俞震《古今医案按·卷第六》：李士材治武科张宁之，禀质素强，纵饮无度，忽小便毕，有白精数点，自以为有余之疾，不肯医治。经三月以来，虽不小便，时有精出，觉头目眩运。因服固精涩脱之剂，治疗两月，略不见功。

李诊之，六脉滑大，此由酒味湿热，不干精藏。遂以白术、茯苓、橘红、甘草、干葛、白蔻，加黄柏少许，两剂即效。不十日而康复如常人。——编者注），消其湿痰，精自驻也。若系溺病，何以不用淋证门石韦散、八正散等方耶？即日久而元气下陷，有用补中益气汤者，亦以元气得补，才能升举其精，不使渗漏耳。惟夏月冒暑便浊，用辰砂六一散；及筋疝之白物如精，随溲而下，用龙胆泻肝汤，二条方是溺病，然与赤白浊情形原有别也。（俞震《古今医案按·卷第六》）

癃闭医案

江右袁启莘，平素劳心，处事沉滞，时当二气，小便不通。用六一散，不效。再用苓、泻、木通、车前等，又不效。李（指明代医家李中梓。——编者注）诊两寸洪数，知为心火刑金，故气化不及州都也。用黄连、茯神、牛膝、人参、麦冬、五味，一剂而愈。（俞震《古今医案按·卷第六》）

李时珍曰：外甥柳乔，素多酒色，病下极胀痛，二便不通，不能坐卧，立哭呻吟者七昼夜。医用通利药不效，遣人叩予。予思此乃湿热之邪在精道，壅胀隧路，病在二阴之间，故前阻小便，后阻大便，病不在大肠膀胱也。乃用楝实、茴香、穿山甲诸药，入牵牛加倍，煎服。一服减，三服平。牵牛达右肾命门，走精隧，人所不知。

俞震按：二便不通，脉实者，八正散倍大黄，或倒换散亦妙。若形弱及老人，或病后产后有此，悉从虚秘治，润燥养阴为主，下用导引法。**王士雄按**：未尝无实证，须以脉候参看。若体健神旺，二便秘涩者，必脾胃气滞不转输，加以痰饮食积，阻碍浊道，脉沉实者，升、柴、二陈、二术汤。今所选王案（俞震《古今医案按·卷第六》：王中阳治一人，弱冠未婚，病遗沥日久。每作虚寒脱泄治之，愈甚。王诊其六部弦数，不记至数。人已骨立，不能自支，乃曰苦哉。此三焦不利，膀胱蓄热，五淋病也。患者曰：膏血砂垢，每溺则痛不可言。遂用局方五淋散加山栀、赤芍、木通、瞿麦、鲜车前、滑石作大剂，入灯芯二十茎，煎服。五七日痊愈。无奈频发，一日忽来告急，云：九日便溲俱不通，秘闷将死。王即令用细灰，于患人连脐带丹田作一泥塘，径如碗大，下令用一指浓灰，四围高起，以新汲水调朴硝一两许令化，渐渐倾入灰塘中，勿令漫溢横流。须臾，大小便迸然而出，溺中血条如指。若非热解气快，其如龟窍之小，何由连出三四日恶物，复得回生？再令服黄连解毒丸，三载约四斤，乃不复发。——编者注），取其外治之法，及服黄连解毒丸三载，为大奇。而李时珍之用甲片、牵牛，走精隧以通瘀塞为更奇，直可与东垣滋肾丸并垂天壤。（俞震《古今医案按·卷第六》）

木渎某，小便闭七日，腹胀如鼓，伛偻不能立，冲心在顷刻矣。就余山中求治，余以鲜车前根捣烂敷其腹，用诸利水药内服，又煎利水通气药，使坐汤中，令人揉挤之，未几溺迸出，洒及揉者之面，溺出斗余，其所坐木桶几满，腹宽身直，徜徉而去。

王士雄按：内外治法皆妙。（王士雄《洄溪医案按·癃》）

孙东宿治一富家妇，当仲秋，大小便秘者三日。医以巴豆丸二服，大便泻而小便愈秘，胀闷，脐突二寸余，前阴胀裂，不能坐卧，啼泣欲尽。此转脬病也。树东行根皮一寸，滑石三钱，延胡、桃仁、当归、瞿麦各一钱，水煎，入韭菜汁半杯。服后食顷，而小便稍行，玉户痛甚，小便非极力努之则不出。改用升麻、桔梗、枳壳、延胡，煎成，调元明粉二钱。乃提清降浊之意，大小便俱行而愈。（俞震《古今医案按·卷第六》）

学宫后金汝玉，忽患小便不通，医以通利导之，水愈聚而溺管益塞，腹胀欲裂，水气冲心即死，再饮汤药，必不能下，而反增其水。余曰：此因溺管闭极，不能稍通也。以发肿药涂之，使溺器大肿，随以消肿之药解之，一肿一消，溺管稍宽，再以药汤洗少腹而挤之，蓄溺涌出而全通矣。此无法中之法也。（王士雄《洄溪医案按·癃》）

小便艰难医案

今予西席钟沧柱先生，少年得脚弱病，酸楚无力，兼小便艰难，欲便必久立始通。服大补肝肾药不应，乃求治于何嗣宗先生，用六味地黄丸，加黄牛腿骨髓一具而愈。因悟前之治病者，道在迩而求诸远也。何系江南大名家一，当时佳案必多，惜余生也晚，不获亲炙其风徽，无从抄录。（俞震《古今医案按·卷第七》）

王士雄按：秀水沈氓源《奇证汇》云，一男子患脚跟骨脱落，动之则痛，艰于行步，叶天士先生视之曰：此湿伤筋络也。以苦葶苈四两（炒），防己、木香、茯苓、木通、人参各二钱五分，为末，枣肉丸如桐子大，每三十丸，桑皮汤下，名圣灵丹。服之果愈。（王士雄《古今医案按选·卷四·脚上诸证》）

遗尿医案

孙东宿治南都大司马袁洪溪，冲暑理事，致发热燥渴，因食冰浸瓜梨新藕，遂成泄泻，小水短少。医以胃苓汤加滑石、木通、车前子利之而泻止，**杨照藜评：**去湿热而未照顾中气。大便又因之结燥，艰涩不堪。乃用润肠丸，复泻不止。又进以前通利之剂，泻虽止而小水不能流通直遂，脐下胀急，立起解之，则点滴不出，卧则流之不竭，**杨照藜评：**通利太过则中气愈陷。以频取溺器，致通宵不寐。治半月余而精神削，寝食废，诸医俱不识。将认为癃，则立解时点滴不出；认为闭，卧则涓涓而流；谓气虚下陷，心血不足，而补中益气与安神丸服皆无效。孙诊其脉，两寸短弱，关缓大，两尺洪大，语之曰：此余暑未解，而司马素善饮，湿热流于下部也。今已下午，恐脉未准，俟明早细察定方。司马曰：望子久矣。姑求一剂，以邀夜间一睡。孙不得已，以益元散三钱，煎香薷汤进之。略无进退。次早复诊，六脉如昨，思之而恍然悟曰：此证尿窍不对也。**杨照藜评**：英雄欺人语。司马曰：名出何书？孙曰：《内经》云：膀胱者，脬之室也。脬中湿热下坠，故立解而窍不对，小水因不得出；卧则脬不下坠，而尿渗出膀胱，亦以窍不对，虽涓涓而流，终不能通达直遂，故了而不了也。治惟提补上中二焦元气，兼清下焦湿热，斯得矣。又有一法，今气虚下陷已久，一两剂未能取效，安得睡耶？但此不寐，非心血不足，因着心防闲小便而不敢寐也。暂将布袋衬于席上，任其流出而不必防闲，免取便器，自然熟睡矣。方用补中益气汤加黄柏、知母，如法果愈。

俞震按：起立则溺闭，眠卧则不禁，与张氏案（指张璐治吴兴闵少江遗尿案。——编者注）又有别。尿窍不对之说，从唐与正治吴巡检案（俞震《古今医案按·卷第六》：唐与正治吴巡检，病不得前溲，卧则微通，立则不能涓滴。医遍用通小肠药，不效。唐因问吴，常日服何药？曰：常服黑锡丹。问何人结砂？曰：自为之。唐洒然悟曰：是必结砂时铅不死，硫黄飞去，铅砂入膀胱，卧则偏重，犹可溲，立则正塞水道，以故不能通。令取金液丹三百粒，分为十服，煎瞿麦汤下之。膀胱得硫黄，积铅成灰，从水道下，犹累累如细砂，病愈。——编者注）悟来。（俞震《古今医案按·卷第六》）

杨照藜评：膀胱有上口无下口，与溺管相连，并非二物，岂有不对之理？仍是气虚下陷之证。所以服补中益气不效者，以遗却下焦湿热也。观其仍用此方加知、柏即愈，可见矣。（王士雄《古今医案按选·卷三·小便不禁》）

张路玉治吴兴闵少江，年高体丰，不远房室。得一病，已十三年。过劳心嗔恚，或饮食失宜，则小便频数，滴沥涩痛不已。至夜略得交睫，溺即遗出，觉则阻滞如前。凡服人参、鹿茸、河车无算，然皆平稳无碍。触犯丹皮、白术，即胀痛不禁。张曰：此病名胞痹。因膏粱积热于上，作强伤精于下，湿热乘虚结聚于膀胱之内胞也。用肾沥汤，颇有效。但原其不得安寝，寝则遗溺，知肝虚火扰，而致梦魂不宁，疏泄失职。可以服牡丹疏肝之药则胀者，不胜其气之窜以击动阴火也；服白术补脾之药亦胀者，不胜其味之浊以壅滞湿热也；服参、茸、河车温补之药无碍者，虚能受热，但补而不切于治也。更拟加减桑螵蛸散，用羊肾汤泛丸服。更戒以绝欲，乃安。

俞震按：癃则淋涩，寐则溺遗，原与不禁有别，故以胞脾证治。其论药病不合处，理精义确。后来叶氏处方，最讲此旨。再观下二案，病情同而治法不同，用药俱有妙解。能细参之，庶不犯枳、朴、归、苓，到手便撮之诮。（俞震《古今医案按·卷第六》）

阳痿医案

陈武塘曰：余长子揆，向患遗精。于天启丁卯，遗证大作，肾窍漏气，出如烟雾，时作时止，眠食渐减，形瘁骨痿，大便艰涩，其色颇黑。用猪胆汁入大黄、皂角末导，初用甚快利，并上部诸火亦觉清息。延至戊辰六月，则愈导愈秘。因思胆汁、大黄苦寒，皂角刮削脂膏，故求润而弥燥。乃以猪胆去汁，入蜜同温水满之以为导，导久而便始不艰。然至戊辰八月后，不能起床。又至己巳五月，肌肉愈瘦，眠食愈减，胸膈如有物踞之，腹则空虚，上则痞闷，每食少许，辄停留不下，膈六七时犹嗳，呼吸之气亦碍而不畅。以为因虚致滞，则服人参必增懑；以为稠痰蓄血，用疏快之剂又全无功。身常畏寒，夏令犹掩重帏，惟身不热，口不渴，声音虽轻而不变，面色白而不赤不黑。每日仅用粥饵二盏，或终日不食。旁人疑在旦暮，却又绵延两载。时名医高果哉、孙见心，辰夕延医无功，又延姑苏柯生。柯，大言人也。乍闻其论，不胜喜，及治罕效。乃追忆从前，大肠气数不禁，遂觉胸膈痞闷，继因过防衄证，日饮童便及滋清药太多，大便渐顺，然大便后即觉腹中虚怯，而胸膈分毫不宽。若大便所下甚多，则胸膈痞闷愈甚。于是疏上补下，茫无措手。远延镇江张承溪至，张诊二次，而曰：男子久病，以太溪冲阳脉决其死生。今六部无险，太溪冲阳有根，必不死之脉也。其证名为下脱。凡阳气上绝，阴气不得上交于阳，则为下脱，阴窍漏气是也。阴气下绝，阳气不得下交于阴，则为上脱，耳中出气是也。方家以失血之证，为错经妄行，而不知气证亦有错经妄行者。盖肾纳气，过泻成虚，则肾气不能自纳，遂错行而妄漏。《经》云：醉饱入房，五脏反复。五脏部位，宁有反复之理？正谓其气错乱也。今未能提其气，复使归经，所以时漏不止。漏则气虚，气虚于下，则痰结于上，故饮食难化，而成郁结痞闷之证。今用药宜疏导郁滞，不宜误用滋阴；宜有提有降合成疏通，不宜专用顺气。若认此为阴亏之证，遂谓虚劳不受补者不治，则大误也。阴虚生内热，岂有阴分大虚，卧床一年有半，而不发骨蒸潮热者乎？**王士雄按：**可治之机在此。滋阴之药，不惟无功，且于开胸膈，进饮食，有大碍。今但使膈间日宽一日，谷气日增一日，则阴不补而自补矣。**王士雄按：**论证论治，句句名言。气色可指日而待。煎方用苏子、山楂各二钱，橘红、半夏曲各一钱五分，茯苓、乌药、香附、五谷虫各一钱，升麻八分，柴胡四分，临服入韭汁二匙。此方疏郁为主，而升降互用，其旨颇精。服二十剂，虽不大效，然视向之服一药，增一病，则霄壤矣。秋初张别去，余因其疏郁大旨，为之推展通变。自定噙化丸，用人参六钱，醋制香附、橘红各四钱，贝母、桔梗各三钱，松罗茶二钱，白硼砂、西牛黄、干蟾（炙存性）各一钱，薄荷叶三分，以乌梅肉二钱蒸烂，同竹沥、梨膏为丸，每丸一钱。余因胸中结块，原起于午食后即卧，用噙化丸，使睡中常有药气疏通肺胃之间，彼将欲结，药往疏之，新结不增，旧结渐解。卧时成病，亦治以卧时。且病在膈上，不用汤之荡涤，丸之沉下，**王士雄按：**胸肠痞塞者，坚硬之丸并不能沉下，徒增其病耳。而用噙化，徐徐沁入。日计不足，月计有余也。服六七十丸后，膈间渐宽。尔时医家疑气坠之证，恐深秋逾剧，以秋金主降也。余谓肺主气，气得其令，则降者自降，升者自升，各得本职，非谓有降而无升也。能使清升浊降，则气坠之病，正宜愈于深秋。**王士雄按：**陈公因承溪之旨而推广变通，可谓善得师矣。其噙化丸中不用升药，洵为青出于蓝。论气数言，尤推卓见。至八月，病患偶伤麦粉，下以沉香丸，忽去胶痰数升，胸膈顿爽。殆药力渐到，元气渐回，邪无所容，而乘势自下也。然气弱形羸，长卧不起如故。冬底，医家又防春来木旺，脾病转。余曰：无忧。凡脾受肝克，则畏木气来侵。今乃脾困，而非脾弱，冬气闭塞，脾困所畏，幸喜及，方藉木气以疏通之。已而食果稍增，肌亦渐泽。五脏之情，变化如此。第执生克之常，几何而不误人。**王士雄按**：即《内经》土得木而达也。庚午夏四月，张公复至，曰：胶痰去，病本拔矣。骨痿不能自行立者，湿气留伏脾经故也。投以白术煎，用白术一斤，苍术四两，作膏服之，未终剂立起。此病奇而久，约费千日之医治，竟得全生，故备志之。

俞震按：陈公以缙绅先生而讲医理，却极精深。所论噙化丸，治法微妙，切合病机。虽老医见不到此。**王士雄按**：《广笔记》庄一生曾用此法矣。至于承溪之白术煎，不认骨痿为肾虚而为脾湿，见亦高人数倍矣。（俞震《古今医案按·卷第五》）

王士雄按：张公早洞悉其病源也。盖湿痿与阴虚痿见证相似，而病源迥异，须参脉色舌苔及便溺，自有分别。（王士雄《古今医案按选·卷二·痞满》）

夫翁治黄公子痨病案，曰：大凡精血内夺为虚，虚不能自复为损。但须分晰，自上自下、从阴从阳起见为调理。是病始于饮酒劳心，营气先伤，心阳下溜，肾阴不主涵蓄，素多梦遗。上年夏月，先有泄泻，继发痎疟。虽暑湿热六淫相浸，然邪之所凑，本气先虚。血附于络，络凡十五，络伤血溢，莫能堵御。皆是阳气动极无制，譬诸飓风波涛矣。阳和风熄，势必渐缓。但既去难追，所谓血脱益气，以无形能生有形也。必须静形体，宁神志，令阴平阳秘，以收全功。用药亦本四时生气，间有客邪标恙，惟投轻剂一二即止。**王士雄按**：虚人受感，宜知此法，俾即解散，则本元不伤。昧者杂以温补，遂致外邪留恋，反致戕元。冬春两季按法，入夏色脉颇安，然里真未复。长夏阳泄地升，深抱复发之忧。果以霉湿潮蒸、骤暖郁勃，遂令诸脉中之气皆泄，络中之血大沸，一损再损。脏真少藏，奇经八脉乏气支持，冲任由前而升，咳逆烘热；蹻维失护，督脉无权，炎熇日炽，脂液日消。急急固护大气以包举，渐引渐收，冀其根蒂之把握；次则调和中土，以安谷知味。百日安静，再为斟酌。其清凉治嗽、热燥刚补，一概屏弃。夫暑，午后服生脉散，若便溏泄泻则停之；每晨服一气丹丸，遗证必用桑螵蛸散。若饮食不和，用异功散加炒黑神曲、炒黑麦芽，四君子汤兼参苓白术散间服。

俞震按：先生此论，真虚损病之上池水也。其方，亦虚损病之返魂丹也。较夫专于滋阴、专于补阳者，偏陂平正，奚啻霄壤。（俞震《古今医案按·卷第四》）

王士雄按：上损下损，皆以脾胃为扼要，固治损之大旨也。然亦此人脾胃素弱，故病前先有泄泻，而病后调理于天暑服生脉散时，独嘱云便溏则停也。设病属肝肾真阴不足，能食便艰者，亦不能舍滋濡之药为治矣。故医者治病，必先辨症而后议药，不可因俞氏之言，以为凡治虚劳，概不用滋阴补阳之药，而专以此数方，恃为返魂丹也。（王士雄《古今医案按选·卷二·虚损》）

嘉兴朱宗周，以阳盛阴亏之体，又兼痰凝气逆，医者以温补治之，胸膈痞塞，而阳道痿。群医谓脾肾两亏，将恐无治，就余于山中。余视其体丰而气旺，阳升而不降，诸窍皆闭，笑谓之曰：此为肝肾双实证。先用清润之品，加石膏以降其逆气；后以消痰开胃之药，涤其中宫；更以滋肾强阴之味，镇其元气，阳事即通。五月以后，妾即怀孕，得一女。又一年，复得一子。惟觉周身火太旺，更以养阴清火膏丸为常馔，一或间断，则火旺随发，委盛如往日之情形矣。而世人乃以热药治阳疾，岂不谬。

王士雄按：今秋藩库吏孙位申，积劳善怒，陡然自汗凛寒，腕疼咳逆，呕吐苦水，延余诊之，脉弦软而滑，形瘦面黧，苔黄不渴，溲赤便难，以二陈去甘草，加沙参、竹茹、枇杷叶、竹叶、黄连、蒌仁为剂。渠云阳痿已匝月类，恐不可服此凉药。余曰：此阳气上升，为痰所阻，而不能下降耳。一服逆平痛定，呕罢汗止，即能安谷。原方加人参，旬日阳事即通，诸恙若失。（王士雄《洄溪医案按·痰》）

李濒湖曰：一壮年男子，梦遗白浊，少腹有气上冲，每日腰热，卯作酉凉。腰热则手足冷，前阴无气；腰热退，则前阴气动，手足温。又旦多下气，暮多噫气，时振，逾旬必遗，脉弦滑而大。偶投涩药，则一夜二遗，遂用此方（导赤散。——编者注）大剂煎服，遗浊皆止。

王士雄按：任脉虚而带下不摄者，往往滋补虽投而不能愈。余以海螵蛸一味为粉，广鱼鳔煮烂，杵丸绿豆大，淡菜汤下，久服无不收效，真妙法也。（王士雄《沈氏女科辑要按·卷上·带下》）

张寿颐笺正：东璧所述，正在壮年，明是相火太亢，郁极而泄，少腹气冲，是肾火之上奔。正与《伤寒论》之奔豚证，为肾中寒水上溢者，一水一火，两相对峙，而其属于肾气上奔则一。又是孟英之所谓见证同。而病理寒热之一正一反者。腰热之所以卯作酉凉，正是实热之据，故最盛于日中阳气正旺之时。其手足冷者，热聚于里，而四末反寒，亦即热深厥深之义，以前阴气定，则其热独注于里，腰热既退，而手足乃温，前阴气动，亦是此往彼来，肝热而气之疏泄作用。但朱易说明其实在生理之关系如何而二且腰是肾之部，此说独热，非肾热而何？脉弦滑大，情状昭著。涩之则郁热反盛，肾肝愈郁，而疏泄之力愈猛，所以一夜二遗。木通苦泄宣通，川治火亢郁热，恰合分寸，大剂灌沃，尤为力专任重，是方是证，大有心思。此条见证，颇与上条所主之病相近。然上方颇呆，此方灵活，在木通一味，以通为用故也。（张寿颐《沈氏女科辑要笺正·带下（与男子遗浊同治）血崩》）

王中阳治江东富商，自奉颇厚，忽患心惊，如畏人捕之，闻脂粉气即遗泄，昼夜坐卧，常欲人拥护方安。甫交睫，即阳动精滑，遍身红晕紫斑，两腿连足浸淫湿烂，脓下不绝，饮食倍常，酬应不倦，累医不效。王诊得六脉俱长，三部九候往来有力，两手寸尺特盛，猝难断证。因问之，商告曰：某但觉虚弱无力，多惊悸，及苦于下元不固，两腿风疮。侍奉皆赖妇人，而又多欲不能自禁。奈何治之？王曰：时医必作三种治，一者治惊悸，二者治虚脱，三者治风疮。以余观之，只服滚痰丸，然后调理，满座愕然。王曰：此系太过之脉，总是湿痰为病，与火炎水涸，神怯精伤者，本异标同也。逐去痰毒，不必缕治。

服丸三日脉稍平，曰：君连年医药不效，反增剧者，不识虚实，认假为真故也。再令服三次，越五日，脉已和，不言惊悸之苦，但求遗泄之药。王用豁痰汤加茯苓煎服，月余诸证悉减。乃用泥金膏，以新汲水调敷两腿，干则再上，周时洗去，热气已衰，皮肉宽皱。然后用杖毒活血方，调敷全愈。

俞震按：震阅洞虚子原案曰：此系太过之，心肾不变；又曰水火亢行，心不摄血，运于下不能上升，凝于肌肤，日久湿烂，与火炎水滥、神不宁阳频泄者，本同标异也。其词涩而义晦，不如曰湿热生痰，上壅下注，反觉径捷，故僭改之。再查豁痰汤，亦逸人自定。乃以小柴胡汤去姜、枣，加紫苏、薄荷、羌活、陈皮、厚朴、枳壳、南星，云治一切痰疾，与滚痰丸相副。或以前胡易柴胡。其泥金膏，则用阴地上蚯蚓粪三分，熟皮朴硝二分，同研细，水调敷。杖毒活血方，则用蛇床子、光草乌、火煅炉甘石、枯矾、槟榔、花粉、绿豆粉、凌霄花、赤石脂、白石脂、大蓟根叶、小蓟根叶为末。另煎大黄汁调敷，云治杖疮奇妙。（俞震《古今医案按·卷第五》）

一少年新婚，欲交媾，女子阻之，乃逆其意，遂阴痿不举者五七日。以秃笔头烧灰，酒下二钱而起。

俞震按：巢氏《病源》以肾间动气为人之根本。故老年而能御女，七十岁至八十岁犹生子者，其动气之秉于生初者独厚也。厚则刚，阳自不痿，生子之时，已是大寿，至不能生子而死，谅必又有数年，岂非耄耋乎？亦有六十岁左右即阳痿者，必不能至大寿，须任其自然，绝意淫欲，尚可延龄。设以兴阳药内服外洗，求为御女之事，不数年而死矣。又如壮年无病而阳痿，其人多夭；少年虚损而阳痿，其死立至。皆由肾间动气早衰也。动气即命门真火，所以生长元气，煦燠元阴，故气曰阳气，精曰阳精，其盈亏俱得于先天。盈者虽斫丧而无伤，亏者虽葆养而不足，并非药石所能扩充。乃《扁鹊新书》载王超老淫故事，而云保命之法，灼艾第一，丹药第二，附子第三，此说荒唐，断不可信。又考宗筋聚于前阴，前阴者，足之三阴及阳明、少阳、冲、任、督、跷九脉之所会，而九脉之中，阳明为之长。《内经》云：阳明者，五脏六腑之海，主润宗筋。**王士雄按**：经言有极可征者，如马之鼻黑者，阴茎亦黑；若鼻白者，阴茎必白。盖鼻虽为肺窍，而位镇中央，实阳明脉之所钟也。所以胃强善啖之人，其于欲事必强，反是则痿而不举，或举而不坚，是胃气能为肾气之助。古云精生于谷，又云男子精盛则思色，其道理可喻矣。《新书》之言，不过如宋人揠苗耳，况丹药之害，可胜言哉！（俞震《古今医案按·卷第八》）

杨照藜评：先天亏损者，非药石所能充，此语良是，然未始无葆养之法。人若于闲暇时，即静坐数息，绵绵降下丹田，则肾气自然强固。于静中或睡卧时，觉阳具自举，即正坐摄提谷道（指肛门。——编者注），使气从夹脊上升泥丸（指头脑。——编者注），仍复降至丹田，如此数次，阳气自回。每行一次，则精神增长一次，此元门不传之秘也。（王士雄《古今医案按选·卷四·阳痿》）

俞震按：阅叶（指清代名医叶桂。——编者注）案治项姓者梦遗，色黄食少，腹胀便溏，用生菟丝、覆盆、蛇床、五味、韭子、益智、补骨脂、龙骨，以建莲粉丸。较之此案，温热稍轻，而灵巧更胜矣。

一友仿之治一梦遗久者，色悴食减，常加伤风咳嗽，服诸补肾涩精药无效。乃用巴戟、苁蓉、骨脂、鹿茸、阳起石、桂、附等而愈，是又善学盛御医者。

叶天翁又治一人遗滑，月五六作，兼有腹痛，触冷即痛，痛极昏晕，初以荆公妙香散，不应。乃用鹿茸二钱，人参一钱，雄羊肾十枚（去膜，研），茯神、龙骨各一钱五分，金樱膏三钱，十剂而愈。（俞震《古今医案按·卷第六》）

予（指俞震。——编者注）幼年凿窍太早，犯褚氏之戒。十四五岁，即患梦遗咯血，二十四岁更剧，咳痰必带血，一月梦遗十余次，遂咳嗽夜热，喉痒火升，颧红背痛，自分死矣。尔时上有垂白之高堂，下无襁褓之童稚，于是忧病畏死，苦不可言。欲却其畏死之念而末由也。一友劝阅内典，遂取《楞严经》潜心探索，久之，觉吾自有吾，此身非吾。

又阅《六祖坛经》，大悟为善之道，则身虽死性仍不死，乃广求《感应篇》、《阴骘文》、《了凡四训功过格》诸书，实力遵行，竟别有一番境界，顿忘所苦。父母见予形瘠，命媳分房别寝，并得焚香持诵梵呗，复阅《贤愚因缘》，见菩萨视身命如敝履，而畏死之念涣然冰释，淫欲之梦绝不复作矣。从此泰然自得，自无恼怒，自不躁急，惟戒烟酒，畏色如蝎，二年而诸病瘳，三年而儿女育。惜乎半途尽废，毁弃前功。今届中寿，于人于己两无所益也。但幸免夭折，敢不举以告世。惟愿患斯疾者，请尝试之。

俞震又按：缪仲淳治吐血三诀，举世奉为明训，实未细绎其义。首条云：宜行血，不宜止血，固是。然行血之药，惟有大黄，所谓血以下行为顺也。又须看其血证之新久，与失血之多少而去取之。盖宜下于妄行之初，不宜下于脱血之后也。今本文不注明行血者何药，但云行血则血循经络，致近日有多服山羊血而死者，安知不误于此句？至如血来汹涌，必须止之。古方花蕊石散、十灰散，及童便、墨汁等，皆欲其止也。止之后，或消或补，尚可缓商。任其吐而不思所以止之，何从求活？特是止血之法，贵于虚实寒热辨得明，斯于补泻温清拿得稳耳。本文云：止之则血凝，血凝则发热恶食而病日痼。抑思今之吐血者，每多发热恶食，何尝由于血凝耶？果系血凝，则仲景大黄䗪虫丸尚可救之。只虑血去无，阴虚则病，阴竭则死，无可奈何也。次条宜补肝不宜伐肝，注谓养肝则肝气平，而血有所归。伐之则肝虚不能藏血，血愈不止。此说诚妙，然亦要看脉象若何，肝阴固宜养，肝阳亦宜制。设遇木火两亢，血随气逆者，则抑青丸、龙胆泻肝汤、醋制大黄、桃仁、枳壳、青铅、铁锈水等，何尝禁用？盖得其道，则伐之即所以补之。不得其道，而徒奉熟地、当归、萸肉、枸杞等为补肝之药，则谬矣。**王士雄按**：诸病皆然，医宜识此。末条宜降气，夫气有虚实，亦分寒热。血证之气，虚者多，实者少，热者多，寒者少。惟恃强善怒之人，肝气实而吐血，往往有之。抑肝清肝，宜降气又宜降火矣。他如肺气虚而不降，则生脉散、观音应梦散；中气虚而不降，则四君子、参橘煎；肾阳虚不能纳气而不降，则八味丸、黑锡丹；肾阴虚不能纳气而不降，则大补阴丸、三才封髓丹，必求其所以不降之故而治之，斯为降。乌可恃韭汁、苏子、番降香，为下气药耶？**王士雄按**：凡用药之道，不论何病，皆当求其所以然之故而用之，不独此也。至不宜降火之句，医中狡狯者，藉为口实，辄称吐血服生地、麦冬，必成痨病，随将假阿胶售人以代二物。**王士雄按**：即不售假阿胶者，亦藉此为口实，不问其病因，辄用人参、熟地、甘草、干姜、附、桂、黄芪等热补药以误人矣。不知世之一见血证，概用生地、麦冬，诚应诃责。若将二物屏弃，岂非因噎废食乎？**王士雄按**：岂但此耶，甚有凡属清凉之品，如沙参、竹茹等药，一概视同砒鸩者矣。况予生平所见，血溢上窍之人，合乎丹溪所谓阳盛阴虚有升无降者，十居八九；合乎仁斋所谓阳虚阴必走，及曹氏《必用方》之甘草干姜汤、赵氏《绛雪丹书》之桂附者，百中一二而已。惟虚而有火者，清补并用；虚而无火者，气血兼补。或宜降火，或不宜降火，总无一定之法也。若谓服苦寒药必死，则仲景《金匮》之泻心汤，不几为罪之魁哉！（俞震《古今医案按·卷第四》）

杨照藜评：舒驰远于虚损失血，极斥滋阴之谬，陈修园亦主此说，或俱未见此等证乎？（王士雄《古今医案按选·卷二·血证》）

张景岳曰：余尝治一强壮少年，遭酷吏之恐，病似胀非胀，似热非热，绝食而困。众谓痰火，宜清中焦。余诊之曰：此恐惧内伤，少阳气索而病及心肾大亏证也。遂峻加温补，兼治心脾，一月而愈。愈后虽形健如初，而阳寂不举。余曰：根蒂若斯，肾伤已甚，非少壮所宜之兆。速宜培养心肾，庶免他虞。彼不肯信，未及半载，竟复病而殁。可见恐惧之害，其不小者如此。（俞震《古今医案按·卷第八》）

周慎斋治一人，年二十七八，奇贫鳏居，郁郁不乐，遂患阳痿，终年不举。温补之药不绝，而证日甚，火升于头，不可俯，清之降之皆不效，服建中汤稍安。一日读本草，见蒺藜一名旱草，得火气而生，能通人身真阳，解心经之火郁。因用斤余，炒香去刺成末，服之效，月余诸证皆愈。（俞震《古今医案按·卷第八》）

周慎斋治一人，知饱不知饥，胸膈饱闷，脾虚也。常起火，喉痛，口唇生疮，牙根作胀，齿缝出血，火在上，上盛也。骨酸痛，不能久立，鸡鸣精自遗，下虚也。上盛下虚，所谓阳精下降其人夭，名曰下消。善治不若善养，用补中益气汤，以散上焦之火；六味汤，以实下焦之肾。所以敛火归本也。

俞震按：向来医书咸云，有梦而遗者，责之心火；无梦而遗者，责之肾虚。**杨照藜评：**“虚”字、“火”字可删。盖心热而遗，未有不虚者，肾虚而遗，未有不热者。正不如责之心、责之肾之为简明无弊也。二语诚为括要，以予验之，有梦无梦，皆虚也。不虚则肾坚精固，交媾犹能久战，岂有一梦即遗之理？故治此证者，惟湿热郁滞二项，勿以虚治。而二项又各分二种，曲蘖之湿热，宜端本丸；膏粱之湿热，宜猪肚丸；积痰之郁滞，宜滚痰丸、神芎丸；伏火之郁滞，宜滋肾丸、猪苓丸；除此二项，必须人参。**王士雄按：**此不可执，如阴虚水不涵木，肝阳盗泄母气而遗者，宜纯阴壮水之中，佐连、柏以坚阴和阳，人参、远、茯皆忌。如荆公妙香散以治心虚，桑螵蛸散以治肾虚，三才封髓丹以治阴虚，固精丸以治阳虚，或分用，或合用，再参之以熟地、萸肉、湘莲、芡实、五味、牡蛎、线胶、金樱膏，而已无余蕴矣。然亦有效有不效，则因虚者之有小虚有大虚，而虚者之心，或有嗜欲，或无嗜欲也。人若于欲事看得雪淡，更极畏怕；则熟寐时亦能醒觉。先贤云：醉犹温克方称学，梦亦斋庄始见功，此为上乘。**杨照藜评：**此说不的，余见愈畏愈遗者多矣，其人皆苦志读书之士也。若欲事过多，精滑而遗者，补之涩之，即可致愈，非难事也。其次则用刘海蟾“吸撮提”三字，做运想功夫，先以一擦一兜，左右换手，九九之数，真阳不走之诀；继以一吸便提气，气归脐，一提便咽，水火相见之诀。久久行之，功成可以不泄。**杨照藜评：**此法颇稳，而取效甚迟。尚有欲念，再于上床临睡时，以两手大肉擦热，反向背后擦肾腧穴三十六次，肾腧热则相火不作，夜无淫梦。**杨照藜评：**阴虚火盛者用此法其遗更甚。斯皆应验之金丹，殊胜哎咀之草药，故不惮饶舌以告同人。（俞震《古今医案按·卷第六》）

杨照藜评：一吸便提四语中有口诀，须于密室中澄心定虑，使气息调匀，然后大张其口，则真气自满，切勿吸气致令风入，则为患不小。随即闭口用力咽下，以意送至丹田，降至两足，随即提起，从脊后升至泥丸（指脑神。——编者注），仍降至口中，放归丹田，此为一度，名曰火炼。随即漱津满口，用力咽下，照前提放，名曰水炼。如此四次而止。凡提气时，即握拳曲股耸肩，使气易上，降气时以渐舒放，使气易下，且用功完后，须用枕垫胁下，倚卧良久，左右更换，使气周流不滞。若觉火衰则多用火炼，水衰则多用水炼，每日按时为之，其功甚巨。然或误用，其患亦深，不可不防也。

王士雄按：白鬓老人云：遗失之证，须用牵转白牛之法。其法不拘布帛，做一小兜，将外肾（指阴囊。——编者注）兜起，拴在腰后裤带之上，此病自免。道家谓之张果老倒骑驴。

杨照藜评：塞海底法，较此尤捷。其穴在谷道前有小坎，用手揣之即得。每早晚用指向后推百十下，即不遗泄，随用随效，真妙法也。（王士雄《古今医案按选·卷三·梦遗》）

血证医案

大宗伯董元宰有少妾，吐血蒸嗽。先用清火，继用补中，俱不见效。士材（李中梓。——编者注）诊之，曰：两尺沉实，少腹按之必痛。询之果然。此怒后蓄血，经年弗去，乃为蒸热，热甚而吐血，阴伤之甚也。以四物汤加郁金、桃仁、穿山甲、大黄少许，下黑血升余，少腹痛仍在。更以前药加大黄三钱煎服，又下血黑块如桃胶、蚬肉者三四升，腹痛乃止，虚倦异常。与独参汤饮之，三日而热减六七。服十全大补汤，百余日而康。

俞震按：两尺沉实，决其少腹有瘀，因瘀而蒸热，因蒸热而吐血。盖从脉象认得病根，故大下而病根去，去后峻补。不用养阴，更妙。（俞震《古今医案按·卷第四》）

丹溪治一老妇，性沉多怒，大便下血十余年，食减形困，心摇动，或如烟熏，早起面微浮。血或暂止，则神思清，忤意则复作，百法不治。脉左浮大虚甚，久取滞涩而不匀，右沉涩细弱，寸沉欲绝。此气郁生涎，涎郁胸中，心气不升，经脉壅遏不降，心血绝，不能自养故也。非开涎不足以行气，非气升则血不归隧道。以壮脾药为君，二陈汤加红花、升麻、归身、酒黄连、青皮、贝母、泽泻、黄芪、酒芍药，每帖加附子一片，煎服。四帖后血止，去附，加干葛、丹皮、栀子，而烟熏除。乃去所加药，再加砂仁、炒曲、熟地黄、木香，倍参、术，服半月愈。

俞震按：此条脉证，似虚似实，非寒非热，较之罗案，难辨多矣。及观其讲病源与用药法，及药之轻重去取，俱有精义，又极平和。十年之病，半月而愈，仙乎！仙乎！（俞震《古今医案按·卷第四》）

东垣治一贫者，脾胃虚弱，气促，精神短少，衄血吐血。以麦门冬二分，人参、归身各三分，黄芪、白芍、甘草各一钱，五味五枚，作一服，水煎，稍热服愈。继而至冬，天寒居密室，卧大热炕，而吐血数次，再求治。此久虚弱，外有寒形，而有火热在内，上气不足，阳气外虚。当补表之阳气，泻里之虚热。夫冬寒衣薄，是重虚其阳。表有大寒，壅遏里热，火邪不得舒伸，故血出于口。忆仲景《伤寒论》云：太阳伤寒，当以麻黄汤发汗而不与之，遂成衄，却与麻黄汤立愈。此法相同，遂用之。以麻黄桂枝汤，人参益上焦元气而实其表，麦门冬保肺气各三分，桂枝以补表虚，当归身和血养血各五分，麻黄去根节，去外寒，甘草补脾胃之虚，黄芪实表益卫，白芍药各一钱，五味安其肺气三枚，卧时热服，一服而愈。

俞震按：此案认病制方，其义最精。药之分两甚轻者，因受病在卫在肺，皆系亲上部位。《经》云：补上治上制以缓，缓则气味薄也。然系久虚之体，热为寒束，故用法若此。体不虚而热为寒束者，又当以麻杏甘膏汤，加血药以治之。（俞震《古今医案按·卷第四》）

洞庭吴伦宗夫人，席翁士俊女也，向患血证，每发，余以清和之药调之，相安者数年。郡中名医有与席翁相好者，因他姓延请至山，适遇病发，邀之诊视，见余前方，谓翁曰：此阳虚失血，此公自命通博，乃阴阳不辨耶！立温补方加鹿茸二钱，连服六剂，血上冒，连吐十余碗，一身之血尽脱，脉微目闭，面青唇白，奄奄待毙，急延余治。余曰：今脏腑经络俱空，非可以轻剂治。亟以鲜生地十斤，绞汁煎浓，略加人参末，徐徐进之，历一昼夜尽生地汁，稍知人事，手足得展动，唇与面红白稍分，更进阿胶、三七诸养阴之品，调摄月余，血气渐复。夫血脱补阳，乃指大脱之后，阴尽而阳无所附，肢冷汗出，则先用参附以回其阳，而后补其阴。或现种种虚寒之证，亦当气血兼补。岂有素体阴虚之人，又遇气升火旺之时，偶尔见红，反用大热升发之剂，以扰其阳而烁其阴乎！此乃道听途说之人，闻有此法，而不能深思其理，误人不浅也。（王士雄《洄溪医案按·吐血》）

洞庭张姓，素有血证，是年为女办装，过费心力，其女方登轿，张忽血冒升余，昏不知人。医者浓煎参汤服之，命悬一息，邀余诊视。六脉似有如无，血已脱尽，急加阿胶、三七，少和人参以进，脉乃渐复，目开能言，手足展动，然后纯用补血之剂以填之，月余而起。盖人生不外气血两端，血脱则气亦脱，用人参以接其气，气稍接，即当用血药，否则孤阳独旺而阴愈亏，先后主客之分，不可不辨也。（王士雄《洄溪医案按·吐血》）

高士宗曰：友孙子度侄女，适张氏，病半产，咳嗽吐血，脉数而涩，色白，胃满脾泄。医用理气降火止血药，益甚。予投理中汤加木香、当归，倍用参、术而血止。继用归脾汤，及加减八味饮子，诸证渐愈。时鼓峰适从湖上来，视之曰：大虚证得平至此，非参、术之力不能。今尚有微嗽，夜热时作，急宜温补以防将来。因定朝进加减八味丸，晡进加减归脾汤未几。遇粗工，诧曰：血病从火发，岂可用热药？遂更进清肺凉血之剂，病者觉胃脘愈烦惋，饮食不进，而迫于外论，强服之。逾月病大发，血至如涌，或紫或黑，或鲜红。病者怨恨，复来招，予往视之，曰：败矣。脏腑为寒凉所逼，荣卫既伤，水火俱竭。脉有出而无入，病有进而无退，事不可为也。未几果殁。《仁斋直指》云：荣气虚散，血乃错行，所谓阳虚阴必走也。曹氏《必用方》云：若服生地、藕汁、竹茹等药，去生便远。故古人误解“滋阴”二字，便能杀人。况粗工并不识此，随手撮药，漫以清火为辞，不知此何火也，而可清乎？所用药味视之若甚平稳，讵知其入人肠胃，利如刀锯，如此可畏哉！夫血脱益气，犹是粗浅之理，此尚不知，而欲明夫气从何生，血从何化，不亦难乎！操刀使割，百无一生，有仁人之心者，愿于此姑少留意也欤。

俞震按：吐血一证，近日最多。有有因而患之者，亦有无因而患之者。外因六淫之邪，动血犹轻；内因酒色忧愤，动血为重；及不内外因作劳举重，忍饥疾行，皆使失血，然尚可求其因而治之。若与诸项并不相犯，无端而吐血，此则最重。《内经》谓地居太虚之中，大气举之也。大气偶泄，即有地震山崩之患，而水不安澜，或溢或竭，人身亦然。大气浓，足以包固，纵犯三因，亦成他病，不至吐血。大气衰，不能担护，如堤薄则水易漏，堤坍则水必决也。世人只守血热妄行一说，误矣。请观此案，可以猛省。但参、芪、术，亦有效有不效。盖大气无形，与营气、卫气、宗气、中气又不同，非草木血肉之补所能补。曾见大啖肉饭，俄顷血一冒而死者。又见日日服参，而血仍频发以死者。此皆宿世只孽缘，以致今生之恶疾，惟积德行善，养性修身，庶可挽回造化。古德云：命自我作，福自己求。《内经》云：恬淡虚无，真气从之；精神内守，病安从来。此无形之大药也。（俞震《古今医案按·卷第四》）

淮安程春谷，素有肠红证，一日更衣，忽下血斗余，晕倒不知人，急灌以人参一两，附子五钱而苏。遂日服人参五钱，附子三钱，而杂以他药，参附偶间断，则手足如冰，语言无力，医者亦守而不变，仅能支持，急棹来招余，则自述其全赖参附以得生之故。诊其六脉，极洪大而时伏，面赤有油光，舌红而不润，目不交睫者旬余矣。余曰：病可立愈，但我方君不可视也。春谷曰：我以命托君，止求效耳，方何必视。余用茅草根四两作汤，兼清凉平淡之药数品，与参附正相反。诸戚友俱骇，春谷弟风衣，明理见道之士也，谓其诸郎曰：尔父千里招徐君，信之至，徐君慨然力保无虞，任之至，安得有误耶。服一剂，是夕稍得寝，二剂手足温，三剂起坐不眩，然后示之以方，春谷骇叹，诸人请申其说。余曰：血脱扶阳，乃一时急救之法，脱血乃亡阴也。阳气既复，即当补阴。而更益其阳，则阴血愈亏，更有阳亢之病。其四肢冷者，《内经》所谓热深厥亦深也。不得卧者，《内经》所谓阳胜则不得入于阴，阴虚故目不瞑也。白茅根交春透发，能引阳气达于四肢，又能养血清火，用之，使平日所服参附之力，皆达于外，自能手足温而卧矣。于是始相折服。凡治血脱证俱同此。

王士雄按：论治既明，而茅根功用，尤为发人所未发。（王士雄《洄溪医案按·肠红》）

嘉善一妪，常便血，时发时止。至五旬外，夏月便鲜血，里急后重，时或不禁，脉软不数。用五苓、建中转甚。因向宜凉血药，仍用四物，加槐、榆、楂、曲，亦无效。叶天士先生，以生苍术、生厚朴、炒陈皮、炙甘草、鸡内金、砂仁壳、丁香柄，丸服，痊愈。又有一童子患久痢，叶亦用此方全愈。人不解其故。震读徐春甫《医统》，因见此方名醉乡玉屑，治小儿食瓜果致痢久不愈者，乃服先生之典博也。至如《临证指南》所载，都属古人常用方法。惟以温药下之，乃江氏《类案》所未有。而附子、大黄为君，参入苓、朴及草果、益智、木香、大茴等，谅系对证择加，总不外举散温通之义。又有用大黄、芩、连、肉桂、丹皮、归、芍者，是从芍药汤化出。有用人参、芩、连、干姜、生姜、枳实者，是从泻心汤化出。以及二妙散加地榆、苓、泻，白头翁汤加黄芩、白芍，亦世俗所通晓。至如附子粳米汤、脾肾双补丸、理阴煎、四神丸、桃花汤、余粮丸，或养阴，或发表，均非创立。独有肾气丸之炒焦，及姚颐真之用大剂苁蓉为创立。但炒焦者，不过熟地炭、桂附炭之侣。苁蓉配参、归、姜、附，即以温药下之，化为温药滑之耳。然同温药则可，同阴药则不可，予曾试之矣。其痢久伤肾，下焦沉坠，刚药不效者，用人参、鹿茸、大茴、茯、菟丝、故纸；痢久伤阴，唇燥舌干，胃气又弱，戒投阴腻柔药者，用人参、炙草、茯神、炒麦冬、炒白芍、炒乌梅肉。一系温柔补固，一系酸甘化阴，仍是率由旧章也。至谓治痢大法，无过

通、塞二义，乃先生略举大端。比如读云汉之诗，勿以辞害意可矣。（俞震《古今医案按·卷第三》）

嘉兴府尊王竺庐公祖办事勤敏，凡案牍书禀，靡不亲阅手裁，积劳而得便血证。初用天王补心丹及玉女煎、知柏地黄丸等方，屡愈屡发。至丙申三月渐剧，食减面黄形瘦，精神衰弱。无锡龚商年兄用补中益气汤，以醋炒升麻、归身而血止。半月后，偶食青菜腐汤血复下。龚谓寒湿伤脾，用苍术理中汤，遂愈。十月中，值府考阅卷过劳，血又大发。龚诊其脉，弦劲带数，腹胀不思食，易怒。进加味逍遥散，不应。改用桃花散、归脾汤，转加口干咳嗽。佐以阿胶、熟地，又溏泻肠鸣不食，困惫难支。值抚宪荐胡灏轩先生来，毅然曰：归脾须合右归，重用人参则效。定方人参五钱，山药三钱，枸杞、菟丝、枣仁各四钱，茯神、白芍、文蛤炒各钱半，炙草、炮姜各七分，地榆炭八分，乌梅、大枣各二枚，一剂而血止。递加芪、术、熟地，再去地榆、文蛤，佐以附子，而谷纳渐增，病遂全愈。斯真得力于景岳者。（俞震《古今医案按·卷第四》）

杨照藜评：方与脉不相证对，既以此得痊，则脉象必别有可据处。（王士雄《古今医案按选·卷四·便血》）

嘉兴王蔚南，久患血证，左胁中有气，逆冲喉旁，血来有声如沸。戊子冬，忽大吐数升，面色白而带青，脉微声哑，气喘不得卧，危在旦夕。余以阿胶、三七等药，保其阴而止其血，然后以降火纳气之品，止其冲逆。复以补血消痰，健脾安胃之方，上下分治，始令能卧，继令能食，数日之后，方能安卧。大凡脱血之后，断不可重用人参升气助火，亦不可多用滋腻以助痰滞胃。要知补血之道，不过令其阴阳相和，饮食渐进，则元气自复，非补剂入腹，即变为气血也。若以重剂塞其胃口，则永无生路矣。况更用温热重剂，助阳烁阴而速之死乎。（王士雄《洄溪医案按·吐血》）

李士材又治刑部主政唐名必，劳心太过，因食海鲜吐血，有痰，喉间如鲠，日晡烦热。喜其六脉不数，惟左寸涩而细，右关大而软，思虑伤心脾也。以归脾汤大料，加丹皮、麦冬、生地，二十剂而证减六七。兼服六味丸三月，遂不复发。

俞震按：上条于左寸右关，得其病因。此条以服温纳不应，悟其病因，上条喜脉之不数，此条（指：吴门张饮光，发热干咳，呼吸喘急，服苏子降气，不应。服八味丸，喘益急。迎士材视之，两颊俱赤，六脉数大，曰：此肺肝蕴热也。以逍遥散，用牡丹皮一两，苡仁五钱，兰叶三钱，连进二剂而喘顿止。以地黄丸料，用麦冬、五味煎膏，及龟胶为丸。至十斤而康。——编者注）喜脉之数大。盖二人俱系新病，一虚一实，尚易辨耳。（俞震《古今医案按·卷第四》）

王士雄按：两条凭脉论证固有卓识，而用药皆未尽善也。（王士雄《古今医案按选·卷二·虚损》）

平望镇张瑞五，素有血证，岁辛丑，余营葬先君，托其买砖灰等物，乡城往返，因劳悴而大病发，握手泣别，谓难再会矣。余是时始合琼玉膏未试也，赠以数两而去，自此不通音问者三四载。一日镇有延余者，出其前所服方，问：何人所写？则曰：张瑞五。曰：今何在？曰：即在馆桥之右。即往候之，精神强健，与昔迥异，因述服琼玉膏后，血不复吐，嗽亦渐止，因涉猎方书，试之颇有效，以此助馆谷所不足耳。余遂导以行医之要，惟存心救人，小心敬慎，择清淡切病之品，俾其病势稍减，即无大功，亦不贻害。若欺世徇人，止知求利，乱投重剂，一或有误，无从挽回，病者纵不知，我心何忍。瑞五深以为然，后其道大行，遂成一镇名家，年至七十余而卒。琼玉膏为治血证第一效方，然合法颇难，其时不用人参，只用参须，生地则以浙中所出鲜生地，打自然汁熬之，不用干地黄，治血证舍此无有无弊者。

王士雄按：行医要诀，尽此数语，所谓以约失之者鲜，学者勿以为浅论也。（王士雄《洄溪医案按·吐血》）

石顽（指张璐。——编者注）治牙行陶震涵子，伤劳咳嗽，失血势如泉涌，服生地汁墨汁不止。门人周子，用热童便二升而止。石顽诊其脉弦大而虚，自汗喘乏，至夜则烦扰不宁，与当归补血汤，四帖而热除。

时觉左胁刺痛，按之漉漉有声，此少年喜酒负气，尝与人斗狠所致。与泽术麋衔汤加生藕汁调服，大便即下累累紫黑血块，数日乃尽。后与四乌贼骨一藘茹为末，分四服，入黄牝鸡腹中煮啖，留药蜜丸，尽剂而血不复来矣。

俞震按：自汗喘乏，脉弦大而虚，不混投地黄汤、生脉散，高矣。用补血汤者，以其夜间烦扰不宁耳。至因胁痛想及斗狠，则此人形色必壮实，故消瘀不补益，最为得法。（俞震《古今医案按·卷第四》）

孙东宿又治族侄明之，作文过劳，痰火上逆，大吐痰沫，因而呕血，一涌数碗，昏晕汗出，奄奄而卧，略不敢动，稍动即呕吐而血随出，色鲜红。饮食汤水皆不敢入，入即吐而眩晕，血即随之。医者皆曰：血如涌泉，体热脉大，眩晕而药食难入，似无佳兆。孙诊之，曰：无妨。凡看证要圆活，勿拘泥。《经》云：心主血，肝藏血。又云：怒则气上。又云：脉虚身热，得之伤暑。今左脉弦大，右脉虚大，是不独作文劳心动火，且亦被怒伤肝，抑又为暑所逼，以致木火上升，眩晕作吐。《经》云：诸风掉眩，皆属于肝；诸呕吐逆，皆属于火。又诸动属火，内为木火上冲，外为暑气所迫，故吐而汗多，血随吐出也。先以白丸子三钱解其暑气，清其痰饮，抑其冲逆，则吐可止，吐止气平，血自归经。服后果嗒然而睡，醒则吐止食进，眩晕寻已。继用滑石、香薷（**王士雄按**：此味不妥。）各三钱，黄连、扁豆各一钱五分，竹茹一钱，甘草五分，四帖全安。

俞震按：此条因作文过劳，呕血数碗，昏晕汗出，稍动即吐，而血随至，势殊危矣。况右脉虚大，不认为虚而认为暑，竟合左脉之弦大，大剂清暑清汗，真妙手也。（俞震《古今医案按·卷第四》）

王士雄按：关琴楚令孙少西之证，与此略同，今年三十四岁，素善饮，夏季忽患发热，呕吐，腹痛，伊父母以为痧也。诸色治痧丹丸遍饵之，寻即气冲咳嗽，血涌如泉，不能少动，动即气涌，血亦随之。沈某但知其阴分素亏，速从滋补，服之益甚。延余诊之，左脉弦洪而数，右洪大。曰：虽属阴虚，但饮醇积热于内，而暑火外侵，所服治痧诸药，无不香窜燥烈，诚如火益热矣。苟不亟为清解，则邪无出路，气何能平，血何能止乎？而家素畏凉药，连服滋补不应，遂求乩方服之，药虽离奇，并木鳖、麝香，亦信而不疑。旬日后吐血已尽，气出如奔，自汗形消，热犹不退，彻夜无寐，舌绛无津，再求余治，脉已细数如丝，不能救药矣。（王士雄《古今医案按选·卷二·血证》）

孙东宿治新市陈鹿塘，有肠风脏毒之证，大便燥结，数日不能一行，痛苦殊甚，百医不效。其脉两寸皆数，两关皆弦而无力，两尺洪滑而左尤甚。孙曰：东垣谓大肠喜清而恶热，脾胃喜温而恶寒，以胃属土而大肠属金也。今此乃胃寒肠热之证，**杨照藜评：**以脉与症合参而得之。当以肠风脏毒之药为君主，外以养血之剂裹之，使不伤胃气。**杨照藜评：**巧法。盖药先入胃，而后传入大肠。入胃时裹药未化，及入大肠，则裹药化而君药始见，亦假途灭虢之策也。因以大黄酒（浸九蒸九晒）二两，木耳二两，槐花三两，郁李仁、皂角子、象牙屑、条芩各一两，血余灰、升麻、荆芥各五钱，为末，炼蜜丸，外以四物汤加蒲黄各一两为衣。空心、午后，各以米汤下二钱。果血止而大便不燥，饮食日加矣。

俞震按：裹药法以治肠风便燥颇相宜。盖裹药晒使坚干，诚可传入大肠。非比走经络及他脏腑，必由脾胃转送也。（俞震《古今医案按·卷第四》）

孙东宿治臧六老，上吐血，下泻血，胸膈背心皆胀。原从怒触，又犬肉所伤，故发热而渴。医者用滋阴降火药，胸背愈胀，血来更多。孙诊之，两关俱洪滑有力，曰：此肝脾二经有余证也。作阴虚治，左矣。阴虚者脉数无力，今之脉既不同，午后潮热，夜半而退，与今之昼夜常热者，亦不同也。《经》云：怒伤肝，甚则呕血并下泄。胸背胀痛，瘀血使然。脾为犬肉所伤，故不能统血。误用地黄、知、柏等剂，是以脾益伤，而上焦瘀血愈滞也。即与山楂、香附、枳实，调气消导为君；丹参、丹皮、桃仁、滑石、茅根，化瘀血为臣；黄连、芦根解犬肉之热为佐。四帖胸背宽，吐血止，惟腹中不舒。仍以前药同保和丸与之，大下臭黑粪而全安。

俞震按：上条胸背皆胀，服阴药胀更甚，合以两关脉之洪滑有力，尚易辨其非阴虚。况恼怒食犬，亦可问而知之。（俞震《古今医案按·卷第四》）

一妇人尿血，久用寒凉止血药，面色萎黄，肢体倦怠，饮食不甘，晡热作渴，三年矣。此前药复伤脾胃，元气下陷而不能摄血也。盖病久郁结伤脾，用补中益气以补元气，用归脾汤以解脾郁，使血归经。更用加味逍遥以调养肝血，不月，诸证渐愈，三月而痊。

俞震按：《内经》谓胞移热于膀胱则溺血，故溺血证属热者多。实热则脉洪数有力，宜导赤散加栀、芩、淡竹叶、鲜小蓟，调滑石末，冲生藕汁。虚热则脉洪数无力，宜生地、归、芍、栀、芩、牛膝、麦冬、黄连等，调发灰，或茅根汁。若夏月有感暑热者，六一散加黄连、生地；若少年有血虚挟瘀者，阿胶、三七二味多服；若阻塞不通，并可加冬葵子、生蒲黄以化之；若多怒人有肝家郁火者，龙胆泻肝汤，甚则当归龙荟丸。惟久而不止则为虚，归脾、补中益气酌用。或老年及久病患，始虽热证，久变虚寒，并可用八味地黄丸、四味鹿茸丸等方。然用至此种药，小愈仍复发者，多不救。予选二案，又恐人止狃于属热治法，故取立斋以疗庸浅之通病。（俞震《古今医案按·卷第四》）

王士雄按：老年久病，有温补误投，虽至死不属虚寒者，不可不知也。（王士雄《古今医案按选·卷四·便血》）

喻嘉言又治顾枚先，年二十余岁，体肥嗜酒，孟夏患失血证，每晚去血一二盏。延至季夏，去血无算，然色不憔悴，身不消瘦，脉不洪盛，亦无寒热。但苦上气喘促，夜多咳嗽，喉间窒塞，胸前紧逼，背后刺胀，躁急多怒。医以人参、阿胶治失血成法，用之月余，逾增其势。更医用滋阴膏子润上，牛膝、黄柏导下，总不见效。及服酒研三七，则血止咳定。但未久血复至，咳复增，喻曰：是病为饮醇伤胃。胃家多气多血，故内虽渐亏，而外犹未觉。揆其致此之由，又必以醉饱入房而得之。盖人身气动则血动，而媾精时之气，有乾坤鼓铸之象，其血大动。精者，血之所化也。灌输原不止胃之一经，独此一经所动之血，为醉饱所阻，不能与他经缉续于不息之途，是以开此脱血一实者，竟成熟路矣。夫胃之脉从头走足，本下行也。以呕血之故，逆而上行，则呼吸必致喘急。胃之气，传入大小肠膀胱等处，亦本下行也。以屡呕之故，上逆而不下达，则胸腹必致痛闷。胃气上奔，呕逆横决，则胸中之气必乱，所以紧逼痛楚，甚至攻入于背。以背为胸之府也。其心烦多怒者，以胃之上为膈。《内经》所谓血迸于膈之上，气迸于膈之下，气血倒而使然。且胃之大络，贯膈络肺，其膈间紧逼肺间，气胀痰胶，何莫非胃病之所传哉？当此长夏土旺，母邪尽传于子，至三秋燥金司令，咳嗽喘满之患必增，肺痈胃痈之变必来矣。今岁少阴司天，运气热也。炎夏酷暑，时令热也。而与胃中积热，合煽其虐，不治其热，血必不止。惟遵《内经》热淫血溢治以咸寒之旨，用元明粉化水煮黄柏，秋石化水煮知母，少加甘草以调其苦，四剂而血止。惜病家不终其用，八月中，果生肺痈而死。

俞震按：此案议病制方，夐绝人寰，岂西昌（指喻昌。——编者注）真有膈垣之见如长桑元化哉？亦惟熟于《内经》，而善于运用，则引集经义，证合病机，头头是道，无勉强附会之陋矣。士材先生云：熟读而精灵自启，思深而神鬼可通。诚哉！是言也。（俞震《古今医案按·卷第四》）

周慎斋治陈姓人，年三十五岁，性嗜酒色，忽患吐血，一日三五次。不思饮食，每日食粥一碗，反饮滚酒数杯，次日清晨再食粥，前粥尽行吐出，吐后反腹胀，时时作痛作酸，昼夜不眠。饮滚酒数杯略可，来日亦如此，近七月矣。医人并无言及是积血者，俱言不可治。周诊之，六脉短数，曰：吐后宜宽反胀，饮滚酒略可，此积血之证也。盖酒是邪阳，色亦邪阳，邪阳胜则正阳衰。又兼怒气伤肝，肝不纳血；思虑伤脾，脾不统血；中气大虚，血不归络，积血中焦无疑，宜吐宜利。但脾胃大虚，不使阳气升发，阴寒何由而消？先用六君子汤白术以苍术制之，加丁香温胃，草蔻治中脘痛，三十余帖。再用良姜一两、百年陈壁土四两同煎，待土化切片，陈皮去白、草蔻、人参、白术、茯苓、甘草、胡椒、丁香各五钱，细辛四钱，共末，空心，清盐汤或酒送下二钱。此药专在扶阳，积血因阴寒凝结，阳旺而阴自化。服药后，血从下行者吉。乃血从上吐，约六七碗，胸中闷乱，手足逆冷，不省人事。急煎人参五钱，炮姜八分，遂静定。后胸中闷乱，脐下火起而昏，用茯苓补心汤，一剂而安。后用六味加人参、炮姜而痊。

俞震按：此案认病有卓见，用药有妙解，与诸吐血治法绝不相关。因在血止后，得吐反胀当治其胀耳。案中邪阳胜则正阳衰，至言也。凡人逞欲藉酒为助，自觉阳强可喜，不知仍靠命门真阳作主。迨欲既遂，而邪阳息，真阳始宁。欲火频起频息，真阳必渐用渐衰，或欲起而勿遂其欲。似与真阳无损，然如灯火本明，而于灯下另添一火以逼之，此火渐旺，则灯火渐灭，理更可悟。故凡中年之后多病之人，必以闭关为福，尤以泊然不起欲念为大福也。（俞震《古今医案按·卷第四》）

周慎斋治一人，患肠风，血大下不止，头晕倒地，三四年不愈，皆曰不可治。周诊脉，左手沉细，右手豁大。此因内伤寒凉太过，致阳不鼓，故右脉沉细；血不归络，火浮于中，故尺脉豁大。用补中益气汤十帖；再用荆芥四两，川乌一两，醋面糊丸，空心服愈。

俞震按：此丸名乌荆丸，恰与脏连丸为对待之方。一热一寒，判如裘葛，用得其宜，神应无比。（俞震《古今医案按·卷第四》）

瘀血医案

乌镇莫秀东，患奇病，痛始于背，达于胸胁，昼则饮食如常，暮乃痛发，呼号彻夜，邻里惨闻。医治五年，家资荡尽，秀东欲自缢。其母曰：汝有子女之累，尚须冀念，不如我死，免闻哀号之声。欲赴水，其戚怜之，引来就医。余曰：此瘀血留经络也。因谓余子曦曰：此怪病也。广求治法以疗之，非但济人，正可造就己之学问。因留于家，用针灸熨拓煎丸之法，无所不备，其痛渐轻亦渐短，一月而愈，其人感谢不置。余曰：我方欲谢子耳。凡病深者，须尽我之技而后奏功。今人必欲一剂见效，三剂不验，则易他医。子独始终相信，我之知己也，能无感乎。

（王士雄《洄溪医案按·瘀留经络》）

痰饮医案

洞庭席载岳，素胁下留饮，发则大痛，呕吐，先清水，后黄水，再后吐黑水而兼以血，哀苦万状，不能支矣。愈则复发。余按其腹有块在左胁下，所谓饮囊也。非消此则病根不除，法当外治，因合蒸药一料，用面作围，放药在内，上盖铜皮，以艾火蒸之，日十余次，蒸至三百六十火而止，依法治三月而毕，块尽消，其病永除，年至七十七而卒。此病极多，而医者俱不知，虽轻重不一，而蒸法为要。

王士雄按：今夏江阴沙沛生鹾尹，患胸下痞闷，腹中聚块，卧则脾间有气下行至指，而惕然惊寤。余谓气郁饮停，治以通降。适渠将赴都，自虑体弱，有医者迎合其意，投以大剂温补，初若相安，旬日后神呆不语，目眩不饥，便闭不眠，寒热时作，复延余诊。按其心下，则濯濯有声，环脐左右，块已累累，溺赤苔黄，脉弦而急，幸其家深信有年，旁无掣肘。凡通气涤饮清络舒肝之剂，调理三月，各恙皆瘳。（王士雄《洄溪医案按·饮癖》）

李士材治秦景明，素有痰饮，每岁必四五发，发即呕吐不能食。此病久结成窠囊，非大涌之弗愈也。须先进补中益气，十日后，以瓜蒂散频投，涌如赤豆沙者数升，已而复得水晶色者升许。如是者七补之，七涌之，百日而窠囊始尽。专服六君子八味丸，经年不辍。**王士雄按**：脉证皆未详述，不知何故。

俞震按：长于治痰者，前有张戴人，后有王隐君。然可施于人强证实，若虚者非所宜也。此案七补七涌，足以匡救两家之法。夫人身本无所谓痰，痰因病而生耳。惟治其所以生痰之病，则痰自除。至方书所载有风痰、寒痰、火痰、湿痰、燥痰、清痰、老痰、味痰、酒痰、郁痰、顽痰、惊痰、虚痰种种名色，而变现诸证，千态万状，又似种种杂病，此又不得以种种杂病法治，但治其痰则病自去。盖标而本之，本而标之，

总在医家之变通也。（俞震《古今医案按·卷第五》）

王士雄按：黄锦芳云，铅山张敬亭患痰喘，反覆颠倒，夜不能寐，不思饮食，舌苔甚滑，诊其脉洪数有力，而左独甚，医者谓其痰白为寒，进广、半、川朴。余力止之曰：凡审病须兼众证与脉并审，不可专指痰色一证为据。若痰白而见气缓不促，脉数无力，或软滑，其白应作寒看，今则六脉皆数，皆数非火而何？又痰白而胸腹不热而和，其白亦作寒看，今自脐至胸，有如火烙，非火而何？又气喘不急，痰出舒缓，其痰之白亦作寒看，今喘如雷鸣，急迫已极，非火而何？正如釜下火急，釜中之水，被火逼迫上沸，滚为白沫，宜乎其痰白如银也。遂以六味地黄汤投之，两剂而沸略减，多剂而沸始平。雄（王士雄自称。——编者注）谓世人但以痰色辨寒热，每多误治，何氏《医砭》尝论之矣。而此案审证须兼众证与脉并审一语，尤为临证要诀，不仅为辨痰而发也。第案中未辨其溲便如何，则兼证尚欠详晰。如兼见小溲短赤者，六味汤送下滋肾丸，必奏效更捷。

杨照藜评：痰证极多，而古今方书所载，不过燥湿健脾而已。至治热痰之方，已不多见，若阴虚生痰，则绝无论及者。喻氏稍引其端，而不肯畅明其旨，致后人无径可寻，诚憾事也。（王士雄《古今医案按选·卷二·痰》）

苏州府治东首杨姓，年三十余，以狎游私用父千金，父庭责之，体虚而兼郁怒，先似伤寒，后渐神昏身重。医者以为纯虚之证，惟事峻补，每日用人参三钱，痰火愈结，身强如尸，举家以为万无生理。余入视时，俱环而泣。余诊毕，又按其体，遍身皆生痰核，大小以千计，余不觉大笑，泣者尽骇。余曰：诸人之泣，以其将死耶？试往府中借大板重打四十，亦不死也。其父闻之颇不信，曰：如果能起，现今吃人参费千金矣，当更以千金为寿。余曰：此可动他人，余无此例也，各尽其道而已。立清火安神极平淡之方，佐以末药一服，三日而能言，五日而能坐，一月而行动如常。其时牡丹方开，其戚友为设饮花前以贺，余适至，戏之曰：君服人参千金而几死，服余末药而愈，药本可不偿乎？其母舅在旁曰：必当偿，先生明示几何？余曰：增病之药值千金，去病之药自宜倍之。病者有惊惶色，余曰：无恐，不过八文钱，萝卜子为末耳。尚有服剩者，群取视之，果卜子也，相与大笑。其周身结核，皆补住痰邪所凝成者，半载方消。邪之不可留如此，幸而结在肤膜，若入脏则死已久矣。

王士雄按：今夏刘午亭，年六十三岁，久患痰喘自汗，群医皆以为虚，补剂备施，竟无效。徐月岩嘱其浼余视之，汗如雨下，扇不停挥，睛凸囟高，面浮颈大，胸前痞塞，脉滑而长，妻女哀求，虑其暴脱。余曰：将塞死矣，何脱之云？与导痰汤加旋覆、海石、泽泻、白前，一饮而减，七日后囟门始平，匝月而愈。

继有顾某年五十六岁，肥白多痰，因啖莲子匝月，渐觉不饥，喘逆自汗无眠，以为虚也。屡补之后，气逆欲死，速余视之，苔黄溲赤，脉滑不调，以清肺涤痰治之而愈，旋以茯苓饮善其后。（王士雄《洄溪医案按·痰》）

周慎斋治一人，六脉涩滞，胁痛吐臭痰，恶心食不下。盖胁者，少阳之分也。清气不升，浊气郁于少阳之络，故痛。浊气上逆，故吐臭痰而恶心。浊气，故臭也。食不下者，少阳清阳之气不升，则肝不能散精也。用柴胡、白蔻各二分，黑山栀、甘草各五分，白芍、丹皮各一钱，白茯苓、广皮各一钱五分，归身八分，麦冬二钱，十帖全愈。

俞震按：胁痛吐臭痰，昧者必妄认肺痈、肺痿等病。得此论，可与石山治臭痰一案并垂不朽。（俞震《古今医案按·卷第五》）

王士雄按：余治一劳力男子，深秋患发热凛寒，咳嗽气逆，不能仰卧，痰出甚臭，嗽则左胁大痛，溺赤便闭，口渴苔黄，脉则弦滑而数。细询病因，其人平素嗜饮，醉饱后偏向左眠，是痰饮之积于左者，久而即臭，非内痈也。其发热谵语，胸闷不饥，是积痰因感而动也。遂予石菖蒲、旋覆、竹茹、蒌仁、冬瓜子、枇杷叶、省头草、滑石、黄芩、连翘、丝络、杏仁、芦菔、海蜇，为大剂投之，痰更大吐，大便亦行，数剂而平。然舌转光红少液，脉亦弦数而劲，随用甘凉养液涵阴，而食进病痊。

杨照藜评：读此案，可知周案立论虽高，而用药尚不能丝丝入扣，勿谓后人不及古人也。（王士雄《古今医案按选·卷二·郁金》）

消渴医案

常熟汪东山夫人，患消证，夜尤甚，每夜必以米二升，煮薄粥二十碗，而溲便不异常人，此乃为火所烁也。先延郡中叶天士，治以乌梅、木瓜等药，敛其胃气，消证少瘥。而烦闷羸瘦，饮食无味，余谓此热痰凝结，未有出路耳。以清火消痰，兼和中开胃调之，病情屡易，随证易方，半年而愈。（王士雄《洄溪医案按·消》）

《东坡集》载，眉山揭颖臣，长七尺，素健饮啖。急得渴疾，日饮水数斗，饭亦倍进，小便频数，服消渴药逾年，病日甚，自度必死。蜀医张铥，取麝香当门子，以酒濡湿，做十余丸，用枳椇子煎汤，服之遂愈。问其故，张曰：消渴消中，皆脾衰而肾败，土不胜水，肾液不上诉，乃成此疾。今诊颖臣，脾脉极热，肾脉不衰，当由酒果过度，积热在脾，所以多食多饮，饮多溺不得不多，非消渴也。麝香坏酒果，枳椇能化酒为水，故假二物去其酒果之毒也。

俞震按：此人似消渴，实非消渴。张公之见识殊高，用药最巧。（俞震《古今医案按·卷第二》）

滑伯仁治一妇，始病疟，当夏月，医以脾寒胃弱，久服桂、附等药，后疟虽退，而积火燔炽，致消得善饥，日数十饭犹不足，终日端坐如常人，第目昏不能视，足弱不能履，腰胯困软，肌肉虚肥。至初冬伯仁诊之，脉洪大而虚濡，曰：此痿证也，长夏过服热药所致。盖夏令湿当权，刚剂太过，火湿俱甚，肺热叶焦，故两足痿易而不为用也。遂以东垣长夏湿热成痿之法治之，日食益减，目渐能视。至冬末，忽下榻行步如故。

俞震按：东垣长夏湿热成痿法，即清燥汤也，用于此证最妥。合上案观之，可为喜用辛燥热药者戒！（《古今医案按·卷第八》）

罗谦甫曰：顺德安抚张耘夫，年四十五岁，病消渴，舌上赤裂，饮水无度，小便数多。东垣先师以生津甘露饮子治之，旬日良愈。

古人云：消渴多传疮疡，以成不救之疾。今效后不传疮疡，享年七十五岁而终。其论曰：消之为病，燥热之气胜也。《内经》云：热淫所胜，治以甘苦，以甘泻之。热则伤气，气伤则无润。折热补气，非甘寒之剂不能，故以人参、石膏、炙甘草、生甘草之甘寒为君。启玄子云：益水之源，以镇阳光。故以知、柏、黄连、栀子之苦寒，泻热补水为臣。以当归、麦冬、杏仁、全蝎、连翘、白芷、白葵、兰香，甘辛寒和血润燥为佐。以升、柴之苦平，行阳明少阳二经；白豆蔻、毕澄茄、木香、藿香，反佐以取之。重用桔梗为舟楫，使浮而不下也。为末，每服二钱，抄在掌内，以舌舐之。此制治之缓也。

俞震按：古今治消渴诸方，不过以寒折热，惟苦与甘略不同耳。要皆径直，无甚深义。独此方委蛇曲折，耐人寻味。（俞震《古今医案按·卷第二》）

汪石山治一妇，年逾三十，常患消渴善饥，脚弱，冬亦不寒，小便白浊，浮于上者如油，脉皆细弱而缓，右脉尤弱。曰：此脾瘅也。宜用甘温助脾，甘寒润燥。以参、芪各钱半，麦冬、白术各一钱，白芍、花粉各八分，黄柏、知母各七分，煎服病除。（俞震《古今医案按·卷第二》）

张景岳治周公，年逾四旬，因案牍积劳，神困食减，时多恐惧。自冬春达夏，通宵不寐者，半年有余。而上焦无渴，不嗜汤水，或有少饮，则沃而不行。然每夜去溺三三升，莫知其所从来，且半皆如膏蚀液。尫羸至极，自分必死。岂意诊之，脉犹带缓，肉亦未脱，知其胃气尚存，慰以无虑。乃用归脾汤去木香，及大补元煎之属。一以养阳，一以养阴，出入间用。至三百余剂，计人参二十斤，乃得全愈。此神消于上，精消于下之证。可见消有阴阳，不得尽言火。

俞震按：此条与汪案略同。但无渴，且不能饮，已具有虚无火之象。景岳喜用温药，然所谓养阳者，并不参以桂、附，则知消而且渴，

必非桂、附所宜矣。予请下一转语曰：消有虚实，不得遽认为寒。（俞震《古今医案按·卷第二》）

扬州吴运台夫人，患消证，昼夜食粥数十碗，气逆火炎，通夕不寐。余诊之，六脉细数不伦，神不清爽。余曰：此似祟脉，必有他故。其家未信，忽一日仆妇晨起入候，见床上一女盛妆危坐，以为夫人也，谛视则无有，因以告。夫人曰：此女常卧我床内，以此不能成寐，而烦渴欲饮耳。服余药未甚效。一夕夜将半，病者大呼曰：速请三舅爷来，切不可启门，启门则我魂必走出。三舅爷者，即其弟唐君悔生也。卧室辽隔，呼之不能闻，女仆私启门邀之，魂即随出，遍历厅堂廊庑，及平昔足未经行者，遇唐君趋至，魂坚执其辫，仍返房，见已身卧床上，唐君抚之，魂遂归附于身。问所寓目皆不爽，细考所见之女，乃运台聘室也，未成婚而卒，卒之时，嘱其父母，谓吴郎必显贵，我死须恳其血食我，而葬我于祖墓。运台服官后，未暇办，故为祟。运台谓余曰：君言有为祟者，考果验，真神人也。将何以慰之？余曰：鬼有所归，乃不为厉，公当迎柩厝墓，立位而祀之可也。运台依余言以行，然后服药有功，而病根永除矣。（王士雄《洄溪医案按·失魂》）

张杲治黄沔久病渴，极疲瘁，劝服八味丸数两而安。其学甚高，然治一水二火者患消渴而用此方，则大误。又阅滑伯仁案，一消渴者，医谓肾虚津不上升，合附子大丸服之，渴益甚，目疾亦作。滑斥之曰：此以火济火，不焦则枯。令弃前药，以寒剂下之，荡去火毒，继以苦寒清润之剂乃愈。是不可同日而语矣。（俞震《古今医案按·卷第二》）

《泊宅编》载，一仕人患消渴，医者断其逾月死。又一医令急致北梨二担，食尽而瘥。（俞震《古今医案按·卷第二》）

隋炀帝服方士丹药，荡思不可制，日夕御女数十人，入夏烦躁，日引饮数百杯而渴不止。莫君锡进冰盘于前，俾时刻望之，是皆法外之法也。（俞震《古今医案按·卷第二》）

他如本草载淡煮韭苗，于清明前吃尽一斤。刘完素以生姜自然汁一盆，置室中具杓于旁，给病人入室锁之，渴甚，不得已而饮，饮渐尽，渴反减，是皆《内经》辛以润之之旨。而《交州记》曰：浮石体虚而轻，煮饮治渴。故《本事方》神效散浮石为君，实神效无比。

又按：风寒暑湿燥火，六淫之邪也。江氏分类集案，不立燥之一门。缘诸病有兼燥者，已散见于各门，却无专门之燥病可另分一类耳。故于湿之下，火热之上，间以消渴，盖消渴有燥无湿也。其见解极是，允宜配列在此。（俞震《古今医案按·卷第二》）

汗证医案

李士材曰：翰林李集虚，劳而无度，醉而使内，汗出多痰。服宽膈化痰之药，转觉滞闷。诊其脉沉而涩，两尺尤甚，余谓其婿曰：痰得涩脉，一时难愈。况尺中涩甚，精伤之象也，在法不治。勉用补中益气加半夏、茯苓，二剂有小效，众皆喜。余曰：涩象不减，脉法无根，死期近矣。果十余日而殁。

俞震按：此与梁浓斋案（指阁老梁浓斋，气短有痰，小便赤涩，足跟作痛，尺脉浮大，按之则涩，此肾虚而痰饮也。用四物送六味丸，不月而康。仲景云：气虚有饮，用肾气丸补而逐之，诚开后学之蒙，济无穷之夭枉。肾气丸，即六味丸。**俞震按**：四物汤送六味丸，专补肾阴也。若仲景所谓肾气丸，必以六味加桂附为是。况气短、足跟痛、尺脉涩，仅用六味，恐不效。此案与治孟都宪案同法。梁则小便赤涩，孟则遗尿；梁则尺浮大而按之涩，孟则尺浮大按之如无，孟加眩晕，尤易辨也。——编者注）同一涩脉而死生不同者，彼惟尺脉浮大，按之则涩；此是六部沉涩，两尺尤甚，轻重自别也。况又云脉法无根，想是沉而细涩，按之欲绝耳。不然，哮嗽门中顾明华案，亦系涩脉，何以先补养而继吐下，仍能愈之耶？（俞震《古今医案按·卷第五》）

王士雄按：汗出精伤，脉法无根，固是死证，然不宜用此等药矣。

杨照藜评：尺中既虚，何故复用升提？既患汗出，何故又用升、柴？（王士雄《古今医案按选·卷二·痰》）

张景岳曰：余尝治一衰翁，年逾七旬，陡患伤寒，初起即用温补调理，至十日之外，正气将复，忽尔作战，自旦至晨，不能得汗，寒栗危甚，告急于余。余用六味回阳饮，入人参一两，姜、附各三钱，使之煎服。下咽少顷，即大汗如浴。时将及午，而浸汗不收，身冷如脱，鼻息几无，复以告余。余令以前药复煎与之，告者曰：先服此药，已大汗不堪，今又服此，尚堪再汗乎？余笑谓曰：此中有神，非尔所知也。急令再进，遂汗收神复，不旬日而起矣。呜呼！发汗用此，而收汗复用此，无怪乎人之疑之也。而不知汗之出，与汗之收，皆元气为之枢机耳。人能如阖辟之权，其放与收，有所以主之者，则无惑矣。

俞震按：景岳之言，的系医宗三昧，诚能悟此，则线索在手，操纵咸宜矣。但所选三案（本案与以下两案：①东垣治一人，二月天气，阴雨寒湿，又因饮食失节，劳役所伤，病解之后，汗出不止，沾濡数日，恶寒，重添厚衣，心胸间时烦热，头目昏愦，上壅，食少减。此胃中阴火炽盛，与天雨之湿气相合，湿热太甚，则汗出不休，兼见风化也。以助东方甲乙之风药以去其湿，甘寒以泻其热。生芩、酒芩、人参、炙草、羌、独、藁、防、细辛、川芎、蔓荆子各三分，黄芪、生甘草、升、柴各五分，薄荷一分，煎服即愈。②慎斋治一人，自汗，足冷不能行动，尺脉沉大。此脾气下陷也，故肺失养而汗出。足乃脾肾经行之地，脾阳不舒，肾气亦郁，所以冷也。以启脾养肺为本，温肾为标。用参、芪、山药，补脾阴固表扶肺，稍加桂温之而愈。——编者注），皆取高超者以示模范，非全法也。如阳虚自汗，用参附、芪附、黄芪建中；阴虚盗汗，用当归六黄汤、地黄汤，加白芍、牡蛎、浮小麦、糯稻根须；表虚，用玉屏风散；心虚，用归脾汤；肝火，用左金、白芍、龙、牡；胃火，用凉膈散、白虎汤；风胜，用桂枝汤；湿胜，用羌活胜湿汤；痰用导痰、温胆；暑用清暑益气。**王士雄按**：有宜清不宜益者，故所论诸方皆不可执也。以及麻黄根、败蒲扇、封脐药、外扑法，法宜遍求。他如头汗、阴汗、心窝汗、饮食汗，方各另采。总宜多阅诸书，固难备述是编。（俞震《古今医案按·卷第四》）

周慎斋治一人，自汗，足冷不能行动，尺脉沉大。此脾气下陷也，故肺失养而汗出。足乃脾肾经行之地，脾阳不舒，肾气亦郁，所以冷也。以启脾养肺为本，温肾为标。用参、芪、山药，补脾阴固表扶肺，稍加桂温之而愈。

俞震按：自汗而足冷不能行动，显系下焦虚寒矣。尺脉当沉细，何反沉大？粗工舍脉证，必将温补肝肾，而用熟地、枸杞、苁蓉、鹿茸、桂、附等药；缪工凭脉论，或认下焦湿热而用二妙散、防己黄芪等方，俱与脾气下陷膈一层也。慎斋善用温补，此案只稍加肉桂，亦以尺脉之沉大也。（俞震《古今医案按·卷第四》）

虚损医案

李士材治福建何金阳令郎，患虚损梦遗盗汗，羸顿已极。检其所服，以四物、知、柏为主，芩、连、二冬为加减。诊其脉大而数，按之极软，李曰：中气大寒，反为药苦矣。乃以归脾汤，入肉桂一钱，人参五钱，当晚得熟寐，居十日而汗止精藏。更以还少丹兼进，补中益气间服，一月而瘥。

俞震按：脉大而数，按之极软，诚宜温补矣。然用温补，得数脉退则愈，数脉不退则仍不愈也。亦惟大而数，按之极软，故可温补。若细而数，按之极软，死期已近，温补何益也。（俞震《古今医案按·卷第四》）

杨照藜评：分别精当。（王士雄《古今医案按选·卷四·虚损》）

罗谦甫治王侍郎之婿，年二十五，十一月间，因劳役忧思烦恼，饮食失节而病。时发躁热，困倦盗汗，湿透其衾，不思饮食，气不足以息，面色青黄不泽。罗诊其脉浮数而短涩，两寸极小，告之曰：此危证也。治虽粗安，至春必死，当令亲家知之。夫人不以为然，遂易医。至正月，果躁热而卒。异日侍郎谓罗曰：吾婿果如君言，愿闻其理。罗曰：此非难知也。《内经》曰：主胜逆，客胜从，天之道也。盖时令为客，人身为主。冬三月人皆惧寒，独渠躁热盗汗，是令不固其阳，时不胜其热。天地时令，尚不能制，药何能为？冬乃闭藏之月，阳气当伏于九泉之下，至春发为雷，动为风，鼓坼万物，此奉生之道也。如冬藏不固，则春生不茂，且有疫疠之灾。故人身阴气，亦当伏潜于内，不敢妄扰，毋泄皮肤，使气亟夺，此冬藏之应也。令婿汗出于闭藏之月，肾水已涸，至春何以生木？阳气内绝，无所滋荣，不死何待？因叹息而去。

俞震按：此论可为损怯病之秦镜，何以《类案》不收？**王士雄按**：魏选已收。又罗君治韩子玉父，六十，病消渴，至冬添躁热，须裸袒以冰置胸腹乃快，其脉沉细而疾。罗亦曰：人身为主，时令为客，大寒之令，其热更甚，经谓当所胜之令而不能制，名曰真强。乃孤阳绝阴必死之证也。与此条义同。（俞震《古今医案按·卷第四》）

王士雄按：庚戌冬卜子安少府三令郎，久患虚嗽，医用引火归元法，频投桂、附，驯致喘汗大热，不能著复衣，甚欲摇扇。延余诊之，脉洪数无序，曰：阴已竭，孤阳欲飞，天时犹不能胜，而况于药乎？辞不治。果交春而殁。（王士雄《古今医案按选·卷二·发热》）

喻嘉言治杨季登次女，食减肌削多汗。诊时见其筋掣肉颤，身倦气怯，乃曰：此大惊大虚之候，法宜温补，并多加茯神、枣仁。然服十余剂，全不对病。喻徘徊自忖曰：非外感也，非内伤也。虚汗振掉不宁，能受补药而病无增减。且闺中处子，并无家难，其神情浑似丧败之余，此曷故耶？忽而悟曰：此必邪祟之病也。诊时问其面色，曰时赤时黄；问其兼证，曰每晚睡去，口流白沫，战栗而绝，以姜汤灌至良久方苏，挑灯侍寝防之，亦不能止。因恐婿家传闻，故不敢明告。喻曰：何不早言，即可早愈。乃用犀角、羚羊角、龙齿、虎威骨、牡蛎粉、鹿角霜、人参、黄芪等药，合末。以羊肉半斤，煎取浓汁三盏，尽调其末，一次服之。果得安寝，竟不再发，相传以为神异。盖祟附于身，与人之神气交持，亦逼处不安，无隙可出。故用诸多灵物之遗形，引以羊肉之膻，俾邪祟转附骨角，移从大便而出。仿上古移精变气，祝由遗事，而充其义耳。

俞震按：此案笺方释证，直造轩岐之堂。后案酌古斟今，足分和缓之坐。（俞震《古今医案按·卷第四》）

痹证医案

东山席以万，年六十余，患风痹，时医总投温补，幸不至如近日之重用参、附，病尚未剧。余诊之，脉洪而气旺，此元气强实之体，而痰火充盛耳。清火消痰以治标，养血顺气以治本。然经络之痰，无全愈之理，于寿命无伤，十年可延也。以平淡之方，随时增损，调养数载，年七十余始卒。此所谓人实证实，养正驱邪，以调和之，自可永年。重药伤正，速之死耳。（王士雄《洄溪医案按·中风》）

李士材……又治兵尊高悬圃，患两足酸软，神气不足，向服安神壮骨之药，不效。改服滋肾合二妙，加牛膝、苡仁之属，又不效。纯用血药，脾胃不实。李诊之，脉皆冲和，按之亦不甚虚，惟脾部重取之则涩而无力。此土虚下陷，不能制水，则湿气坠于下焦，故膝胫为患耳。进补中益气倍用升、柴，数日即愈。夫脾虚下陷之证，若用牛膝下行之剂，则愈陷而病愈甚矣。

俞震按：此三案（本案与下两案：①李士材治太学朱修之，八年痿废，累治不效。李诊之，六脉有力，饮食如常。此实热内蒸，心阳独亢，证名脉痿。用承气汤下六七行，左足便能伸缩。再用大承气，又下十余行，手中可以持物。更用黄连、黄芩各一斤，酒蒸大黄八两，蜜丸，日服四钱，以人参汤送。一月之内去积滞不可胜数，四肢皆能展舒。李曰：今积滞尽矣。煎三才膏十斤与之，服尽而应酬如故。②崇明倪君俦，四年不能起于床，日服之药，寒凉十六，补肾肝者十三。李诊其脉，大而无力，此营卫交虚。以十全大补加秦艽、熟附各一钱，朝服之；夕用八味丸加牛膝、杜仲、远志、菖蒲、虎骨、龟板、黄柏，温酒送七钱，凡三月而机关利。——编者注）精妙绝伦。以药对脉，确切不移。首案连用承气，继用参汤送寒下药，皆是独取阳明治法。末案补中益气，与大黄补泻不同，总归乎取阳明也。

《临证指南》首列轻清治肺二方，实宗肺热成痿之旨，第恐力薄难效。其用二妙、茵陈、萆薢、茯苓皮、蚕砂、海金沙、防己、胆草、寒水石等，直清湿热，较之清燥汤，反胜一筹。不涉虚者，允宜仿此。又有治下虚上实，而用犀角地黄汤去芍药，加元参、连翘、桑叶、钩藤，似乎专理上实，不顾下虚。然云头目如蒙，入夏阳升为甚，议清营热以熄内风，想其人脉必弦数，有热甚生风之象，未可兼顾下虚，或他日再诊而后滋填下焦，亦未可定。至于滋填下焦方，有用虎潜加减者；有用四斤金刚健步及地黄饮子加减者；有用熟地、苁蓉、巴戟、远志、鹿角霜、桑葚、苍术、小茴，以金毛脊酒蒸熟，水熬膏为丸者；有用苁、戟、杞、膝、青盐、线胶、茯苓、沙苑、鹿筋胶、羊肉胶、牛骨髓、猪脊髓者。却无参、术补阳明法，亦无承气泻阳明法。惟脾肾双补丸有人参，然其案重在晕麻瘕泄，尚未痿厥，非以治痿也。统观之，不外清湿热，益肝肾，岂二种病情偏多耶？或案有遗逸，未能详备耶？（俞震《古今医案按·卷第八》）

石山治一人，因久坐腰痛，渐次痛延右脚，及左脚，又延及左右手，不能行动。或作风治而用药酒，或作血虚而用四物，一咽即痛。盖覆稍热，及用针砭，痛甚。煎服熟地黄，或吞虎潜丸，又加右齿及面痛甚。季秋，汪诊之，脉濡缓而弱，左脉比右较小，或涩，尺脉尤弱，曰：此痿证也。彼谓痿证不当痛，汪曰：诸痿皆起于肺热，君善饮，则肺热可知。《经》云：治痿独取阳明，阳明者胃也。胃主四肢，岂特脚耶？疾兼湿重者，则筋缓而痿软；兼热多者，则筋急而作痛。因检《橘泉传》示之，始信痿亦有痛。又《经》云：酒客不喜甘，熟地味甘，而虎潜丸益之以蜜，则甘多助湿而动胃火，故右齿面痛也。遂以人参二钱，黄芪一钱五分，白术、茯苓、生地黄、麦门冬各一钱，归身八分，黄柏、知母各七分，甘草四分。煎服五帖病除，彼遂弃药。季冬复病，仍服前方而愈。

俞震按：此案讲病最精，用药则未敢深信。既云热多者筋急而痛，

且现在右齿面痛，何以重用参、芪甘温之药，其些微之知、柏，宁有益耶？（俞震《古今医案按·卷第八》）

孙东宿治行人孙质庵，患痛风，手足节骱肿痛更甚，痛处热，饮食少，诊之脉皆弦细而数，面青肌瘦，大小腿肉皆削，曰：此病得之禀气弱，下虚多内以伤其阴也，在燕地又多寒。《经》云：气主煦之，血主濡之。今阴血虚，则筋失养，故营不荣于中。气为寒束，百骸拘挛，故卫不卫于外。荣卫不行，故肢节肿痛而热，病名周痹是也。治当养血舒筋，流湿润燥。俟痛止后，继以大补阴血之剂，实其下元可也。乃以五加皮、苍术、黄柏、苍耳子、当归、红花、苡仁、羌活、防风、秦艽、紫荆皮，二十剂而筋渐舒，肿渐消，痛减大半。更以生地、龟板、牛膝、当归、苍术、黄柏、晚蚕砂、苍耳子、秦艽、苡仁、海桐皮，三十剂而肿痛全减。行人大喜，孙曰：公下元虚惫，非岁月不能充实，须痛戒酒色，则培补乃效。丸方以仙茅为君；人参、鹿角胶、虎胫骨、枸杞、牛膝为臣；熟地、茯苓、黄柏、苍耳子、晚蚕砂为佐；桂心、秦艽、泽泻为使，蜜丸。服百日，腿肉长完，精神复旧。

俞震按：此案论治处方，俱极精当，叶案有蓝本于此者。（俞震《古今医案按·卷第八》）

乌程王姓患周痹证，遍身疼痛，四肢瘫痪，日夕叫号，饮食大减，自问必死，欲就余一决。家人垂泪送至舟中，余视之曰：此历节也。病在筋节，非煎丸所能愈，须用外治。乃遵古法，敷之、拓之、蒸之、熏之，旬日而疼痛稍减，手足可动，乃遣归，月余而病愈。大凡营卫脏腑之病，服药可至病所，经络筋节，俱属有形。煎丸之力，如太轻则不能攻邪，太重则恐伤其正，必用气厚力重之药，敷、拓、熏、蒸之法，深入病所，提邪外出。古之所以独重针灸之法，医者不知，先服风药不验，即用温补，使邪气久留，即不死亦为废人，在在皆然，岂不冤哉。

王士雄按：风药耗营液，温补实隧络，皆能助邪益痛。若轻淡清通之剂，正宜频服，不可徒恃外治也。（王士雄《洄溪医案按·周痹》）

叶天士先生治嘉善周姓，体厚色苍，患痛风，膝热而足冷，痛处皆肿，夜间痛甚。发之甚时，巅顶如芒刺，根根发孔觉火炎出，遍身躁热不安，小便赤涩，口不干渴，脉沉细带数。用生黄芪五钱，生于术三钱，熟附子七分，独活五分，北细辛三分，汉防已一钱五分，四剂而诸证皆痊，惟肿痛久不愈，阳痿不举。接用知、柏、虎膝、龟板、苁蓉、牛膝，不应。改用乌头、全蝎各一两，穿山甲、川柏各五钱，汉防已一两五钱，麝香三钱，马料豆生用二两，茵陈汤泛丸。每服一钱，开水下而全愈。

俞震按：此与《指南》所载治鲍姓周痹，用蜣螂、全蝎、地龙、穿山甲、蜂房、川乌、麝香、乳香，以无灰酒煮黑大豆汁法丸者，各有妙义，非浅见寡闻者所能窥测。后张路玉案用安肾丸（俞震《古今医案按·卷第八》：张路玉治包山劳俊卿，年高挛废。山中诸医，用木瓜、独活、防已、豨莶、威灵仙之类，将半年余，乃致跬步不能动移。或令服八味丸，亦不应。诊其脉尺中微浮而细，时当九夏，自膝至足，皆寒冷如从水中出。知为肾虚，风雨所犯而成是疾。遂授安肾丸，终剂而能步履。连服二料，绝无痿弱之状矣。——编者注），亦有巧思。又与叶案之蠲痛丹（叶桂《临证指南医案按·卷七按·痹按·寒湿》：某，三七。寒湿滞于经络，身半以下筋骨不舒，二便不爽。若非迅疾飞走不能效。蠲痛丹。杨，四肢流走痹痛。风胜移走，湿凝为肿。下焦为甚，邪入阴分。蠲痛丹。——编者注）、木防已汤（叶桂《临证指南医案按·卷七按·痹按·肢痹》：汪。冬月温暖，真气未得潜藏，邪乘内虚而伏，因惊蛰节春阳内动，伏气乃发。初受风寒，已从热化。兼以夜坐不眠，身中阳气亦为泄越。医者但执风、寒、湿三邪合成为痹，不晓病随时变之理。羌、防、葛根，再泄其阳，必致增剧矣，焉望痛缓？议用仲景木防已汤法。木防已、石膏、桂枝、片姜黄、杏仁、桑枝。——编者注）诸方，可谓同工异曲。（俞震《古今医案按·卷第八》）

祝茹穹治闽闱典试，半月前忽腿疼，两脚筋缩，脚跟缩粘至腿，寸步不能行，将一月，屡药无效。咸以此为痿痹证，祝曰：非也。察其脉，左寸忽洪忽涩，迟数无定栖。因此人好饮冷酒，酒新则性热燥，冷冻饮料又犯寒湿，寒热相搏，遂有此病。乃以川乌二钱去皮脐，麻黄二钱二股梢、一股根，苍术一钱以甘草汁拌炒，白蒺藜一钱去刺，酒蒸熟，焙干同为末。每服一钱二分，用老酒热冲服，盖被出汗。一服即能行动，三服愈。

俞震按：此病甚重，所用川乌、麻黄，虽属狠药，然以治痛风，亦甚平常，恐未必速效至此。（俞震《古今医案按·卷第八》）

痉证医案

予乡文选司莘之金公，劳倦而伤寒发斑，斑出迎风遽隐，遂发痉，手足搐掉，不时跳跃，浑身震动，神欲晕去。予用牛蒡、天虫、土贝、荆、防、钩藤，不应。其脉细而弦劲带数，乃用虎膝、归、芍、生地、钩藤、秦艽、荆芥、桑枝，痉跳减半，未能全愈。因思病属厥阴，当寒热并用，乃以桂枝、羚羊角为君，仍佐血药，加竹沥、姜汁，一服而愈。此实效颦于丹溪，幸不至学步于邯郸耳。（俞震《古今医案按·卷第三》）

痿证医案

葛可久治同郡富人女，年可十七八，病四肢痿痹，不能自食，目瞪，众医莫能治。葛视之，笑曰：此不难治。乃令悉去房中香奁、流苏之属，发地板掘土为坎，畀女子其中，扃其扉，戒家人，俟其手足动而作声，当报我。久之，手足果动而呼，投药一丸。明日自坎中出矣。盖此女平日嗜香，而脾为香气所蚀故也。

俞震按：香为脾臭，何以蚀脾？意者香能开窍，香极则诸窍大开，脉缓筋弛，关键尽撤，故身软目瞪不食也。畀入土坎者，诸毒得土而化，且土为万物之母，四肢百骸，得土气则生气自复也。仍合治痿独取阳明之义。（俞震《古今医案按·卷第八》）

王士雄按：香能开窍，气大发泄，发泄既久，脾气乃虚，故曰蚀也。盖脾胃主四肢，不但脾虚四肢不用，胃实亦有之。**杨照藜评**：凡病虚实寒热，俱有对待之证。

余治朱茂才疟愈之后，已服补剂，且能食肉，忽然卧床不起，四肢痿痹，不能自食，目瞪不语，医治四日，病如故。余诊之，脉弦细而软，苔薄微黄，大便不行，察其胸腹皆柔软，神气亦清，耳不聋，与之食亦食。此补之太骤，痰阻枢机，气郁不舒，非痿症也。予菖蒲、远志、胆星、枳实、茯苓、半夏、竹茹、橘皮、旋覆为方，芦菔汤煎服。一剂而更衣起榻，谈笑如常。故余先曾祖《随笔》（指清代名医王学权《重庆堂随笔》。——编者注）中谓治痰独取阳明，不专指虚证说。由此推之，即中气不足，溲便为之变，亦不可泥不足为虚也。如湿热痰食，皆能阻滞脾胃，而中气窒碍，不足转输，致演便变其常度，岂可概视为虚证乎？故读书必悟两面，临证庶免执一。（王士雄《古今医案按选·卷四·痿证》）

腰痛医案

丹溪治徐质夫，年六十余，因坠马腰疼不可转侧，六脉散大，重取则弦小而长，稍坚。朱以为恶血虽有，未可驱逐，且以补接为先。遂令煎苏木、人参、黄芪、芎、归、陈皮、甘草服。至半月后，散大渐敛，食亦进。遂与熟大黄汤调下自然铜等药，一月而安。

俞震按：跌伤有瘀，似宜先逐瘀而后补。丹溪则以年之老、脉之散大，反先补而后逐瘀，是其学问之高也。昧者必以为补住恶血，惧不敢补，则尽力逐之，瘀终不去而变端起矣。损伤且然，况内病乎？观此案及治叶先生痢疾案，而知补住邪气，补住恶血之为谬谈也。大抵元气果虚，则补药惟元气受之，而或邪或瘀，不相干涉。若元气不虚，则补药为邪助长，为瘀增痛，诚非所宜。要在能辨其虚与不虚耳。（俞震《古今医案按·卷第七》）

王士雄按：亦当审其虚之微甚，邪与瘀之重轻，而后斟酌其先攻与先补之宜也。如此案虽宜先补，而以苏木驾驭参、芪，自无补住恶血之虞。叶先生痢案，以陈皮、芍药辅参、术，亦非蛮补留邪之剂也。（王士

雄《古今医案按选·卷四·腰痛》)

韩飞霞治一都司，因哭弟成疾，饮食全绝，筋骨百节皮肤无处不痛，而腰为甚。一云肾虚宜补，或云风寒宜散。韩曰：此亦危证。其脉涩，正东垣所谓非十二经中正疾，乃经络奇邪也。必多忧愁转抑而成。若痰上，殆矣。补则气滞，散则气耗，乃主以清燥汤。连进三瓯，遂因睡至五鼓，无痰，觉少解。脉之，减十之三。遂专用清燥汤加减与之，十剂而愈。

俞震按：此证甚危，此论甚佳。乃以清燥汤一方收功者，盖五志过极，皆为火郁。此方连、柏以清火，苍、曲以散郁；郁热能蒸湿，二苓、泽泻以渗湿；湿热甚则脾土衰，二术、人参以助脾补元；湿热胜则肺金困，参、芪、麦冬、五味助金以制木，使不生火；又火亢者水必亏，故兼归、地养血，再合升、柴之升清，苓、泻之降浊，恰与经络奇邪吻合。所谓奇邪者，乃奇经之邪，故云非十二经中正疾也。(俞震《古今医案按·卷第八》)

杨照藜评：凡用成方，必须与病吻合，如此乃佳，否则必须加减。(王士雄《古今医案按选·卷四·通风》)

李士材曰：徽州太学方鲁儒，精神困倦，腰膝异痛不可忍，皆曰肾主腰膝而用桂、附，绵延两月，愈觉四肢痿软，腰膝寒冷。遂恣服热药，了无疑惧。比予视之，脉伏于下，极重按之，振指有力。因思阳证似阴，乃火热过极，反兼胜已之化，小便当赤，必畏沸汤，询之果然。乃以黄柏三钱，龙胆草二钱，芩、连、栀子各一钱五分，加生姜七片为向导，乘热顿饮。移时便觉腰间畅快，三剂而痛若失矣。用人参固本丸日服二两，一月而痊安。

俞震按：此与景岳治董翁腰痛相同。但张案则脉洪滑而小水不通，故用大分清饮，倍加黄柏、胆草，小水通而腰痛顿止。(俞震《古今医案按·卷第七》)

施笠泽治少司成张侗初，患足胫痛三年矣。诊之。脉沉细而涩，曰：此下焦元气不足，不能荣养筋骨，当用滋补舒筋之剂。服后微效，因劳旋作。再诊之，脉兼浮数，元气愈耗矣。为制人参膏及河车天乙丸间服，元气渐壮。独两胫作楚不能忍，因制万灵膏去樟脑，加韶粉、苏合、麝香，以软帛紧系两胫。仍令饮甘草汤，不顷刻而痛若失。此膏良验，方载《本草纲目》。后用黄芪建中汤加参、归，调理全安。

俞震按：此条与前案，俱以方之不同而选之。（俞震《古今医案按·卷第七》）

孙东宿曰：吴东星冒暑应试，落第而怏怏，因成疟，自中秋延至十月，疟虽止而腰痛甚，且白浊，咳嗽，肌肉大削。药剂乱投，如大羌活汤、地黄汤，及连、柏、桂、附、参、茸等皆用过，痛剧欲死，叫撼四邻。予脉之，左弦细，右滑大，俱六至，口渴溺赤。予知其昔患杨梅疮，余毒尚伏经络，适因疟后，气血不足，旧毒感动，故痛而暴也。以归、芍、甘草、牛膝、苡仁、木通、白鲜皮、钩藤，用土茯苓四两煎汤，代水煎数服而痛止嗽缓。乃以酒后犯房，次日腰如束缚，足面亦左眼赤，小水短，足底有火，从两胯直冲其上，痛不可言，予前方去木通、白鲜、土茯苓，加石斛、红花、生地黄调理三日，证无进退。时值祁寒，因大便燥结，误听人用玄明粉，一日夜服至两许，便仍不行，而腰痛愈猛，两足挛缩，气息奄奄，面色青惨，自觉危急。诊之，六脉俱伏，痛使然也。予曰：君证虽热，便虽燥，但病不在肠胃，而在经络筋骨间，徒泻肠胃何益？且闭藏之月，误泻则阳气亏乏，来春无发生根本矣。今四肢拘缩，腰胯痛极者，由天寒而经络凝涩也。寒主收敛，法当温散寒邪之标，使痛定，然后复治其本。乃用桂心、杜仲、炙甘草、苍术、破故纸、五加皮。连与二剂，痛定而四肢柔和，饮食始进。予曰：标病已去，顾今严寒不可治本，须俟春和为君拔去病根。渠不信，任他医用滋阴降火，久而无效。至次年三月，予乃以煨肾散进，大泻五六度，四肢冰冷，举家大恐。予曰：病从此去矣。改进理脾药数帖，神气始转，腰胯柔和，可下床举步矣。盖此系杨梅疮余毒伏于经络，岂补剂所能去哉？予故先为疏通湿热，方用补剂收功也。后仍以威灵仙末子二钱，入猪腰子内煨熟食之。又泻一二度，病根尽拔。改用熟地、归、芍、苡仁、牛膝、黄柏、丹参、龟板，调理全安。

俞震按：此案病情反复，孙公能随其病机曲折以赴之。就所录者已有七次治法，谁始终汇载，方知其中间有效有不效，而终底于效，乃可垂为模范。苟逸其半而存其半，则不知来路之渊源，未明结局之成败，何以评骘其是非乎？因不禁慨然于《临证指南》矣。（俞震《古今医案按·卷第七》）

祝茹穹治张修甫，腰痛重坠，如负千金，惟行房时不见重。服补肾等丸总不效。祝曰：腰者肾之府，肾气虚，斯病腰。然何以行房时不见重，必瘀血滞之也。故行房时肾摇而血行，行即不瘀，遂不见其重也。以黄柏、知母、乌药、青皮、桃仁、红花、苏木、穿山甲、木通各一钱，甘草五分，姜、枣煎，二剂而愈。

俞震按：瘀血腰痛，古人原有治法。而想到行房时肾摇血即不瘀，岂非明哲乎？然行瘀多用肉桂，此反用知、柏者，岂于脉中见相火之强耶？（俞震《古今医案按·卷第七》）

王士雄按：血因寒而瘀者，宜散以热。苟因热而瘀者，岂可谓必须肉桂乎？俞君固矣。

杨照藜评：总因热则流行一语，印定眼目。（王士雄《古今医案按选·卷四·腰痛》）

腿痛医案

孙东宿曰：一人生杨梅疮后，偶遭一跌，环跳脱出，不能复入窠臼，疼痛殊甚，两足因长短不齐。予思不能复入窠臼者，以瘀血流入窠臼占满故窍，致骨不得复入也。今但消去瘀血，必以行气活血之剂为主，以下行向导之剂佐之，庶可复原。用陈年窖中砖瓦（洗净，煅过）四两，生地、土牛膝、骨碎补、丹参、赤芍各一两五钱，自然铜三两，蒲黄、车前子、苏木各一两，鹿角二两，元明粉五钱，各为末；以茅草根一斤、红花四两煎膏，拌晒前药，再以蜜丸服之，得效。

俞震按：薛氏立方平正，孙公用药灵巧，均堪师法。但砖瓦宜用尿坑中者，不宜粪窖中者。（俞震《古今医案按·卷第七》）

背痛医案

卢不远治浦江张二如，病脊膂痛，艰于起拜，形伛偻楚甚。卢诊之，谓曰：此房后风入髓中，骨气不精，故屈伸不利。用龟鹿四仙胶，服三月以填骨髓。佐透冰丹二十粒，以祛肾风，遂全愈。（俞震《古今医案按·卷第七》）

汪石山治一人，年逾三十，季夏日午行房，多汗，晚浴又近女色，因患白浊。医用胃苓汤，加右眼作痛。用四物汤人三黄服之，睡醒口愈加苦，又加左膝肿痛。仲冬不药浊止，渐次延至背痛，不能转侧，日轻夜重，嚏则如绳索撮腰胁，痛楚不堪，呵气亦应背痛。时或梦遗。次年正月，汪诊之，脉皆缓弱无力，脾虚可知；左脉滑者，血热也。遂以参、芪各二钱，苓、术、归身、麦冬各一钱，牛膝、神曲、陈皮、黄柏各七分，甘草、五味各八分，煎服三十余帖。仍以龟板、参、芪、黄柏各二两，熟地、萸肉、枸杞、杜仲、归、茯、牛膝各一两丸服，寻愈。（俞震《古今医案按·卷第七》）

祝茹穹治一人，患心重如千斤下坠，背弯不能直，每发时疼痛难忍，眼珠直出，舌俱咬碎，无药可疗。祝曰：此必打铜锡生理，终日用力，伤于饥饱，间以欲事，或因偷情为人所惊，精不得泄，用槌则弯背，惊则心血走，不泄则肾气逆，以气裹血，渗留胞络，遂成兹证。究之，果打铜匠也。乃以麻黄、羌活各一钱，茯神、香附、归尾、赤芍各八分，甘草四分，两剂发汗而心轻。再以熟大黄三钱，赤芍、槟榔、枳实、黄柏、黄芩各一钱，两剂便通而背直。服八味地黄丸一料，而用力生理如常时矣。

俞震按：汪案养阴益气；卢案补精搜风；祝案汗下以通经，温纳以固肾，俱真实学问，非肤浅伎俩。尚有未备者：背属太阳，若暴痛则审其脉，浮紧为伤寒，脉沉缓为寒湿，麻黄汤、羌活胜湿汤，可酌用也；脊系督脉，若久痛，则审其热而痛为阴虚，冷而痛为阳虚，麋茸六味、鹿茸八味，可分用也；若肩背痛则兼肺经，腰背痛则兼肾经，又当各求其因而治之。更有胸与背互换作痛，项与背牵连作痛，背痛彻心，心痛彻背，散在诸书，均宜博览。（俞震《古今医案按・卷第七》）

疟病医案

东山姜锡常，气体素弱，又患疟痢，每日一次，寒如冰而热如炭，随下血痢百余次，委顿无生理。因平日相契，不忍委之，朝夕诊视，为分途而治之，寒御其寒，热清其热，痢止其痢，俱用清和切病之品，以时消息，而最重者在保其胃气，无使生机又绝。经云：食养尽之，无使过之，伤其正也。诸证以次渐减而愈。或谓如此大虚，何以不用峻补？余曰：寒热未止，必有外邪，血痢未清，必有内邪，峻补则邪留不去，如此虚人，可使邪气日增乎？去邪毋伤正，使生机渐达，乃为良策。锡常亦深会此意，而医理渐明，嗣后小病皆自治之，所谓三折肱者也。（王士雄《洄溪医案按・疟痢》）

洞庭姜锡常长郎佩芳，体素弱而患久疟，时余应山前叶氏之招，便道往唔，佩芳出，诊色夭脉微，而动易出汗。余骇曰：汝今夕当大汗出而亡阳矣，急进参附，或可挽回。其父子犹未全信，姑以西洋参三钱，偕附子饮之，仍回叶宅。夜二鼓叩门声甚急，启门，而锡常以肩舆来迎，至则汗出如膏，两目直视，气有出无入，犹赖服过参附，阳未遽脱，适余偶带人参钱许，同附子、童便灌入，天明而汗止阳回，始知人事。然犹闻声即晕，倦卧不能起者两月，而后起坐。上工治未病，此之谓也。如此危急之证，不但误治必死，即治之稍迟，亦不及挽回。养生者，医理不可不知也。（王士雄《洄溪医案按・疟》）

高果哉又治高文甫，三疟有三月余。用首乌、生地、当归、白术、知母、青皮、枳壳、升、柴、煅制穿山甲、姜、枣，煎服。过疟期三转。

第二次，用生地一两，老姜一两。第三次，用当归一两，姜皮一两。第四次，用白术一两，姜皮一两。每帖加桃叶七片。三转后，捡不破荷叶烘燥为末，三白酒调服五钱。又三转，疟渐止，但骨节腰膝疼酸，无力行走，腹上常热。乃用四物汤，加首乌、枸杞、萸肉、杜仲、牛膝、白术、甘草、虎骨、麦冬、五味、贝母、橘红为末；活鳖一个，煮取肉，捣药烘干；鳖甲骨俱炙燥，研末加入；以酒蒸常山四两煎浓汁，煮枣为丸。姜汤送下三四钱。

俞震按：果哉先生乃王金坛之高弟。《准绳》序中所谓嘉善高生隐从余游，因采取古今方论，命高生次第录之者是也。予童时习闻父老传诵，其治病如神，着有《医林广见》及《杂证》二书，未曾刊印。世人得之者，珍如拱璧。又有医案数卷，立方颇多奇巧，然险峻者亦难轻试。略选数条，以存吾邑之文献云耳。（俞震《古今医案按·卷第三》）

王士雄按：此条脉证俱不载明，不知疟属何因，难以垂训。观其用药，似系疟久邪入厥阴经者。然老姜用至每剂一两，殊为可议。至用桃叶，则未免惑于世俗之论，尤可陋矣。

杨照藜评：疟久则正虚邪亦衰，用滋阴而愈者有之。若参入升、柴、姜、枣，未免错杂不伦，宜孟英议之也。（王士雄《古今医案按选·卷一·疟》）

高果哉治张习可，五月间，受微雨及风冷，遂患三疟。疟发于暮，热甚于夜。至九月中，诊得六脉虚数。此阴虚而暑入阴分，最难治。当先升举其阳。用生地、当归、川芎、白芍、炙草、知母、干姜、干葛、升麻、柴胡、姜、枣，煎服。四剂后，加首乌、人参。又定丸方，首乌四两，生地三两，参、术、当归、龟板、猪苓、知母、黄芩、山楂各二两，柴胡一两六钱，牛膝一两五钱，干姜、穿山甲各一两，甘草五钱；活鳖一个，入砂仁末二两，煮，取鳖肉，同药捣匀烘干，其骨亦炙为末，加入荷叶汤，法丸，服完全愈。（俞震《古今医案按·卷第三》）

王士雄按：此暑湿兼风冷之邪而入于营分也，故用此法治之而愈。其人虽属阴亏，并非暑邪入阴，设是暑热入于阴分，则升散燥烈之品皆

为戈戟。高君治法虽神，立案尚觉颟顸，学者须加咀嚼也。（王士雄《古今医案按选·卷一·疟》）

僧慎柔治淮安客，年三旬外，季夏患瘅疟，但热不寒，连日发于午后，热躁谵语，至次日天明才退。数日后，忽腹痛，昼夜无间，勺水不进，呼号欲绝，遇疟发时即厥去。医治不效，求慎柔诊之，脉弦细而濡。乃谓弦细为虚为暑，而濡为湿。盖暑邪成疟，湿热乘虚内陷而腹痛。用酒炒白芍一两，炙甘草一钱五分，水煎，调下天水散（即六一散。——编者注）五钱。服后腹痛如失，次日疟亦不发。

俞震按：此与缪仲淳用丹皮汁煮滑石法同，而此少逊之，且腹痛甚，遇疟发即厥，恐戊己天水未必效。（俞震《古今医案按·卷第三》）

王士雄按：湿热乘虚内陷而腹痛，亦非戊己所宜投。脉象弦细而软，固属暑湿，其腹痛，恐兼肝木凌脾，故此药一剂即瘳也。（王士雄《古今医案按选·卷一·疟》）

王肯堂云：外祖母虞太孺人，年八十余。夏患疟，诸舅以年高不堪再发，议欲截之。予曰：欲一剂而已，亦甚易，何必截乎？乃用柴胡、升麻、羌、防、葛根之甘辛气清以升阳气，使离于阴而寒自已；以知母、石膏、黄芩之苦甘寒，引阴气下降，使离于阳而热自已；以猪苓之淡渗分利阴阳，使不得交并；以穿山甲引之，以甘草和之，果一剂而止。

俞震按：读《灵兰要览》，载此方治疟屡效。又附随证加减法，最为精当，是金坛得意之作也。李士材治新安程武修蓝本于此，惟以白豆蔻换穿山甲，亦其善用药处。（俞震《古今医案按·卷第三》）

王士雄按：此案但言夏月患疟，而不详脉证，所用升散之药五种，苦寒之药三种，虽为金坛（即王肯堂。——编者注）得意之作，余颇不以为然。后人不审题旨，辄钞墨卷，贻误良多。邹润安云：据金坛云是使阴阳相离，非使邪与阴阳相离也。使邪与阴阳相离犹可言，人身阴阳，可使之相离乎？斯为先得我心。余治门人张箌山之弟，疟来痞闷欲死，以枳桔汤加柴、芩、橘、半，一饮而愈，是调其升降而使邪与阴阳相离也。（王士雄《古今医案按选·卷一·疟》）

肠痈医案

副枢张息轩，伤寒逾月，既下而内热不已，胁及小腹偏左满，肌肉色不变。俚医以为风所中，膏其手摩之。浃旬，其毒循宗筋流入于睾丸，赤肿若匏。刺溃之，而左胁肿痛如故。召吕诊，吕以关及尺中皆滑数而且芤，因告之曰：脉数不时，则生恶疮；关内逢芤则内痈作，胁之肿，痈作脓也，下之勿晚。乃用保生膏作丸，衣之以乳香，而用硝黄作汤下之。下脓五升许，明日再圊余脓，立痊。

俞震按：此条以伤寒而变肠痈。虽不多见，亦不可不知。观其所告之言，两句出仲景《伤寒论》，两出高阳生《脉诀》。思自明以前，皆用此诀，何近贤之痛诋不堪那？（俞震《古今医案按·卷第一》）

南濠徐氏女，经停数月，寒热减食，肌肉消烁，小腹之右，下达环跳，隐痛微肿。医者或作怯弱，或作血痹，俱云不治。余诊其脉，洪数而滑，寒热无次。谓其父曰：此瘀血为痈，已成脓矣。必自破，破后必有变证，宜急治。与以外科托毒方并丸散，即返山中。越二日，天未明，叩门甚急，启视则徐之戚也。云脓已大溃，而人将脱矣。即登其舟往视，脓出升余，脉微肤冷，阳随阴脱。余不及处方，急以参附二味，煎汤灌之，气渐续而身渐温。然后以补血养气之品，兼托脓长肉之药，内外兼治，两月而漏口方满，精神渐复，月事以时。大凡瘀血久留，必致成痈。产后留瘀，及室女停经，外证极多。而医者俱不能知，至脓成之后，方觅外科施治，而外科又不得其法，以致枉死者，比比然也。（王士雄《洄溪医案按·肠痈》）

王士雄按：《古今医案按》载一妇产后恼怒，左少腹结一块，每发时小腹胀痛，从下攻二隔、乳上皆痛。饮食入胃即吐，遍治不效。叶香岩用炒黑小茴一钱，桂酒炒当归二钱，自制鹿角霜、菟丝子各一钱五分，生楂肉三钱，川芎八分，水煎，送阿魏丸七分，八剂而愈。次用乌鸡煎丸，原方半料，永不复发。

又云：消积之方，如桃仁煎，用大黄、虻虫、芒硝，东垣五积丸，俱用川乌、巴霜；《局方》圣散子、三棱煎丸，俱用硇砂、干漆。此皆峻厉之剂，用而中病，固有神效；若妄试轻尝，鲜不败事。试阅叶案积聚门，并无古方狠药。如《千金》硝石丸，人参、硝、黄并用，丹溪犹以为猛剂，学者但将丹溪治积聚诸案细绎，自有悟处。而黑神丸，生、熟漆并用，尤勿轻试，每见服之误事。因思漆身为癞之言，则“飞补”之说，其可惑乎！（王士雄《沈氏女科辑要按·卷下·产后诸病·小腹痛瘀血成脓》）

张寿颐笺正：叶氏是案，确已将为肠痈。然恼怒而起，仍是肝络郁结为患，但必有寒证，故可用桂酒，及小茴香至一钱之多，非凡是小腹结块胀痛，皆当拘守此方，读者必不可误认。俞氏谓峻剂不可妄投，确是见道之言，平人皆应谨慎，亦不仅为产后言之。生漆最毒，嗅其气者，尚能发肿，甚且皮肤腐烂，岂可以入肠胃？所不可解者，《本草经》竟以干漆列入上品，且谓生者久服轻身耐老云云，殊觉可骇。意者古之漆，必非今之漆也。否则传抄之误，读古书者，胡可为赵奢之子。（张寿颐《沈氏女科辑要笺正·小腹痛瘀血成脓》）

薛立斋案载：一产妇小腹作痛，行气破血，不应。脉洪数，此瘀血成脓也。用瓜子仁汤，二剂痛止；更以太乙膏下脓而愈。产后多有此证，虽非痈，用之神效。脉洪数，已有脓；脉但数，微有脓；脉迟紧，但有瘀血，尚未成脓，下血即愈。若腹胀大，转侧作水声，或脓从脐出，或从大便出，宜用蜡矾丸，太乙膏及托里散。凡瘀血宜急治，缓则化为脓，难治。若流注关节，则患骨疽，失治多为坏证。（王士雄《沈氏女科辑要按·卷下·产后诸病·小腹痛瘀血成脓》）

张寿颐笺正：此肠痈也。必有形块，痛不可按，产后瘀滞不行，留于经隧，固有此证。然治法止有行气导瘀，未成可消，已成可下，如在皮里膜外，则成脓亦必外溃，不能皆从大肠而下。其内服之药，除行气行瘀外，尚复有何妙用？凡肠痈、少腹痈之治法，皆是如此。况在产后，瘀血尤其显著。乃薛谓行气破血不应，必用瓜子仁汤而痛止。太乙膏而脓下。抑知瓜子仁汤方，惟蒌仁、桃仁、苡仁、丹皮四味，薛氏之《外科发挥》有此方。功力尚不能行气行瘀，乃谓可使痛止，已是欺人之谈。《金匮》大黄牡丹皮汤治肠痈，谓当下脓血，力在硝、黄。今去此二味，而加薏苡岂有脓成而可止痛之理？此附会古书而大失其神髓者。太乙膏本为外科通用之薄贴，古人虽亦有作丸内服之说，谬谓既可外贴，既可内治，不知黏腻之极。即作丸子，则坚凝不化，直入肠胃，仍从人便囫囵解出，何能有效。且谓虽非痈亦可用此，则太乙膏又可为产后腹痛之通用品，既不能知肠痈之实在治法，而并不能治腹痛，拾古人无谓之唾余，以售其欺妄，可鄙孰甚！又谓脓从脐出，则是小肠痈之成脓者有之，俗谓是盘脐肠痈，最为难治，十不全一。然产后纵有血瘀，仅在下部，当不至此。蜡矾丸本非有用之方，黄蜡之黏，白矾之涩，能令血失流行之常，有害无益。向来以为可以护心护膜，使疡毒不致内攻，实是制方者之臆造。升国疡医之陋，久已不可复问。薛氏又谓，宜用托里散，则脓已出矣，而尚可托，岂嫌其成脓不多，竟欲令泄尽血肉，此皆疡医家之乱道语，无非掇拾写来，自矜妙用。而尧封采之，盖亦苦于不知治疡，不能识破其剿说之完全无用。此实内外分科之一大弊也。（张寿颐《沈氏女科辑要笺正·小腹痛瘀血成脓》）

麻木医案

张路玉治洋客巴慈明妇，产后眩晕心悸，神魂离散，若失脏腑之状。开眼则遍体麻木，如在云雾中，必紧闭其目，似觉稍可，昼日烦躁，夜则安静。专事女科者，用四物等血药，则呕逆不食。更一医用姜、附等热药，则躁扰不宁。其脉虚大而数，按之则散，举之应指。此心火泻散之象，因难产受惊，痰饮乘虚袭入心包络中，留伏膈上，有入无出，所以绵延不已。盖目开则诸窍皆开，痰火堵塞心窍，所以神识无主；目闭则诸窍皆闭，痰火潜伏不行，故得稍安。与东垣所言合眼则阳气不行之麻木迥殊。况昼甚夜轻，明是上焦阳位之病。与理痰清火之剂，诸证渐宁。然或因惊恐，或因饮食，不时举发，此伏匿膈上之痰，无从搜涤也。乘发时用独参汤下紫雪开通膈膜，仍与前药调补半载而康。

俞震按：麻多在于手足者，以四末道远气馁，则卫行迟而难到也。故麻不兼木，必属气虚，否则风痰。凡脉浮而软，或大而弱者，气虚也。脉浮而滑，按之不衰者，风痰也。若麻木兼作，则有寒湿积痰死血之殊，其脉有沉迟滑实与沉涩而芤之分矣，宜详辨之。（俞震《古今医案按·卷第八》）

杨照藜评：语语精当，宜熟识之。（王士雄《古今医案按选·卷四·麻木》）

奔豚医案

马元仪治袁玉行，小腹厥气上冲即吐，得饮则吐愈甚，诸药不效。马诊之，两脉虚涩，右尺独见弦急，此下焦浊气上腾，则胸中阳气不布，故饮入于胃，上壅而不下达，宜通其地道。用调胃承气汤，下宿秽甚多，继渐培中气而愈。

俞震按：凡病皆有虚实，勿谓气冲证皆系阴虚气虚也。故选此条，别开一例。然必是暴病或便秘，乃从右尺脉印其机耳。

昔年曾与杜良一先生治下焦肾虚，上焦气冲者，杜用六味地黄汤，合五磨饮子，去木香，以汁和服而效。又一新翻式样也。（俞震《古今医案按·卷第三》）

王士雄按：吴馥斋令正体腴皙，凡患恙，必延余诊，虽时感重证，投药三剂，无不愈者。惟二十八岁娩后，汛事遂绝，而别无所苦。余曰：此赋质使然，非病也，不必服药。迄今十载，形体如常。仲秋患痰嗽，气自少腹上冲至胸，即迷闷如寐，面目发黄，身热足冷，肤痛拒按。云：气冲起于上年，曾发数次，但不如是之剧耳。今则稍食荤腥，气即上冲。余脉之，软滑微弦，遂予雪羹、杏、朴、连、夏、竹茹、旋覆以开痰降逆，送下当归龙荟丸，直泄肝阳。一剂胸舒，再剂黄退，三剂便泄如火，诸恙霍然。（王士雄《古今医案按选·卷二·气冲》）

汪石山治萧师训，年逾五十，形肥色紫，气从脐下逆冲而上，睡卧不安，饮食少，精神倦。汪诊之，脉皆浮濡而缓，曰：气虚也。问曰：丹溪云气从脐下起者，阴火也，何谓气虚？汪曰：难执定论。丹溪又云肥人气虚，脉缓亦气虚。今据形与脉，当作气虚论治。遂以参、芪为君，白术、白芍为臣，归身、熟地为佐，黄柏、甘、陈为使，煎服。十余帖稍安，彼以胸膈不利，陈皮加作七分。气冲上，仍守前方，月余而愈。

俞震按：此条仍合丹溪二说同用之，非专主气虚也。谁汪公于濡缓脉，多以参、芪加麦冬、黄柏，不加附子，想系一生得手处。至如陈皮加作七分，气即冲上，此尤气虚之显然者。前方可操券取效也。窃忆生平治气冲证，用熟地、归、杞、牛膝、紫石英、胡桃肉、坎炁、青铅等药而愈者，不计其数。又有用肾气丸而愈者，用大补阴丸、三才丸而愈者，总不出丹溪之训。

惟一陆姓书生，形瘦，饮食如常，别无他病，而气自脐下上冲。始仅抵胸，后渐至喉，又渐达巅顶，又渐从脑后由督脉及夹脊两傍而下，又渐至腿跟足心，仍入少腹，再复上冲。其冲甚慢，约一年而上下周到，谷食递减，肌肉愈削，共两年半而其人方死。凡温凉补泻，靡药不尝。针灸祝由，无法不试。震固不能愈之，而就医于吴门叶、薛两先生，亦无寸效。此种病，恨不遇张戴人、喻西昌、周慎斋诸公，听其议论以开茅塞也。

俞震又按：《魏志·华佗传》载：一士大夫不快，佗曰：君病深，当破腹取，然君寿亦不过十年，病不能杀君，忍病十岁，寿俱当尽，不足故自刳裂。士大夫不耐痛痒，必欲除之，佗遂下手，所患寻瘥，十年竟死。震读此益慨然于术之疏也。设华公遇此陆生，即早知其十年后以气冲证寿当尽矣，何药之能为？（俞震《古今医案按·卷第三》）

身左冷右热医案

震泽一妇，产后十余日，延我师金大文诊视，余从。据述新产时，证似虚脱，服温补药数剂，近日变一怪证：左边冷，右边热，一身四肢尽然，前后中分，冷则如冰，热则如炭，鼻亦如之，舌色左白，右黑。师问曰：此是何病？用何方治？余曰：书未曾载，目未曾睹，不知应用何方。师曰：奇证当于无方之书求之。经不云乎？左右者，阴阳之道路也，阴阳者，水火之征兆也。败血阻住阴阳升降道路，不能旋转，阳盛处自热，阴盛处自寒，所以偏热偏寒。用泽兰、楂肉、刘寄奴、苏木、桃仁、琥珀等药两剂，病热减半，继服不应。遂更医杂治，以至不起。由今思之，此证不但血阻，必兼痰滞。我师见及阻住阴阳升降道路，病源已经认出，特跳不出产后消瘀圈子耳！倘通瘀不应，即兼化痰，或者如前案金妇得起，未可知也。此时彭尚初学，我师见识过人，特未悟彻血滞一证，惜哉！（王士雄《沈氏女科辑要按·卷下·产后诸病·腰背反张》）

张寿颐笺正：此是奇证，诚不能勘破其真相，升降阻塞，于理甚是。破瘀豁痰，固不妨姑备一说，然必曰化痰一法，治此证能收全绩，恐未必然。（张寿颐《沈氏女科辑要笺正·腰背反张》）

附子中毒医案

洞庭卜夫人，患寒疾，有名医进以参附，日以为常，十年以来，服附子数十斤，而寒愈剧……逾年，附毒积中者尽发，周身如火烧，服寒凉得少减，既又遍体及头、面、口、鼻俱生热疮，下体俱腐烂，脓血淋漓。余以外科治热毒之法治之，一年乃复。以后年弥高而反恶热，与前相反。如不知其理，而更进以热药，则热并于内，寒并于外，阴阳离绝而死，死之后，人亦终以为阳虚而死也。（王士雄《洄溪医案·畏寒》）

死亡医案

本邑刘近曾夫人，患虚痰流注，色皖脉虚，发无定处，痛极危险，非旦夕可奏功，余辞不能治。郡中一医以百金包好，因留在家治之。闻余有不能治之说，笑曰：我医好后，更请徐君质之，当无言可对耳。月余，刘君之兄元谷招余诊，近曾出曰：流注之疾，虽向愈而未收口，托在相好，肯一观否？余因视之，肩后疮孔大如钱，内膜干空，与皮不连，气促脉微。诊毕而出，近曾求方，余笑不答，书“危在顷刻”四字。刘不信，少顷内呼，刘父子入，已气绝矣。群执包好之医，欲加以无礼。余晓之曰：此病本不治，非药误也。但不知生死，为无目耳。乃释之。盖流注之证，其类不同，大段皆津液枯而痰流膜内之证，当内外交治，而祛邪补虚，亦另有切病方药，蛮补无益也。（王士雄《洄溪医案按·流注》）

洞庭席君际飞，形体壮实，喜饮善啖，患水肿病，先从足起，遂及遍身，腰满腹胀，服利水之药，稍快，旋即复肿，用针针之，水从针孔出，则稍宽，针眼闭则复肿。《内经》有刺水病之法，其穴有五十七，又须调养百日，且服闭药，而此法失传，所以十难疗一。余所治皆愈而复发，遂至不救。虽因病者不能守法，亦由医治法不全耳。惟皮水风水，则一时之骤病，驱风利水，无不立愈，病固各不同也。（王士雄《洄溪医案按·水肿》）

怀抱奇述一医者，素自矜负，秋月感寒，自以麻黄汤二剂饮之，目赤唇焦，裸体不顾，遂成坏证。

一药客感冒风寒，用麻黄五钱服之，吐血不止而毙。此二证，亦进黄连解毒、犀角地黄汤解救之，终不挽回，大可骇也。（俞震《古今医案按·卷第一》）

杨照藜评：余见伤寒多矣。当邪在太阳时，用麻黄一啜即解，其效甚神。但从未有用至一钱外者，且不须与桂枝同用，若非其经、非其人，诚有如俞氏所云者。曾见一温病误服麻黄，两颐暴肿，竟溃烂而死，可

畏也。（王士雄《古今医案按选·卷一·伤寒》）

郡中陆某，患呃逆，不过偶尔胃中不和，挟痰挟气，世俗所谓冷呃也，不治自愈。非若病后呃逆，有虚实寒热之殊，关于生死也。陆乃膏粱之人，从未患此，遂大惧，延医调治。医者亦大骇云：此必大虚之体，所以无病见此。即用人参、白术等药，痰火凝结而胃络塞，呃遂不止，病者自问必死，举家惊惶。余诊视之，不觉狂笑，其昆仲在旁，怪而问故。余曰：不意近日诸名医冒昧至此，此非病也，一剂即愈矣。以泻心汤加旋覆花、枇杷叶，果一剂而呃止。越一月，呃又发，仍用前日诸医治之，数日而死。其老仆素相熟，偶遇于他所，问其主人安否？因述其故。余曰：前几死，我以一剂救之，何以倒覆辙。曰：众论纷纷，谓补药一定不错，直至临死时欲来敦请，已无及矣。呜呼！岂非命耶！

王士雄按：吴雨峰大令，年七十一岁，今秋患感发热，而兼左胁偏痛，舌色干紫无苔，稍呷汤饮，小溲即行，不食不便，脉洪且数。余知其平素津虚脾约，气滞痰凝，连予轻肃宣濡之剂，热渐缓，胁渐舒，而舌色不润，仍不喜饮，溲赤便闭，呃忒频来，举家皇皇。余曰：无恐也，便行即止矣。逾二日，连得畅解，脉静身凉，舌色有津，呃仍不减，人皆谓高年病后之虚呃，议用镇补。余曰：此气为痰阻，升降失调，得食不舒，平时无嚏，是其征也。授以枳桔汤加蒌、薤、菖、茹、橘、半、柴胡，果一剂知，二剂已。（王士雄《洄溪医案按·呃》）

郡中友人蒋奕兰，气体壮健，暑月于亲戚家祝寿，吃汤饼过多，回至阊门，又触臭秽，痧暑夹食，身热闷乱。延医治之，告以故，勉用轻药一剂，亦未能中病也。况食未消而暑未退，岂能一剂而愈。明日复诊曰：服清理而不愈，则必虚矣。即用参附，是夕烦躁发昏，四肢厥冷，复延名医治之，曰：此虚极矣。更重用参附，明日热冒昏厥而毙。余往唁之，伤心惨目，因念如此死者，遍地皆然，此风何时得息？又伤亲故多遭此祸，归而作《慎疾刍言》，刻印万册，广送诸人，冀世人之或悟也。

王士雄按：《慎疾刍言》，今罕流传，海丰张柳吟先生加以按语，改

题曰《医砭》，欲以砭庸流之陋习也。余已刊入丛书。（王士雄《洄溪医案按·暑》）

娄门范昭，素患翻胃，粒米不能入咽者月余，胸中如有物蠢动。余曰：此虫膈也，积血所成。举家未信，余处以开膈末药，佐以硫黄，三剂后，吐出瘀血半瓯，随吐虫二十余枚，长者径尺，短者二寸，色微紫。其肠俱空，乃药入而虫积食之，皆洞肠而死者，举家惊喜，以为病愈。余曰：未也。姑以粥与之，连进二碗，全然不呕，更觉宽适，顷之粥停不下，不能再食。余曰：胃腑已为虫蚀，无藏食之地，无救也。辞不复用药，不旬日而卒。（王士雄《洄溪医案按·翻胃》）

苏州钱君复庵……几二十年，至乾隆三十年，家业日隆，因迁居大造，途中相值，邀余视其新居，坐谈良久，辞出，见其右额有豆大黑点，问之，钱对曰：昨此处生一瘰，颇痒，无他苦也。余谛审之曰：此毒发于内，治之失宜，可以伤命，非轻疾也。钱笑而腹非之。余曰：本当为君竭力，但君未信，若一用药而毒大发，则反以为病由药作，故不敢。但多年相好，不可不尽言，如五六日病势增重，当来相闻，勿为人误。越五日，遣人邀余山中，往则见其额肿目闭，哀号竟夕，方悔信余之不早，细视皮中有物，乃三品一条枪也。拔去五条。嗟乎！此乃腐烂死肌之恶药，好肉用上，其痛应心，况额上皮内即骨，横插皮中，所以痛极。余既不能久留，又坏证难治，力辞归山。易以他医，面目俱腐而卒。嗟乎！前何相信之深，后何不信之至，岂非命乎！（王士雄《洄溪医案按·肺痈》）

同学李鸣古，性诚笃而能文，八分书（书体名，即汉隶。——编者注）为一时冠，家贫不得志，遂得奇疾。日夜有人骂之，闻声而不见其形，其骂语恶毒不堪，遂恼恨终日，不寝不食，多方晓之不喻也。其世叔何小山先生甚怜之，同余往诊。李曰：我无病，惟有人骂我耳。余曰：此即病也。不信，小山喻之曰：子之学问人品，人人钦服，岂有骂汝之人耶。李变色泣下曰：他人劝我犹可，世叔亦来劝我，则不情甚矣。昨日在间壁骂我一日，即世叔也，何今日反来面谀耶？小山云：我昨在某

处竟日，安得来此？且汝间壁是谁家，我何从入？愈辨愈疑，惟垂首浩叹而已，卒以忧死。（王士雄《洄溪医案按·祟证》）

周庄陆姓，疽发背，周径尺余，一背尽肿，头以百计，毒气内攻，沉闷昏迷。医者以平塌无头，用桂附托之。余曰：此疮止宜收小，若欲加高，则根盘如此之大而更加高，则背驮栲栳矣。此乃火毒，用热药必死。乃以束根提毒之药敷之，一夕而疮头俱平，皮肤亦润，止有大头如杯，高起于大椎骨之下，大三寸许，尚不思饮食，惟求食西瓜，医吓以入口即死。余令纵其所食，一日之内，连吃大西瓜两个。明日知饥，欲求肉饭，食肉四两，饭半碗，明日更加，始终用托毒清火之剂，而脓成口敛。余嘱曰：此疽初起盈背，背中脂膜皆空，非填补里膜，必有他变。有庸医献媚曰：病已全愈，为此说者，图厚谢也，我力能保之。病家利其省费，从之。至来年二月，忽旧疤中一细眼流血不止，放血斗余，两日而卒。盖其前一背尽肿，其中之脂膜俱化成脓，从大口出尽。庸医安知治法，贪利误人。富贵之家，往往最信此等人，可不省察耶。（王士雄《洄溪医案按·发背》）

第二章
妇科医案

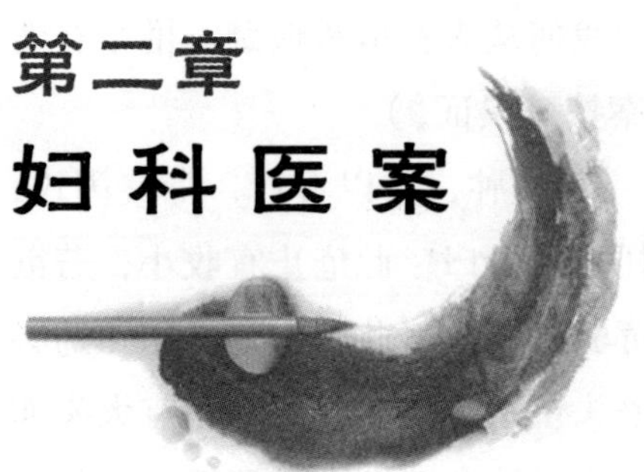

月经不调医案

一妇人年逾四十，形色颇实，常患产难倒生，经水不调，或时遍身骨节疼痛，食少倦怠，自汗。汪（指明代医家汪机。——编者注）诊之，两手脉皆不应，而右关轻按，隐隐然微觉动也。疑脉出部，以指寻按经渠、列缺穴分，亦不应。甚怪之，乃叩其夫，曰：有孕时，医诊亦言无脉，后服八物汤，幸而易产，得一子。汪曰：此由禀赋本来脉不应也，无足怪。可见天下事变无穷，果难一一以常理测也。如《脉经》所谓但道其常而已。两手无脉，不伤其生，又不妨于胎孕，岂《脉经》所能尽耶？

俞震按：人有一手无脉者颇多，若两手无脉者则少。此乃母胎中，或褓襁时，甓锉其经隧，致脉不通，原非病也。（俞震《古今医案按·卷第九》）

石山（指明代著名医家汪机。——编者注）又诊一妇左手无脉，而动于腕臂外廉阳溪、偏历之分，是即今所谓反关脉耳。汪乃曰：左脉离其部位，其病难以脉知。诚然反关脉多洪大，且可推动，果不足以审病情。（俞震《古今医案按·卷第九》）

俞震又按：丹溪治一妇久疟，食少经闭，两手无脉，每日与三花神佑丸十余粒，津咽之月余食进，脉出。又半月脉愈，又一月经行。此则因病而无脉，非向来无脉也。（俞震《古今医案按·卷第九》）

闭经医案

一妇年二十余，形肥，痞塞不食，每日卧至未，饮薄粥一盏，粥后必吐水半碗，仍复卧。经不通三月矣，前番通时黑色。脉辰时寸关滑有力，午后关滑，寸则否，询之因乘怒饮食而然。遂以白术一两五钱，厚朴、黄连、枳实各一两，半夏、茯苓、陈皮、山楂、人参、滑石各八钱，砂仁、香附、桃仁各五钱，红花二钱，分作十帖。每日服一帖，各入姜汁二蚬壳。间三日以神佑丸、神秘沉香丸微下之，至十二日吐止食渐进。四十日平复如故。

俞震按：饮薄粥一碗，必吐水半碗，卧不能起，将认作大虚证矣。其辨在于痞塞，及经停之前虽通而黑色也。此内火食积，郁成湿热，上则饮停，下则瘀阻，实证似虚耳。辰时寸关脉滑有力者，辰为气血注胃之时，胃满甚而连及上焦。午后惟关滑，独显胃实之象矣。方主消痰、消食、破气、活血，加黄连、滑石以清湿热，仍兼人参以鼓舞胃气，使诸药得行其疏通之力。再佐姜汁之辛以开道路，又治呕吐。此真纪律之师，有胜无败者也。然犹有病深药浅之虑，隔三日以二丸微下，则直捣贼巢，病根可拔矣。（俞震《古今医案按·卷第九》）

喻嘉言治杨季登长女，病经闭年余，发热食少，肌削多汗，而成痨怯。医见汗多，误谓虚也，投以参、术转剧。喻诊时，见汗出如蒸笼气水，谓曰：此证可疗处，全在有汗。盖经血内闭，止有从毛间透出一路，以汗亦血也。设无汗而血不流，则皮毛干槁而死矣。宜用极苦之药，以敛其血入内，而下通于冲脉，则热退经行而汗自止。非补药所能效也。乃以龙荟丸，日进三次。月余，忽觉经血略至，汗热稍轻。姑减前丸，只日进一次。又一月，经血大至，淋漓五日，而诸病全瘳。

俞震按：此条见识最高，用药甚巧。然幸不咳嗽，想其饮食虽少，未必大减，故以苦寒取效。**王士雄按：**饮食大减，因于脾胃弱者，大忌苦寒。若因热郁气滞而减，则苦药开泄，病去而食自加矣。但不知脉之数乎、大乎、有力乎？设脉象细数无力，兼见便溏食减，此方其可用乎？因思生平所见损怯证，大抵真阴亏损居多，如此案之可用大料苦寒，及李士材治何姓男、冯姓女，可用大剂热补者殊少。**杨照藜评：**此真阅历之言。即《临证指南》所载，填阴者有大半以参芪合阳药，平补者亦相等。填阴而入血肉有情之品，如河车胶、阿胶、龟鹿胶、海参、淡菜等胶，猪羊脊髓、牛腿骨髓，及秋石、血余、乳粉、鹿鞭、鹿尾之类，皆竹破竹补法也。温柔如苁蓉、枸杞、覆盆、麋鹿茸；凉润如生地、二冬、河参、丹皮、女贞、梨膏、枇杷叶膏，亦皆人所能用，参合妥协，即可成方。然而得效者，恐亦鲜矣。盖阳虚易治，阴竭难医。譬之盆花，泥干根槁，日以一匙之水浇之，岂能望活。**王士雄按：**惟根未全槁，尚有一线生气者，灌溉得宜，未尝不可转活，滋濡之法，理亦如是。惟灵雨霡霂，庶可复生。夫雨从何来？惟地气上而为云，斯天气降而为雨。地天交泰，所以生长万物。人身之地，脾胃足也。但得脾胃健旺，嗜食善化，则水谷之精华，上供于肺，可拟诸云；而肺以其精华下溉百脉，可拟诸雨。**杨照藜评：**理虽极是，无如损之重者，多不能食，殊难望其脾胃健旺也。此虽老生常谈，实系养阴要旨也。而欲使脾胃之健旺，固首推人参，却又非尽仗人参。此中之机缄，更一言难罄矣。（俞震《古今医案按·卷第四》）

王士雄按：此说极是。但真阴亏损之证，亦有虽能食而不可治者。曩诊闻步洲孝廉病，形虽消瘦，胃纳不减，且能肩舆出门，惟脉甚细数，而兼弦涩。坚辞不治。**杨照藜评：**凡损症得细数脉，无不死者。逾月其同年商华伯谓余曰：君何指下有神耶？步洲并不上床，忽于食后释箸而逝，数日前医犹谓其能食可以无虑，此局。故也？余曰：真阴亏损，能食不充饥肤者，死证耳。（王士雄《古今医案按选·卷二·虚损》）

崩漏医案

徽州盐商汪姓，始富终贫，其夫人年四十六，以忧劳患崩证，服参附诸药而病益剧，延余治之。处以养血清火之剂，而病稍衰，盖此病本难除根也。越三年夫卒，欲往武林依其亲戚，过吴江求方，且泣曰：我遇先生而得生，今远去，病发必死耳。余为立长服方，且赠以应用丸散而去。阅十数年，郡中有洋客请治其室人，一白头老妪出拜，余惊问，曰：我即汪某妻也。服先生所赠方药，至五十二而崩证绝，今已六十余，强健逾昔，我婿迎我于此，病者即我女也。不但求治我女，必欲面谢，故相屈耳。盖崩证往往在五十岁以前天癸将绝之时，而冲任有火，不能摄纳，横决为害。至五十以后，天癸自绝，有不药而愈者，亦有气旺血热，过时而仍有此证者，当因时消息，总不外填阴补血之法。不知者以温热峻补，气愈旺而阴愈耗，祸不旋踵矣。此极易治之病，而往往不治，盖未能深考其理，而误杀之耳。（王士雄《洄溪医案按·崩》）

江汝洁治叶廷杰之内，十月，病眼若合即麻痹，甚至不敢睡。屡易医，渐成崩疾。江诊得左手三部，举之略弦，按之略大而无力；右手三部，举按俱大而无力。《经》曰：血虚脉大如葱管；又曰：大而无力为血虚；又曰：诸弦为饮；又曰：弦为劳。据脉观证，盖由气血俱虚，以致气不周运而成麻痹。时医不悟而作火治，药用寒凉过多，损伤脾胃，阳气失陷而成崩矣。以岁运言之，今岁天冲主运，风木在泉，两木符合，木盛而脾土受亏，是以土陷而行秋冬之令。以时候言之，小雪至大雪之末，六十日有奇，太阳寒水司令，厥阴风木客气加临其上，水火胜矣。《经》曰：甚则胜而不复也。其脾大虚，安得血不大下乎？且脾裹血，脾虚则血不归经而妄下矣。法当大补脾经为先，次宜补气祛湿，可得渐愈矣。以人参三钱，黄芪二钱，甘草四分，防风、荆芥、白术各一钱，陈皮八分，水煎，食远服。一剂分作三服，不数剂而安。

俞震按：脉大而无力，乃气虚之确据，何可指定为血虚？况麻属气虚，先哲之成言也。气虚不能摄血则崩，参、芪在所必用。惟左手脉举

之略弦，似有风邪，少加荆、防亦是。微嫌议论施沓，借司天运气以张大其说，反觉宽泛耳。（俞震《古今医案按・卷第九》）

施笠泽治祁君万之内，崩中，服地榆、续断等药不效。施诊其脉沉而结，曰：蓄血证也。病得之天癸至而怒，祁曰然，因怒经止，半月后即患崩证，迄今一月矣。乃用桃仁、大黄行血破瘀。或谓失血复下，不导其势耶？施曰：血随气滞，蓄积不散，壅塞隧道，溢而妄行。决壅去滞，则血自归经矣。不然，舍其本而治其末，何异下水塞流乎？服汤二剂，果下衃血，天癸旋至。（俞震《古今医案按・卷第九》）

王士雄按：治病总须察脉辨证，而后议治。设泥成说，但执暴崩宜补，必致酿成痼疾矣。（王士雄《古今医案按选・卷四・女科・崩漏》）

孙东宿治潘敬斋媳，经水不调，医投安胎之剂，越七月，经水忽大行，内有血块筋膜如手大者一二桶，昏冒困惫。其脉右关洪滑，左寸洪数，两尺皆洪大。病交夜分，咬牙乱语，手心热，口噤，时手足皆冷，心头胀闷不快，面色青。诸医皆谓难治，孙曰：无恐。此浊痰流滞血海，以误服安胎之剂，益加其滞。血去多，故神魂无依；痰迷心窍，故神昏语乱。其发于夜半者，乃痰热在心包络与胆经，故每至其时而发。为之调气开痰，安神养血，可生也。**杨照藜评**：识力绝高。即以温胆汤加石菖蒲、酒芩、天麻、枣仁、丹参与服，其夜子丑时，咬牙乱语皆减半。次日仍与前药，每帖加竹茹五钱。**王士雄按**：此经产及诸血证要药，故宜重用，即《金匮》之竹皮也。临睡又与黑虎丹数粒，诸证悉去而愈。

俞震按：此证不用脱血益气之法，其察脉审证高矣。然此时着眼在昏冒胀闷等证，非血去多而犹不止也。温胆汤竹茹用至五钱，终系暴病，病根在痰火，误服补涩药以致崩，非久崩不痊者比。（俞震《古今医案按・卷第九》）**王士雄按**：产后亦有此证，沈尧封《女科辑要》中论之颇详。（王士雄《古今医案按选・卷四・女科・崩漏》）

一妇，日服人参、阿胶，血不止，投此（崩证极验方：地榆、生牡蛎各二钱，生地四钱，生白芍三钱，黄芩、丹皮各一钱半，川连五分，炒甘草八分，莲须、黑栀子各一钱，水煎服。——编者注）即效。因伊

带多，偶以苦参易芩，血复至，用芩即止；去莲，血又至，加莲即止。（王士雄《沈氏女科辑要按·卷上·血崩》）

张寿颐按：苦参太嫌苦寒，连必因证而投，不可拘泥。（张寿颐《沈氏女科辑要笺正·血崩》）

一妇，患崩月余，余诊时，大崩发晕几脱。是方（崩证极验方：地榆、生牡蛎各二钱，生地四钱，生白芍三钱，黄芩、丹皮各一钱半，川连五分，炒甘草八分，莲须、黑栀子各一钱，水煎服。——编者注）加人参一钱，服之即定，十剂而安。（王士雄《沈氏女科辑要按·卷上·血崩》）

张寿颐按：大崩发晕，本非人参不可，止用钱，尚嫌太少。（张寿颐《沈氏女科辑要笺正·血崩》）

一妇患此（指崩漏。——编者注），年逾五旬，投人参、阿胶不效。一日用黄连五分，甚不相安。一医云：是气病。用酒炒香附、归、芍、丹皮、黄芩、牡蛎、枣仁、黑荆芥各二钱，郁金一钱五分，橘皮一钱，上沉香（磨冲）三分，柴胡五分，棕榈炭八分，煎服，一剂崩止。除柴胡、荆芥、棕榈，数剂食进。复加白术为散，服之作胀，减去即安。（王士雄《沈氏女科辑要按·卷上·血崩》）

张寿颐按：用药必因症加减，乃能活泼灵动。观是案，加连不安，可见前方（崩证极验方：地榆二钱，生牡蛎二钱，生地四钱，生白芍三钱，黄芩一钱半，牡丹皮一钱半，黄连五分，甘草八分，莲须一钱，黑栀子一钱。——编者注）本非呆板必验之药。人参、阿胶皆有应有不应，视佐使之相称否耳。白术亦非必胀者，惟阿胶非胃纳尚佳，不宜早用。（张寿颐《沈氏女科辑要笺正·血崩》）

一崩证，少腹恶寒，用附桂八味丸，收全效。（王士雄《沈氏女科辑要按·卷上·血崩》）

王士雄按：经漏崩淋，并由精窍出，惟溺血从溺窍而下。妇女虽自知，然赧于细述。医者不知分辨，往往误治。更有因病汛愆，而冲脉之血改从大肠而下者，人亦但知为便血也，临证均须细审。（王士雄《沈氏

女科辑要按·卷上·血崩》）

热入血室医案

许学士治一妇，病伤寒，发寒热，遇夜则如见鬼状，经六七日，忽然昏塞，涎响如引锯，牙关紧急，瞑目不知人，病势危困。许视之曰：得病之初，曾值月经来否？其家云：经水方来，病作而经遂止，后一二日发寒热，昼虽静，夜则见鬼，昨日不省人事。许曰：此是热入血室证，医者不晓，以刚剂与之，故致此，当先化痰，后治其热。乃急以一呷散投之，两时许，涎下得睡，即省人事。次投以小柴胡汤加生地，二服而热遂除，不汗而自解。（王士雄《沈氏女科辑要按·卷下·杂病·热入血室》）

张寿颐笺正：此案见《本事方》。夜则谵语，确是热入血室。然至昏瞀痰鸣，牙关紧闭，已属气升火升，血冲脑经之证。许谓医以刚剂与之，当指温升辛散诸药，故为此候。许氏先以化痰，诚是泄降正治。一呷散方未见，必是涤痰法。次谓小柴胡加生地，许书中有是方，谓治妇人室女，伤寒发热，或发寒热，经水适来，或适断，昼则明了，夜则谵语，如见鬼状。亦治产后恶露方来，忽尔断绝云云。虽是仲景本论固有之法，其加生地者，古称地黄能破瘀也。然以适来适断，并为一谈，实非仲师真旨。且谓可治产后恶露方来，忽尔断绝。则凡是瘀血，皆主以小柴胡汤，更是大不可训。况此人病状，确为气血上冲，更与以柴胡之升扬，参、甘、生地之腻补，姑不论古人不知脑神经病，或有误认，然痰涎壅塞之后，又岂此药可愈？当是臆说，不敢信也。（张寿颐《沈氏女科辑要笺正·热入血室》）

一妇热多寒少，谵语夜甚。经水来三日，病发而止。本家亦知热入血室，医用小柴胡数帖，病增，舌色黄燥，上下齿俱是干血。余用生地、丹皮、麦冬等药，不应，药入则干呕，脉象虚而不大。因思弱脉多火，胃液干燥，所以作呕。遂用白虎汤加生地、麦冬，二剂热退神清。惟

二十余日不大便为苦，与麻仁丸三服，得便而安。（王士雄《沈氏女科辑要按·卷下·杂病·热入血室》）

一妇人患热入血室证，医者不识，用补血调气药，延滞数日，遂成血结胸。或劝用小柴胡汤。许曰：小柴胡已迟，不可行也。惟刺期门穴，斯可矣。予不能针，请善针者治之。如言而愈。或问曰：热入血室，何为而成结胸也？许曰：邪气传入经络，与正气相搏，上下流行，遇经水适来适断，邪气乘虚而入血室。血为邪迫，上入肝经，肝受邪则谵语而见鬼。复入膻中，则血结于胸也。何以言之？妇人平居，血藏于肝，未受孕则下行为月水，既妊则中蓄以养胎，已产则上壅以为乳，皆此血也。今邪气蓄血，并归肝经，聚于膻中，结于乳下，故手触之则痛。非汤剂可及，故当刺期门也。

俞震按：仲景《伤寒论》，犹儒书之《大学》《中庸》也。文词古奥，理法精深，自晋迄今，善用其书者，惟许学士叔微一人而已。所存医案数十条，皆有发明，可为后学楷模。惜限于卷帙，不能全录。留此数则，以窥一斑。（俞震《古今医案按·卷第一》）

一室女，发热经来，医用表散药增剧，谵语夜甚。投小柴胡汤，不应。夜起如狂。或疑蓄血，投凉血消瘀药，亦不应。左关脉弦硬搏指，询知病从怒气。因用胆草、黄芩、山栀、丹皮、羚羊角、芦荟、甘草、归身等药煎服，一剂知，四剂愈。（王士雄《沈氏女科辑要按·卷下·杂病·热入血室》）

张寿颐笺正：两证皆热入血室，而皆用小柴胡增剧，妄升妄补，无一非热病鸩毒。呆读古书者，此其殷鉴。惟胃火脉当滑大，而反弱者，津干液耗，脉反无力耳！沈谓弱脉多火，大有语病。此两条沈皆凭证用药，非热入血室之通治法。若执此两条，以通治经来谵语，又是呆汉。（张寿颐《沈氏女科辑要笺正·热入血室》）

张仪表令爱，发热经来，昏夜谵语，如见鬼状。投小柴胡增剧。询其病情，云醒时下体恶寒，遂时常愦牵被敛衣。因悟此证，平素必患带下，且完婚未久，隐曲之事，未免过当。复值经来过多，精血两亏，阴阳并竭。其恶寒发热，由阴阳相乘所致，非外感热邪深入也。误投发散清热，证同亡阳。《伤寒论》云：亡阳则谵语。《内经》云：脱阳者，见鬼是也。因用肾气丸，早晚各二钱，神气即清。遂以苁蓉易附、桂，数剂全愈。沈氏自注：此即前所云似是实非之证，不可不辨。（王士雄《沈氏女科辑要按·卷下·杂病·热入血室》）

张寿颐笺正：此血虚而浪投柴胡，乃致不省人事，升提虚阳，为祸固是甚捷。但此是阴虚阳浮之候，法当滋填镇摄者，而用肾气丸，貌视之，颇不可解。盖尧封因其下体恶寒，及有牵被敛衣情状，而悟到阴阳两虚，遂欲以桂、附恢复肾阳，并以地黄、萸肉兼顾阴液，心思不可谓不敏。而寿颐意中，则谓既是阴阳俱耗，则八味方中苓、泽、丹皮，尚嫌走而不守，不如迳用河间地黄饮子，专以固摄肝肾，阴阳两顾，可谓双管齐下，五雀六燕，铢两不差。此人证候，恰合肾气不能上承之厥逆也。（张寿颐《沈氏女科辑要笺正·热入血室》）

经行音哑医案

一寡妇体弱，每逢月事声哑。沈尧封曰：肝肾之络，俱上连肺，精血下注，肺中必枯，故哑。用地黄、天冬、肉苁蓉、归身等大补精血，病反甚。加细辛五分，通厥、少之络，才入口，声即出，后用八味丸调理，经来不哑。

俞震按：今人称月事为天癸者，谬也。《经》云：女子二七而天癸至，任脉通，太冲脉盛，月事以时下。又云：男子二八而肾气盛，天癸至，精气溢泻。若天癸即月事，丈夫有之乎？顾名思义，谓是天一之真水，乃精血之源头也。盖男女皆有精，《易》云男妇媾精，可据。然指天癸为精，亦不妥。天癸为精，不该又云精气溢泻矣。后贤讲受孕之道，有阳精阴血先至后冲等说，亦谬。夫男女交接，曾见女人有血出耶？交接出血是病，岂能裹精，及为精所裹哉？大约两情欢畅，百脉齐到，天癸与男女之精偕至，斯入任脉而成胎耳。男胎女胎，则由夫妇之天癸有强弱盈虚之不同也。任脉、督脉，皆起于前后两阴交之会阴穴，督总诸阳，任总诸阴。任脉隶足少阴，冲脉隶足阳明，所谓冲为血海，任主胞胎也。《经》云：前阴总宗筋之所会，会于气街，而阳明为之长。阳明水谷之精华，变化成血以灌输太冲。太冲脉盛，月事以时下矣。既孕则血聚以养胎，不能输入太冲，故月事不下。由此辨之，任脉通而天癸至，冲脉盛而月事下，明系两项矣。（俞震《古今医案按·卷第九》）

王士雄按：此说蓝本于沈尧封而加详者也。（王士雄《古今医案按选·卷四·女科·经水》）

经行外阴肿毒医案

孙东宿治马二尹媳，每月汛行，子户旁辄生一肿毒，胀而不痛，过三五日，以银簪针破出白脓盏许而消。不必贴膏药而生肉，无疤痕。但汛行即发，或上下左右无定所，第不离子户也。内外科历治数年不效，且致不孕。因询于孙，沉思两日而悟曰：此中焦湿痰，随经水下流，壅于子户也。经下而痰凝，故化为脓，原非毒，故不痛。用白螺蛳壳火煅存性为君，南星、半夏为臣，柴胡、甘草为佐，面糊丸。早晚服之，遂愈。

俞震按：孙公颖悟，殊不可及。原非毒，故不痛，亦格致名言。（俞震《古今医案按·卷第九》）

带下病医案

孙东宿治吴太夫人，年六十余，久患白带，历治不效，变为白崩。诊得右寸滑，左寸短弱，两关濡，两尺皆软弱。孙曰：据脉，心肾俱不足，而中焦有湿。今白物下多，气血日败。法当燥脾，兼补心肾。乃制既济丹，用鹿角霜、当归、茯苓各二两，石菖蒲、远志各一两五钱，龙骨、白石脂各一两，益智仁五钱，山药糊丸，空心服，以补心肾。又制断下丸，用头二蚕沙炒三两，黄荆子炒二两，海螵蛸磨去黑甲、樗根白皮各一两，面糊丸，午后服，以燥中宫之湿。不终剂而愈。

俞震按：今之妇人，患带下者十居八九，而带下之虚证，亦十居八九。虚证挟肝火、挟湿热者，又十居八九。若不虚而只是肝火与湿热者，仅十之一二而已。故此门集案虽少，其治法大旨，已约略可见。（俞震《古今医案按·卷第九》）

妊娠恶阻医案

给事游让溪夫人，病新愈月余，经事不行，呕哕眩晕，饮食难进。医以为二阳之病发心脾，女子不月，法在不治。江篁南诊之，尺脉虽小，按之滑而不绝，此妊而恶阻，非凶候也。六君子加砂仁，数服而安，后产一女。

俞震按：前条系产后经犹未通，此条系病后月事不行，殊难指其为孕。汪公谓事之变，近来却常有之，尺按不绝，最宜留心。至如恶阻乃常病，《千金》半夏茯苓汤最佳，二陈加生地、芍、芎、覆花、桔梗、细辛、人参、生姜也。有寒者，《千金》茯苓丸可用，六君加枳实、桂心、干姜、葛根也。橘皮竹茹汤治胃热，抑青丸治肝火，法亦备矣。诸法不应则停药，《金匮》所谓加吐下者则绝之也，过八十日自愈。（俞震《古今医案按·卷第九》）

王士雄按：虽挟寒，姜、桂不可轻试。（王士雄《古今医案按选·卷四·女科·恶阻》）

沈尧封又曰：朱宗承正室，甲戌秋，体倦吐食，诊之略见动脉，询得停经二月，恶阻证也。述前治法，有效有不效。如或不效，即当停药，录半夏茯苓汤方与之，不效，连更数医。越二旬，复邀余诊。前之动脉不见，但觉细软，呕恶日夜不止，且吐蛔二条。余曰恶阻无碍，吐蛔是重候。姑安其蛔以观动静，用乌梅丸，早晚各二十丸，四日蛔止，呕亦不作。此治恶阻之变局也，故志之。（王士雄《沈氏女科辑要按·卷

上・妊妇诸病・恶阻》)

张寿颐笺正：呕之甚者，即不吐蛔，用乌梅丸亦佳，以酸收合苦辛，涵敛而亦能运化，斡旋枢机，最有妙理。呕字从区，正是枢关之失于运用，乃有此证。寿颐治呕吐，喜用川椒红、乌梅炭，或少加细辛，效者不少，功在左金丸之上。椒红至多不过十粒，必须炒出汗，生用太辛，不效，乌梅不过一枚，细辛不过三分，皆不可多，少则神应，重则辛烈而耗津液，不可不知。(张寿颐《沈氏女科辑要笺正・恶阻》)

沈尧封曰：蔡姓妇恶阻，水药俱吐。松郡医用抑青丸立效。黄连一味为末，粥糊丸麻子大，每服二三十丸。

沈尧封又曰：肝阳上升，补阴吸阳，原属治本正理。至肝阳亢甚，滴水吐出，即有滋阴汤药，亦无所用，不得不用黄连之苦寒，先折其太甚，得水饮通，然后以滋阴药调之，以收全效。

王士雄按：左金丸亦妙。(王士雄《沈氏女科辑要按・卷上・妊妇诸病・恶阻》)

张寿颐笺正：此专治肝火，方名抑青，主旨如是。然非有宣导气分者佐之，颇嫌遏郁，不能灵通，须加行滞活血，化痰宣络诸品，如香附、木香、藿梗、乌药、玄胡、苏木、半、贝、远志、竹茹、瓜络等。或参以柔肝之法，如白芍、萸肉、川楝。或参养肝阴，如女贞、旱莲、蒺藜、杞子，庶为妥善。(张寿颐《沈氏女科辑要笺正・恶阻》)

沈尧封曰：费姓妇怀妊三月，呕吐饮食，即橘皮、竹茹、黄芩等药不效。松郡车渭津用二陈汤加旋覆花、姜皮，水煎，冲生地汁一杯，一剂吐止，四剂全愈。一医笑曰：古方生地、半夏同用甚少。不知此方即《千金》半夏茯苓汤(半夏三十铢、生姜三十铢、干地黄十八铢、茯苓十八铢、橘皮十二铢、旋覆花十二铢、细辛十二铢、人参十二铢、芍药十二铢、川芎十二铢、桔梗十二铢、甘草十二铢。主治妊娠阻病。——编者注。)除去细辛、桔梗、川芎、白芍四味。

尧封又曰：呕吐不外肝、胃两经病。人身脏腑本是接壤，怀妊则腹中增了一物，脏腑机括，为之不灵，水谷之精微，不能上蒸为气血，凝聚而为痰饮，窒塞胃口，所以食入作呕，此是胃病。又妇人既妊，则精血养胎，无以摄纳肝阳，而肝阳易升，肝之经脉夹胃，肝阳过升则饮食自不能下胃，此自肝病。《千金》半夏茯苓汤中用二陈化痰以通胃也；用旋覆高者抑之也；用地黄补阴吸阳也；用人参生津养胃也。其法可谓详且尽矣。至若细辛亦能散痰，桔梗亦能理上焦之气，川芎亦能宣血中之滞，未免升提；白芍虽能平肝敛阴，仲景法胸满者去之，故车氏皆不用。斟酌尽善，四剂获安，有以也。

王士雄按：发明尽致，精义入神。（王士雄《沈氏女科辑要按·卷上·妊妇诸病·恶阻》）

沈尧封曰：沈姓妇恶阻，水浆下咽即吐，医药杂投不应。身体骨立，精神困倦，自料必死，医亦束手。一老妇云：急停药，八十日当愈。后果如其言。停药者，即《金匮》绝之之义也。至八十日当愈一语，岂《金匮》六十日当有此证之误耶？不然，何此言之验也。（王士雄《沈氏女科辑要按·卷上·妊妇诸病·恶阻》）

张寿颐笺正：恶阻甚者，每每百药不效，竟有直待分娩而始平者。停药者有之，亦未必皆安。老妇所谓八十日当愈一说，想亦屡验，而敢为此断语。然终是偶尔巧合，不必一概皆然也。凡恶阻呕吐不食，纠缠日久，其儿多不育，终是母气太薄，土德不能载物之弊。（张寿颐《沈氏女科辑要笺正·恶阻》）

朱丹溪曰：有妊二月，呕吐，眩晕，脉之左弦而弱，此恶阻因怒气所激。肝气既伤，又挟胎气上逆，以茯苓半夏汤（茯苓半夏汤：半夏三十铢、生姜三十铢、干地黄十八铢、茯苓十八铢、橘皮十二铢、旋覆花十二铢、细辛十二铢、人参十二铢、芍药十二铢、川芎十二铢、桔梗十二铢、甘草十二铢。治妊娠阻病，心中愦闷，空烦吐逆，恶闻食气，头眩，体重，四肢百节疼烦沉重，多卧少起，恶寒、汗出、疲极、黄瘦。若病阻，积月日不得治，及服药冷热失候，病变客热烦渴，口生疮者，去橘皮、细辛，加前胡、知母各十二铢；若变冷下痢者，去生干地，入桂心十二铢；若食少，胃中虚生热，大便闭塞，小便亦少者，宜加大黄十八铢，去生地黄，加黄芩六铢，余依方服一剂，得下后消息，看气力冷热增损，更服一剂汤。——编者注。）下抑青丸（抑青丸：黄连一味，吴茱萸汤浸一宿为丸；或二味同煎浓，拣去吴茱萸，用黄连焙烁研末，蜜丸如梧桐子大，每服四五十丸。大泻肝火，治左胁作痛，妇人怒气伤肝，胎气上逆，致呕逆，水饮不能入。

王士雄按：胎前、产后，非确有虚寒脉证者，皆勿妄投热剂，暑月尤宜慎之。（王士雄《沈氏女科辑要按・卷上・妊妇诸病・恶阻》）

张寿颐还解释说，呕吐皆肝气上逆，纵无怒气激动，其病亦本于肝，是方所以多效。该方开泄降气，化痰定逆。以旋覆斡旋乾运，参地固扶真阴，又加细辛以通中州阳气，则脾之消化健，而痰浊自退，呕吐可定。但川芎太升，甘草太腻，是可减之。或谓细辛气味俱雄，古人谓其直透巅顶，是升腾之势，较之川芎，殆将倍蓰。如谓眩晕呕吐，不宜于升，似当先除细辛，而后再议川芎。寿颐则谓细辛质坚而细，气虽升而质则降，用以开中州郁窒而化痰浊，尚无不可，但不当与人参、芍药等同一分量，须减去十中之八乃妥。惟川芎形质气味，无一不升，呕家必非所宜，是有至理，非臆说也。（张寿颐《沈氏女科辑要笺正・恶阻》）

试胎／胎动不安医案

余往候族兄龙友，坐谈之际，有老妪惶遽来曰：无救矣。余骇问故，龙友曰：我侄妇产二日不下，稳婆已回绝矣。问：何在？曰：即在前巷。余曰：试往诊之。龙友大喜，即同往。浆水已涸，疲极不能出声，稳婆犹令用力迸下。余曰：无恐，此试胎也。尚未产，勿强之，扶令安卧，一月后始产，产必顺，且生男。稳婆闻之微哂，作不然之态，且曰：此何人，说此大话。我收生数十年，从未见有如此而可生者。其家亦半信半疑。余乃处以养血安胎之方，一饮而胎气安和，全无产意。越一月，果生一男，而产极易。众以为神，龙友请申其说。曰：凡胎旺而母有风寒劳碌等感动，则胎坠下如欲生之象，安之即愈。不知而以为真产，强之用力，则胎浆破而胎不能安矣。余诊其胎脉甚旺，而月份未足，故知不产。今已摇动其胎，将来产时必易脱，故知易产。左脉甚旺，故知男胎。此极浅近之理，人自不知耳。（王士雄《洄溪医案按·试胎》）

堕胎医案

孙东宿曰：侄妇戴氏，孕已五月，忽血大下，午后发战，六脉俱数，左寸滑大，右关搏指，左关软弱。予以白芍二钱，生地、阿胶、人参、蒲黄各一钱，柴胡、香附、地榆、荆芥各七分，甘草五分煎服。午后发寒热，每夜凡三次，头痛恶心，腹中块硬，所下血块甚多，心下怯力，此虚无疑也。以补中益气加阿胶、炮姜、白芍、乌梅。下午，右眼白珠发一白泡，光肿下垂，而面亦肿，此虚火游行无制之证。其夜大发寒热，指爪皆黑，唇白，汗大出，腹中作痛，牵引两乳皆痛。仍以补中益气加阿胶、白芍、桂枝、五味、麦冬，服后热退汗止渴除，神气少定，乃有生意。次日，咳嗽而胎堕，即以独参汤继服。其夜肠鸣，泻二次，以参、术各三钱，炙草一钱五分，炮姜一钱，桂心、茯苓各五分，陈皮七分，莲子、大枣煎服。后因咳嗽，以四君加炮姜、五味、紫菀调理而愈。

俞震按：胎甫堕而即进独参汤，一见泻即用参、术至三钱，盖缘未堕之前已是虚证，虽新堕之后，何妨骤补。若庸流必主停参，且与消瘀矣。（俞震《古今医案按·卷第九》）

王士雄按：黄锦芳云，杜仲、续断二味，举世用以安胎，而不知续断味苦，专入血分，活血消肿，故乳痈、癥结、肠风、痔瘘、金疮、跌仆一切血瘀之证，皆可用也。虽稍有涩性，行不至泄。然误施于气弱气陷之妇，则顺流而下，奔迫莫御，而有排山倒海之势，岂区区涩味所能止其万一者乎！杜仲色紫而润，辛甘微温，性专入肝，补气强筋，筋强则骨亦健。凡肾虚肾寒脚弱之病，用之最宜。若气陷气弱之辈，断不可服，以其性最引气下行，而无上升坚固之愈也。夫胎坠本忌血行气陷，其服此二味亦有奏效者，以人身气血贵乎温通，坠胎之因不一，亦有因肾气不温，经血凝滞，而胞胎失荫者，得此二味，则气煦血濡，不滞不漏，而胎自安矣，非为下虚上实之证设也。故胎坠而尺强寸弱者、动作少气者、表虚恶风汗时出者、心下悬饥得食则止者、一身之气尽欲下坠者，皆在禁例。奈作俑者既不分辨明晰，流传既久，遂以为安胎圣药，总缘医理不明，药性不晓，证候不知，见方号为神验，滑脱之妇，亦尔通用。岂知杜仲、续断，原或因于跌仆，或下寒挟瘀而胎动者之妙剂乎？苟不知审顾区别而妄用之，则不但不能安胎，反能催胎堕胎，甚有陨其母命者，可不戒哉！雄谓不察证因而执一方以治众病者，多犯此病。杜仲、续断二味，世人皆视为补药，而不详察其功用，黄氏此论，洵是发人未发。（王士雄《古今医案按选·卷四·女科·堕胎》）

死胎医案

脚肿主男胎。宋少主微行，徐文伯从。见一妊妇不能行，少主脉之曰：此女形也。文伯诊之曰：此男胎也，在左则胎色黑。少主怒，欲破之。文伯恻然曰：臣请针之。补合谷，泻三阴交，应手而下，男形而色黑。（王士雄《沈氏女科辑要按·卷上·妊妇诸病·妊娠肿胀》）

王士雄按：许裕卿诊邵涵贞室，娠十七月不产。不敢执意凭脉，问诸情况，果孕非病。但云孕五月以后不动，心窃讶之。为主丹参一味，令日服七钱。两旬胎下，已死而枯。其胎之死，料在五月不动时，经年在腹，不腐而枯。如果实在树，败者必腐，但亦有不腐者，则枯胎之理可推也。余谓此有结胎之后，生气不旺，未能长养，萎于胞中，又名僵胎。亦有不足月而自下者，并有不能破胞而自落者，余见过数人矣。若胎已长成，则岂能死于腹中而不为大患，至年余而始下哉？惜许君言之未详也，丹参长于行血，专用能下死胎，凡胎前皆宜慎用。世人谓其功兼四物，以之安胎，因而反速其堕，而人不知之，余见亦多矣。（王士雄

《沈氏女科辑要按·卷上·妊妇诸病·胎死腹中及胞衣不下》)

张寿颐笺正：枯胎一说，虽似奇谈，而实有至理。寿颐曾见有孕已九月，而腹不膨者。为之调和气血，而胎即堕，长仅二寸余，亦不腐朽，此妇白皙而瘦瘠，固孟英之所谓生气不旺而胎萎者也。丹参木有攻破情性，而俗子反谓其能补血者，徒以《妇人明理论》有"一味丹参，功同四物"两句而误之。今得孟英尽情揭破，学者其亦可以知所从事矣。(张寿颐《沈氏女科辑要笺正·胎死腹中及胞衣不下》)

薛立斋案云：一妊妇，腹胀，小便不利，吐逆，诸医杂进温胃宽气等药，服之反吐，转加胀满凑心。验之胎死已久，服下死胎药不能通，因得鲤鱼汤(《千金》鲤鱼汤：治妊娠腹胀满，或浑身浮肿，小便赤涩。沈尧封曰：此治有形之水也，以腹胀满为主。身肿溺涩上加一"或"字，乃或有或无之词，不必悉具。当归、白芍各一钱，茯苓一钱五分，白术二钱，橘皮红五分，鲤鱼一尾，作一服，白水煮熟，去鱼，用汁一盏半，入生姜三片，煎一盏，空心服，胎水即下。如腹闷未尽除，再合一服。——编者注)。其论曰：妊妇通身肿满，或心胸急胀，名曰胎水。遂看妊妇胸肚不分，急以鲤鱼汤三五服，大小便皆下恶水，肿消胀去，方得分娩死胎。此证盖因怀妊腹大，不以为怪，竟至伤胎，可不慎哉！(王士雄《沈氏女科辑要按·卷上·妊妇诸病·妊娠肿胀》)

张寿颐笺正：水既洋溢，胎元逼处其中，安有不坏之理？必二便畅行，而死胎始下，尚是至理。鲤鱼汤方出《千金》，非生僻之书。而是案谓因得是方，用之有验，则是偶然得之，而不知此方之所自出。立翁无本之学，自可于言外见之，宜乎全部巨帙，无柱而不粗疏肤浅也。(张寿颐《沈氏女科辑要笺正·妊娠肿胀》)

子悬医案

陈良甫曰：一妇孕七个月远归，忽然胎上冲作痛，坐卧不安。两医治之无效，遂云胎已死。用蓖麻子研烂，和麝香贴脐中以下之，命在呼吸。余诊视，两尺脉绝，他脉和平。余问二医作何证治之？答云：死胎。问何以知之？曰：两尺沉绝，以此知之。余曰：此说出何书？二医无答。余曰：此子悬也。若是死胎，却有辨处：面赤唇青，子死母活；面青舌赤吐沫，母死子活；唇舌俱青，子母俱死。今面不赤，舌不青，其子未死，是胎上逼心，宜以紫苏饮，连进至十服，而胎近下矣。（王士雄《沈氏女科辑要按·卷上·妊妇诸病·子悬》）

张寿颐笺正：子死腹中而母舌青者，盖其胎已坏，则阴冷之气上乘，故舌无华采，而现青黯之色。然以余所见，则有胎已坏而舌不青者，殆必胎死日久，乃始有此。若为日不多，则舌亦如常。然则此法殊不可泥，当细问其动与不动，及不动果已几日，差为有据，蓖麻子可以下死胎，亦是古人理想，其实无此效力，说详拙辑《本草正义》。胎元上逼而两尺脉绝者，正以气升于上，则脉亦上溢，乃致尺部无脉，犹之上部有脉，下部无脉，其人当吐之理，故不可以死脉论。（张寿颐《沈氏女科辑要笺正·子悬》）

李氏曰：子悬证，火盛极，一时心气闷绝而死，紫苏饮连进可救。若两尺脉绝者，有误服动胎药，子死腹中，则憎寒，手指唇爪俱青，全以舌为证验，芎归汤救之。

王士雄按：戊中秋，荆人妊八月，而患咳嗽碍眠，鼻衄如射，面浮肢肿，诸药不应。谛思其故，素属阴虚，内火自盛，胎因火动，上凑心胸，肺受其冲，咳逆乃作，是不必治嗽，仍当以子悬治之。因以七宝散去参、芍、生姜，为其胸满而内热也；加生石膏以清阳明之火，熟地黄以摄根蒂之阴，投匕即安。今年冬仲，亦以八月之妊，而悲哀劳瘁之余，胎气冲逆，眩晕嗽痰，脘胀便溏，苔黄口渴。予蠲饮六神汤去胆星、茯苓，加枳实、苏叶、大腹皮以理气开郁；黄芩、栀子、竹茹以清热安胎。一剂知，二剂已。凡子悬因于痰滞者，余每用此法，无不应如鼓。（王士雄《沈氏女科辑要按·卷上·妊妇诸病·子悬》）

张寿颐笺正：此条是阴虚有素，气火上升，为咳为血，为面浮肤肿，尚非胎元之上逼。然凡胎之能逆上者，亦无非气升使然，病状虽殊，其理则一，故治法同。且凡所谓子悬者，本是气升为多，亦不必其胎之果能上升也。七宝散及蠲饮六神汤，只是顺气化痰，所以不致碍胎。若使投以大剂重坠之药，亦将有伤胎之变。

寿颐又按：孟英此案，自言今年冬仲，不详何年，考本书小序，自称棘人，而是案有“悲哀劳瘁”之句，则必孟英丁艰之时，语气符合，又考潜斋案续编八卷，称孟英丁内艰；而其书之第六卷，为己酉年之治案；七卷为庚戌年之治案；第八卷第一节有爰采秋冬诸案云云，则即孟英失恃之年，时道光之三十年，岁在庚戌，亦即校刊《沈氏辑要》之年也。（张寿颐《沈氏女科辑要笺正·子悬》）

沈尧封又曰：陆检修正室，子上撞心。江稳婆教磨代赭汁服，遂产两子。一子在上，横于心下，一子撞着上子，故经一昼夜不至撞心，得不死，产下遂安。（王士雄《沈氏女科辑要按·卷上·妊妇诸病·子悬》）

张寿颐笺正：此条所谓“一子在上，横于心下，一子撞着上子”三句，亦是理想云然，谁能入其母怀，认得清楚如是。（张寿颐《沈氏女科辑要笺正·子悬》）

沈尧封曰：郁姓妇怀妊九，偶因劳动，遂觉腹痛，胎渐升至胸中，气塞不通，忽然狂叫咬人，数人扶持不住，病名子上撞心，即子悬之最重者。用旋覆代赭汤去参、枣，连灌两剂，胎堕得生。

又一妇，证亦如之，服前药，胎堕而死。（王士雄《沈氏女科辑要按·卷上·妊妇诸病·子悬》）

张寿颐笺正：此诚是子悬之重证，上逼太甚，竟至神志为蒙，此非重剂镇坠，复有何药可以救急？胎之堕否，本已不暇兼顾。即使堕胎而母命难全，亦止有尽人力以听气数而已。寿颐谓代赭石入煎剂，尚非末子冲服可比，亦未必皆堕胎。果有急证，不妨借用，此时母命极危，更不当疲药塞责，并此一线可生之机而绝之也。案中“升至胸中”四字，终是言之太甚。胎在腹部，必不能撞破膈膜，直犯心脏，此是古人下笔之不慎，读者不可误认。（张寿颐《沈氏女科辑要笺正·子悬》）

子嗽医案

钱彬安室人，内热咳呛涎痰，夜不能卧，脉细且数，呼吸七至，邀余诊视。问及经事，答言向来不准，今过期不至。余因邻近，素知伊禀怯弱，不敢用药。就诊吴门叶氏，云此百日劳，不治。延本邑浦书亭治疗，投逍遥散，不应；更葳蕤汤，亦不应。曰：病本无药可治，但不药必骇病者，可与六味汤聊复尔尔！因取六味丸料二十分之一煎服，一剂咳减，二剂热退，四剂霍然。惟腹中觉有块，日大一日，弥月生一女，母女俱安。越十余年，女嫁母故。后以此法治怀妊咳呛涎痰，或内热或不内热，或脉数或脉不数，五月以内者俱效，五月以外者，有效有不效。

王士雄按：亦有劳损似娠者，盖凡事皆有两面也。（王士雄《沈氏女科辑要按·卷上·妊妇诸病·初娠似劳》）

张寿颐笺正：素禀本弱，而又结胎，则阴不上承，虚火燔灼，致为咳呛涎痰，内热诸证。六味本可以养阴，而亦能纳气清热，投之极轻，不嫌呆笨，正是恰如地位。（张寿颐《沈氏女科辑要笺正·妊妇似劳》）

一妇妊七八月，痰嗽不止，有时呕厚痰数碗，授二陈、旋覆不应，用清肺滋阴愈甚，遂不服药。弥月而产。痰嗽如故，日夜不寐。三朝后，二陈加胆星、竹沥。吐厚痰数碗，嗽仍不止。更用二陈加旋覆、当归，少减，稍可吃饭。因嗽不减，痰渐变薄，加入生地四钱，食顿减，嗽转甚，通身汗出，脉象微弦。用归身三钱，茯苓二钱，炒甘草一钱，紫石英三钱，因汗欲用黄芪，因嗽不止，推敲半响，仍用炒黄芪三钱。一服汗止，而嗽亦大减，十剂而安。（王士雄《沈氏女科辑要按·卷下·产后诸病·咳嗽》）

子喘医案

丹溪曰：因火动胎，逆上作喘急者，用条芩、香附为末，水调服。

（王士雄《沈氏女科辑要按·卷上·妊妇诸病·喘》）

吕沧洲曰：有妇胎死腹中，病喘不得卧，医以风药治肺。诊其脉：气口盛人迎一倍，左关弦劲而疾，两尺俱短而离经。因曰：病盖得之毒药动血，以致胎死不下，奔迫而上冲，非外感也。大剂芎归汤，加催生药服之，下死胎。其夫曰：病外家有娠，室人见嫉，故药去之，众所不知也。（王士雄《沈氏女科辑要按·卷上·妊妇诸病·喘》）

子痫医案

沈尧封曰：钱鹄云正室，饮食起居无恙。一夜连厥数十次，发则目上窜，形如尸，次日又厥数十次，至晚一厥不醒。以火炭投醋中，近鼻熏之，不觉。切其脉，三部俱应，不数不迟，并无怪象。诊毕，伊父倪福增曰：可治否？余曰：可用青铅一斤化烊，倾盆内，捞起，再烊再倾，三次。取水煎生地一两、天冬二钱、细石斛三钱、甘草一钱、石菖蒲一钱服。倪留余就寝书室。晨起见倪复治药，云昨夜服药后，至今止厥六次，厥亦甚轻。故照前方再煎与服，服后厥遂不发。后生一子。计其时，乃受胎初月也。移治中年非受胎者，亦屡效。（王士雄《沈氏女科辑要按·卷上·妊妇诸病·妊妇似风》）

张寿颐笺正：猝厥一证，总是阳气上浮，冲激脑经，所以顷刻之间，能失知觉运动。其脉有变有不变，有伏有不伏，其肢体亦有冷有不冷，病情与痫大同。但猝厥者无涎沫，痫必有涎沫，故治痫必兼涤痰，贻厥可投滋腻养阴，兼顾其本，而必赖潜阳镇坠之品，始克有济。则治是证者，必无第二法门。其脉之不皆伏者，亦以脑之神经为病，多与血管无涉。大抵脉不伏而肢温者，其病尚轻；脉伏绝而肢冷者，其病较剧，是其神经之激动尤甚。若更进一步，即《素问》之所谓气不返者死矣。尧封此案，虽不能识破脑神经为病，而以青铅水煎汤，正合镇定气火，使不升腾之意，所以复杯得效，如鼓应桴。此证之所以发作于初结胎时者，固以真阴凝聚于下，不能上承，致令孤阳无宅，俄顷飞扬。既得青铅摄引，而复峻养真阴，标本兼顾，所以定厥而并无碍胎之虑，宜为子痫猝厥之无上神丹，自谓屡效，必非虚语。（张寿颐《沈氏女科辑要笺正·妊妇似风》）

吴门叶氏，治一反张，发时如跳虫，离席数寸，发过即如平人。用白芍、甘草、紫石英、炒小麦、南枣，煎服而愈。（王士雄《沈氏女科辑要按·卷上·妊妇诸病·妊妇似风》）

张寿颐笺正：叶氏此案，石英镇纳，合甘、麦、枣、芍，柔润养液。与上条尧封用药，异曲同工，真是双璧双珠，无独有偶。读此可悟善学古人者，止当师其意，而不必拘其方。若必依样葫芦，描写一遍，则抄书胥矣！至《捷径方》所述，亦即此症。然生扁豆末，何以必效，理不可知，吾斯未信。（张寿颐《沈氏女科辑要笺正·第十三节·妊妇似风》）

转胞医案

丹溪治一妊妇小便不通，令一妇用香油涂手，自产门入，托起其胎，溺出如注。即用人参、黄芪、升麻大剂煎服。

又治一妇转胞，用参、归煎服，探吐得愈。（王士雄《沈氏女科辑要按·卷上·妊妇诸病·子淋转胞》）

沈尧封曰：讱庵（指清代名医汪昂。——编者注）载其方名参术饮。用当归、熟地黄、芎、芍药、人参、白术、留白陈皮、半夏、炙甘草，加姜煎，空心服。丹溪论曰：窘胞之病，妇之禀受弱者、忧闷多者、性躁急者、食味浓者，多有之。古方用滑药鲜效，因思胞不自转，为胎被压，胎若举起，胞必自疏，水道自通矣。

近吴宅宠人患此（指转胞。——编者注），脉似涩，重则弦。予曰：此得之忧患。涩为血少气多；弦为有饮。血少则胎弱不能举；气多有饮，中焦不清而溢，则胎避而就下。乃以上药与饮，随以指探喉中，吐出药汁，候气定，又与之而安。此恐偶中，后治数人皆效。（王士雄《沈氏女

科辑要按·卷上·妊妇诸病·子淋转胞》）

沈尧封曰：夏墓荡一妇，丰前桥章氏女也。己卯夏，章氏来请，云怀孕七个月，患三疟痢疾。及诊，病者只云小便不通，腹痛欲死，小腹时有物垄起，至若痢疾，日夜数十起，所下无多，仍是粪水，疟亦寒热甚微。予思俱是肝病，概肝脉环阴器，抵少腹，肝气作胀，故小腹痛，溺不利，胀甚则数欲大便。肝病似疟，故寒热，予议泄肝法。许其先止腹痛，后利小便。彼云：但得如此即活，不必顾胎。予用川楝子、橘核、白通草、白芍、茯苓、甘草，煎服。一剂腹痛止，小便利，四剂疟利尽除，胎亦不堕，以后竟不服药，弥月而产。（王士雄《沈氏女科辑要按·卷上·妊妇诸病·妊娠腹痛》）

张寿颐笺正：此亦肝郁之腹痛，然是阴虚内热，故宜清肝，与上二条之证不同。尧封选药，醇正可法。善学古人者，参此数例，举一反三，无难治之病矣。（张寿颐《沈氏女科辑要笺正·妊娠腹痛》）

妊娠痢疾医案

烂溪潘开于表弟，其夫人怀娠患痢，昼夜百余次，延余视。余以黄芩汤加减，兼养胎药饮之，利遂减，饮食得进，而每日尚数十次，服药无效。余曰：此不必治，名曰子利，非产后则不愈，但既产，恐有变证耳。病家不信，更延他医，易一方，则利必增剧。始守余言，止服安胎药少许，后生产果甚易，而母气大衰，虚象百出。适余从浙中来，便道过其门，复以产后法消息治之，病痊而利亦止。盖病有不必治而自愈，强求其愈，必反致害，此类甚多，不可不知也。

王士雄按：此所谓利，即是泄泻。古人名曰利下，非今之痢也。痢疾古名滞下，若胎前久痢不愈，产后其能免乎？（王士雄《洄溪医案按·子利》）

薛己云：一妊妇久痢，用消导理气之剂，腹内重坠，胎气不安。又用阿胶、艾叶之类不应，用补中益气汤而安，继用六君子全愈。（王士雄

《沈氏女科辑要按・卷上・妊妇诸病・妊娠滞下及下利》）

妊娠舌肿医案

南门陈昂发夫人怀娠三月，胎气上逆，舌肿如蛋，色紫黑，粒米不能下，医者束手，延余治。余曰：此胎中有毒火冲心，舌为心苗，故毒聚于舌，肿塞满口，则饮食绝矣。乃用珠黄散及解毒软坚之药，屡涂其舌，肿渐消而纳食；复用清凉通气之方，消息治之。或谓解毒清火，与胎有害。余曰：不然。胎气旺甚，愈凉愈安，但热毒伤阴，当滋养其血气耳。乃专服余药，孪生二子。后询其得病之故，乃曾听邪人之言，服不经之药，几至伤生，可为戒也。（王士雄《洄溪医案按・胎中毒火》）

妊娠带下病医案

王士雄按：怀孕屡漏之后，气血耗伤，有迟至三四十月而生者。或谓妊娠带下，多主生女，亦大不然也。

吴酝香大令五令媳，素患带，婚后带益盛，继渐汛愆，医皆以为带所致，久投温涩无效。余诊之，脉甚滑数，以怀麟断，清其胎火而愈。及期果诞一子。（王士雄《沈氏女科辑要按・卷上・妊妇诸病・妊娠经来》）

产后胞衣不下医案

一妇半产，胎衣不下，连服行血催衣之药四剂，点血不行，胸痛瞀乱。黎西野视之曰：此脾失职也。先与黄芪一两，当归一两，下咽而瞀乱顿减。随用大剂参、芪、术、归、芍、苓 、甘草等药，一服而恶露渐至。众皆惊曰：恶露不下，胞衣不下，女科书中并无参、芪之方，君独以补奏功，其义何居？黎曰：君等忧血其不下，吾正忧血下不止，故相反耳。盖此病木气血大亏而致半产，脾失统血之职，水湮土崩，冲决将至，故生瞀乱。不为之修筑，而反加穿凿，是虚虚也，乌乎可。曰：今从子法，遂得免乎？曰：不能也。穿凿过当，所决之水，已离故道，狂澜壅积，势无所归，故必崩。急服吾药，第可固其堤岸，使不致荡没耳。至第三日，诊尺内动甚，曰：今夜子以前必崩矣。用补中益气汤加参、芪各二两，嘱以血至即服。至黄昏果发，如其言得无恙，次用调补脾肾之药而愈。

俞震按：恶露不下，用参、附、术、归等药而下者，生平经手颇多。然必脉象细软，口不燥渴，内不烦热，用之方效。此案不载脉象，只云脾失其职，亦属糊涂。但半产者多系体虚而胎堕，且连服行血催衣之药四剂，宁不反其道以治之耶？（俞震《古今医案按·卷第九》）

产后血晕医案

庚辰春，吕姓妇分娩。次日患血晕，略醒一刻，又目闭头倾，一日数日发，其恶露产时不少，但亦不断，脉大左关弦硬。用酒化阿胶一两，冲童便服。是夜，晕虽少减，而头汗出，少腹痛有形，寒战如疟，战已，发热更甚。投没药、血竭、夺命散二钱，酒调服。寒热、腹痛、发晕顿除。惟嫌通身汗出，此是气血已通，而现虚象。用黄芪五钱，炒归身二钱，甘草一钱，炒枣仁三钱，炒小麦五钱，大枣三个，煎服，汗止而安。

王士雄按：恶露虽少，而胸腹无苦者，不可乱投破瘀之药。

今秋周鹤庭室人，新产而眩晕。自汗，懒言，目不能开。乃父何新之视脉虚弦浮大，因拉余商治。询其恶露虽无，而脘腹无患。乃用牡蛎、石英、龟板、鳖甲、琥珀、丹参、甘草、小麦、大枣为剂。复杯即减，数日霍然。此由血虚有素，既娩则营阴下夺，阳越不潜。设泥新产瘀冲之常例，而不细参脉证，则杀人之事矣。（王士雄《沈氏女科辑要按·卷下·产后诸病·眩晕昏冒》）

张寿颐笺正：眩晕昏冒，本属阴虚于下，阳越于上。况在新产，下元陡虚，孤阳上越，尤其浅而易见，显而易知。即《素问》之所谓上实下虚，为厥癫疾者。此癫字，即巅顶之巅，在古人未尝不知其病本于脑，所以《调经论》又谓血之与气，并走于上，则为大厥。厥则暴死，气反则生，不反则死。已明言气血上冲，甚者且至暴死。无如后世医流，久昧此旨，只知为痰迷神昏，而于《素问》“癫疾”两字，则群认为癫狂、癫痫之一定名词，不复细考其字义之何若。此医学之空疏，断不能为后人讳者。而在上古造字之初，即从巅顶取义，又是一望可知，此字学之不可不讲者。而医家乃不识癫狂、癫痫之为病在于头脑，亦正坐小学荒芜之故。苟能识此病源，皆是气火升浮，冲激扰脑，则摄纳虚阳，抑降浮焰，既是无上捷诀，无不覆杯得效，应手有功。尧封此节，以血虚血瘀，分作两层，乃一虚一实；一闭一脱，确即脑神经病辨证之两大纲。阿胶禀济水沉重之质，直补下焦肝肾真阴，以拧招纳浮耗之元阳，返其故宅，自然气火皆潜，功成俄顷。更以童便之直捷下行者，为之响导，则其力尤专，其效尤捷。血竭、没药，虽似为破瘀而设，然亦仅泄降下行，以顺其气，尚非攻遂峻剂，惟酒性升腾，大是禁忌，不可不正。又尧封治吕氏产妇一条，恶露不少，已非瘀滞。而脉大弦硬，有阳无阴，诚是虚候。阿胶、童便，本极相宜，然效不显而头有汗，尚是酒之误事。再投夺命散而即大效，则腹痛者气必滞，前之阿胶腻补，必不能吹嘘气机，服此散而谓气血已通，即是气药之得力处。然此妇之晕，已是虚证，不可误认瘀血上冲。夺命散仅能降气，亦非大破之比，盖新产无论血去多寡，下元必虚。孟英谓不可乱投破瘀，最是至理名言。王沈两案，其证实是大同，然治法则，沈尚呆板而王则灵活；同有自汗一证，沈必黄芪、归身，大刀阔斧，谓其固表补血，谁曰不宜，抑知归、芪皆含有升发气象，对此虚火外浮，尚非切当。何如梦隐之牡蛎，石英，龟、鳖两甲，潜阳摄纳，镇足浮嚣之丝丝入扣耶！王氏谓营阴下夺，阳越不潜，亦岂专为血虚有素者而言。见理既真，选药更允，自在尧封之上。盖凡体质较弱之人，初产昏眩，原是常事，固不在于瘀露之通塞，亦非是恶血之上冲，潜降浮阳，镇摄气逆。孟英此法，无往不宜，即在昏瞀最急时，先啜童便，只啜一口，立觉醍醐灌顶，耳目清明，以其下行最迅，气降则脑不受激，即《素问》所谓气反则生者也。又烧炭泼醋熏鼻法亦佳。此为吾乡产母房中必备之物。（张寿颐《沈氏女科辑要笺正·眩晕昏冒》）

钱姓妇产后发晕，两日不醒。产时恶露甚少，晕时恶露已断。伊夫向邻家讨琥珀散一服，约重二钱许，酒调灌下，即醒。其药之色与香俱似没药，大约即是血竭、没药之方。（王士雄《沈氏女科辑要按·卷下·产后诸病·眩晕昏冒》）

元忠妻，产后病惊，身飘飘如在浮云中，举目则旋转，持身不定，四肢酸软，皆以安神补虚治之，前证转甚。戴元礼独曰：左脉芤且涩，神色不变，是因惊致心胞络积血耳。乃下血如漆者一斗，遂愈。古人云大实似羸者，此也。

俞震按：此证必共认为虚矣。苟不辨其左脉之芤涩，岂能测其心胞之积血耶？人只知惊是病，不知因惊而又致病，则治惊无益也。可举此案以例其余。（俞震《古今医案按·卷第九》）

产后狂证医案

丁姓妇，产后神昏，谵语如狂，恶露仍通，亦不过多。医者议攻议补不一。金尚陶前辈后至，诊毕曰：待我用一平淡方吃下去看。用杜橘红、石菖蒲等六味。一剂神气清，四剂霍然。此方想是屡验，故当此危证，绝不矜持。答曰：此名六神汤（半夏曲一钱、橘红一钱、胆南星一钱、菖蒲一钱、茯神一钱、旋覆花一钱。主治产后痰迷。——编者注）。余未考其所自。（王士雄《沈氏女科辑要按·卷下·产后诸病·发狂谵语》）

沈尧封曰：一成衣妇，产后半月余，发狂打骂不休，其夫锁之磨上。余付无极丸六钱，分两服，酒下。服毕即愈。越四五日复发，又与

六服，后不复发。（王士雄《沈氏女科辑要按·卷下·产后诸病·发狂谵语》）

产后恶露不下医案

苏州顾某继室，产后恶露不出，遂成血臌，医者束手，顾君之兄掌夫，余戚也，延余治之。余曰：此瘀血凝结，非桃仁等所能下，古法有抵当汤，今一时不及备，以唐人法，用肉桂、黄连、人参、大黄、五灵脂成剂，下其瘀血。群医无不大笑，谓寒热补泻并相犯之药合而成方，此怪人也。其家因平日相信，与服。明日，掌夫告余曰：病不可治矣。病者见鬼，窃饮所服药，乃大呼曰：我不能食鬼之所吐也，先生可无治矣。余往验之，药本气味最烈之品，尝之与水无二，怪之。仍以前方煎成，亲往饮之，病者不肯饮，以威迫之，惧而饮，是夕下瘀血升余，而腹渐平，思食。余以事暂归，隔日复往，其门首挂榜烧楮，余疑有他故，入门见者皆有喜色，询之，则曰：先生去之夕，病者梦其前夫人怒曰：汝据余之室，夺余之财，虐余之女，余欲伤汝命，今为某所治，余将为大蛇以杀汝，即变为大蛇，大惊而醒，故特延僧修忏耳。盖前夫人以产后血臌亡，病状如一，而医者治不中病，遂致不起。盖一病有一病治法，学不可不博也。（王士雄《洄溪医案按·产后血臌》）

孙东宿治潘大司马媳，年二十五，体素弱，语言端谨，因难产伤力，继以生女拂意，后又女死悲戚，即时晕厥，醒而神思眯昧，手足瘛疭，不可诊脉，目上视。细询之，自女落地，恶露绝无。有女医时与人参干嚼，及独参汤并粥乱进。参与粥皆壅塞服上不下，以故神昏瘛疭不已也。孙教以手于喉中探而吐之，喜其随手吐出痰饮粥药盈盆，瘛疭方定。乃与川芎、山楂、泽兰叶、陈皮、半夏、茯苓、香附进之，稍得睡。不虞女医又私与补药二帖，子丑时陡然狂乱，如降神之状，汉声官话，问答如流，其声壮厉，迥异平时。其家咸谓神附，禳祷百般。孙曰：此恶露不尽，乃蓄血如见鬼之证，非真有神佛相附也。以归尾四钱，川芎一钱五分，泽兰叶、益母草、滑石等，煎冲热童便，连饮二帖，狂乱少定而未除。意其胸中必有余痰作滞，前方中无佐使之品，故药力不行也。大加山楂为引，恶露稍行，神思即静，嗣后稍睡少时，手足微动，或自以手掌其面，或自以手捶其胸，昏乱不息。诊其脉近虚，早间面红而光，申酉时面色白，此血行火退，故脉虚而当补矣。与人参、川芎、泽兰叶各一钱，当归、山楂各二钱，茯苓、陈皮各八分，卷荷叶一片，煎冲琥珀末五分。服后嗳气二声，孙喜曰：此清阳升而浊阴降矣。自兹安静，恶露行，大便通，而索粥饮矣。

俞震按：此案前半段治法不难。盖得其参粥杂进之病情，自有消瘀及消痰食之方药，但探吐法尤捷耳。蓄血如见鬼，知者亦多，难于后半段恶露稍行，神思即静，略睡片时，昏乱不息，仍是蓄血形状。乃于轻剂消瘀之中，复用人参，并不以前曾误用而畏蹈故辙，此为高手。其讲脉与面色极是，但产后谵昏狂，有纯因于痰者，又不可不知。（俞震《古今医案按·卷第九》）

王士雄按：《女科辑要》论之录详。

王士雄按：此证总不宜用川芎，而方方用之，是白璧之瑕也。至于嗳气谓为清阳升而浊阴降，则误矣。其证既因痰瘀阻滞，气室不行，故用多方通降而得愈，则是浊阴降而清阳始得升也，何可颠倒其词哉！（王士雄《古今医案按选·卷四·女科·产后癥瘕》）

产后恶露不绝医案

洞庭某妇，产后小腹痛甚，恶露不止，奄奄垂毙。余诊之，曰：恶露如此多，何以其痛反剧？更询其所行之物，又如脓象。余曰：此乃子宫受伤，腐烂成痈也。宜令名手稳婆探之，果然。遂用绵作条，裹入生肌收口之药，而内服解毒消瘀之方，应手而愈。凡产后停瘀，每多外证，如此甚多，不可不知也。（王士雄《洄溪医案按·产后肠痈》）

产后发热医案

西濛陆炳若夫人，产后感风热，瘀血未尽，医者执产后属虚寒之说，用干姜、熟地治之，且云必无生理，汗出而身热于炭，唇燥舌紫，仍用前药。余是日偶步田间看菜花，近炳若之居，趋迎求诊。余曰：生产血枯火炽，又兼风热，复加以刚燥滋腻之品，益火塞窍，以此死者，我见甚多。非石膏则阳明之盛火不解，遵仲景法，用竹皮、石膏等药。余归而他医至，笑且非之，谓自古无产后用石膏之理。盖生平未见仲景方也。其母素信余，立主服之，一剂而苏。明日炳若复求诊，余曰：更服一剂，病已去矣。无庸易方，如言而愈。医者群以为怪，不知此乃古人定法，惟服姜桂则必死。（王士雄《洄溪医案按·产后风热》）

产后喘证医案

汪石山曰：余一日庄居，一乡人踵门哀恳，道其妻产后，数喘促不能卧，痰与血交涌而上，日夜两人扶坐，才侧身壅绝，乞救疗之。余以意度，新产后血气脾胃大虚顿损，故虚痰壅盛，而败血乘之。犀角、六君子加失笑散，一服痰血俱下，喘亦立止。次日来谢云：诸病皆去，止不能食耳。与参苓白术散调理全愈。

俞震按：此证甚危，此方甚巧。若用六君而不加犀角、失笑散则不应，用犀角、失笑散而不合六君亦不应。但以意度之，不凭脉象，固由汪公熟能生巧，而其病机，在乎痰与血交涌而上，才侧身，便壅绝，显系败血随痰上升。然非血气脾胃之大虚，败血何由随痰上升耶？此方所以恰对也。闭门造车，出门合辙，先生之谓欤。（俞震《古今医案按·卷第九》）

产后痞满医案

甲戌孟春，钱香树先生如君（妾的别称。——编者注），产后微热痞闷，时时谵语，恶露不断。余用理血药不应，改用六神汤（半夏曲一钱、橘红一钱、胆南星一钱、菖蒲一钱、茯神一钱、旋覆花一钱。主治产后痰迷。——编者注）四剂，病去如失。（王士雄《沈氏女科辑要按·卷下·产后诸病·发狂谵语》）

张寿颐笺正：产后昏狂，语言无次，如其恶瘀无多，谓为畋血冲心，其情似亦甚确。然瘀纵不行，何能直达鬲上，蒙犯心君？则仍是阴虚阳浮，升多降少，气火上腾之症。无极丸破血导瘀，无非泄降平逆，下行为顺。即六神涵半夏、胆星、菖蒲、旋覆，亦仍是开泄宣通怡法。则"痰迷"二字，尚属想象得之，非果是痰涎之能蒙蔽性灵也。颐谓即用大剂沉坠镇摄之方，亦必有桴应之理。盖昏眩之与狂谵，病状虽有动静之殊，而病源则同此一辙，孟英上条按语（指恶露虽少，而胸腹无苦者，不可乱投破瘀之药。——编者注），已握其要。（张寿颐《沈氏女科辑要笺正·发狂谵语》）

产后腹痛医案

程石洲乃眷，因产难子死，忧闷，小腹有块作痛，下午发热，不思饮食。东宿诊之，脉右大于左者三倍且数，与芎归汤加山楂、泽兰、肉桂。次日下午，腰腹胀痛，诘之，晌午食圆眼一斤矣。从此小腹渐胀，大便三日未行，早晨鼻衄，夜间极热，口渴，脉大无绪，势甚危急。用芎、归、红花、桃仁、青皮、槟榔、莪术、山楂水煎，调元明粉二钱。服后下结粪二枚，安而就寝，醒后进粥稍多，又复胀痛，腹大如斗，坚如石，气促不安，势危之至。乃与五灵脂、山楂各四钱，凌霄花二钱，赤芍一钱。服后大便通，腹软气定，始可进粥，渐有生气。但脉仍鼓指，此腹中积滞尚多，不可不因其时而驱去也。用山楂、大黄各三钱，桃仁二钱，桂心、红花各五分，炙甘草七分，煎冲元明粉一钱五分。其夜下黑粪四次，热始退，上腹虽消，脐下仍大。仍以桃仁承气加山楂、滑石、红花，煎饮之。五更大便行，脐腹胀又减。后与积块丸调理全消。是役也，女科于初起发热腹痛之时，即以常套十全大补汤投之。讵知圆眼肉入腹，渐渐胀开，故腹亦因之大胀，且其味甘，尤能作滞。复加地黄、参、术，宁不塞其塞哉？由是而成大坚之证。《内经》谓中满者，泻之于内，良以此夫。彼亦泥乎丹溪产后须大补气血之误也。

俞震按：此案与前案截然不同。数脉大脉，均为产后所忌。而彼用温补，此用攻消，俱获全安，自非名手不能。观石山论浮洪搏指之脉，曰恐为凉药所激，此则认为积滞尚多，可见临证者全在圆通活变，断无一定之法可守也。（俞震《古今医案按・卷第九》）

徐政杰按：一妇产后腹痛，令其夫以手按之，小腹痛尤甚，下恶露而痛仍不减，知其非瘀，乃燥屎也。予药一剂，大便润下而愈（姜用川治验）。炮姜五分，丹皮二钱，归身三钱，川芎一钱五分，山楂二钱（炒），枳壳一钱五分（炒），麻仁二钱（杵烂），桃仁泥二钱，生地二钱，炙甘草四分，加研烂松子仁五粒。（王士雄《沈氏女科辑要按・卷下・产后诸病・胃脘痛腹痛少腹痛》）

薛立斋案载：一产妇腹中有物作痛，投破气行血药尤甚，肢节胸项各结小核，隐于肉里。此肝血虚也。盖肝为藏血之脏而主筋，血虚则筋急而挛。见于肢节胸项者，以诸筋皆属于节，而胸项又肝之部分也。用八珍、逍遥、归脾加减治验。（王士雄《沈氏女科辑要按・卷下・产后诸病・腹中虚痛胸项结核》）

张寿颐笺正：血虚筋急，关节间结成小粒，不痒不疼，是宜养血以舒筋者，薛主逍遥，盖谓疏肝即所以舒筋。然新产阴伤，浪投柴胡，必有流弊。其八珍、归脾，亦未免呆板。立翁惯伎，终少灵通。学者一染此派习气，必终身模模糊糊，不脱笼统空泛四字。窃谓立翁用药，确乎似是实非之乡愿一流。世有知言，当不以不才为谬妄。（张寿颐《沈氏女科辑要笺正・腹中虚痛胸项结核 》）

产后泄泻医案

陆姓妇，产后三日发疹，细而成粒，不稀不密。用荆芥、蝉蜕、鼠粘子等药剂，头面俱透。越一日，渐有回意，忽大便溏泄数次，觉神气不宁。问其所苦？曰热，曰渴，语言皆如抖出，脉虚细数，有七至。我师金大文诊之曰：此阳脱证也，属少阴。用生附子三钱，水洗略浸，切片，煠之如炒米色，炮干姜八分，炒甘草一钱，灼白芍一钱五分，水煎，冲入童便一调羹，青鱼胆汁四小茶匙（因夜中无猪胆，故以此代，羊胆亦可）。服毕即睡，觉来热渴俱除。续用黄芪建中汤加丹参、苏木，二剂而安。（王士雄《沈氏女科辑要按·卷下·产后诸病·泄泻滞下》）

张寿颐笺正：疹属肺有风热之邪，法应辛凉轻散，荆芥、牛蒡等，本是正宗。惟在产后，正气必虚，牛蒡轻散皮毛，虽非猛剂，然最易滑泄大便，以子能下行，肺气既疏，而表里相应，大肠亦为之不固，故凡大便不坚实者，本宜避之。连得下泄，而语言振振，虚脱之状，固已昭著，加以脉之虚细，则热也、渴也，俱非真象。附子理中，当为必用之剂，此其外当凛寒，及唇舌之色，应有虚寒确证可察，而乃参以胆汁，意者尚有真寒假热之证在，否则附子理中，直捷爽快，何必多此一层，何如后人热药冷服之为确当乎。（张寿颐《沈氏女科辑要笺正·泄泻滞下》）

沈尧封曰：乙亥初夏，傅木作妇，产时去血过多，随寒战汗出，便泻不止。余用大剂真武，干姜易生姜，两剂，战少定，而汗、泻如故。又服两日，寒战复作，余用补中汤去人参，加附子两剂。病者云：我肚里大热，口渴喜饮，然汗出下利，寒战仍不减。正凝神思虑间，其母曰：彼大孔如洞，不能收闭，谅无活理。余改用黄芪五钱（炒），北五味四钱（捣），白芍二钱（炒），归身一钱五分（炒），甘草一钱五分（炒），茯苓二钱，大枣二个。一剂病减，四剂而愈。

王士雄按：观此案则可见气虚不能收摄者，宜甘温以补之，酸涩以收之，不可用辛热走泄以助火而食气也。（王士雄《沈氏女科辑要按·卷

下·产后诸病·泄泻滞下》）

张寿颐笺正：寒战利下，加以自汗，真武汤原是针对。乃反里热渴饮，而汗、利、寒战俱不应，此中玄理，未易寻思。改授甘温，转变灵通，至不可少。孟英“辛热走泄”四字，剖解入微，诚能渗透三昧者。（张寿颐《沈氏女科辑要笺正·泄泻滞下》）

沈尧封治一妇，产时去血多，随寒战汗出，便泻不止。用大剂真武汤，以干姜易生姜，两剂，战定而汗泻如故。又服两日，寒战复作。再用补中汤无人参加附子，两剂。病者云：我肚里大热，口渴喜饮，然汗出下利寒战仍不减。沈方凝神思虑，其母曰：彼大孔如洞，不能收闭，又无力吃参，谅无活理。沈用黄芪五钱，炙北五味四钱打碎，白芍、茯苓各二钱各炒，归身、甘草各钱半各炒，大枣三枚，一剂病减，四剂全愈。（俞震《古今医案按·卷第九》）

王士雄按：观沈案，则可见气虚不能收摄者，宜甘温以补之，酸涩以收之，不可以辛热走泄助火食气也。（王士雄《古今医案按选·卷四·女科按·产后泄泻》）

邹氏妇，产后便泄，余用参、附温补药，未效。新城吴敬诊云：虚寒而兼下陷，用补中益气，加熟地、茯苓、桂、附，应手取效。以是知方论内言下虚不可升提，不尽然也。（王士雄《沈氏女科辑要按·卷下·产后诸病·泄泻滞下》）

张寿颐笺正：产后下虚不可升提，以拔动肾根，本是至理名言。然泄泻滑利，明是气虚下陷，东垣成法，正为是证而设。言岂一端，各有所当，况升、柴本是极轻，藉以扶助参、芪振作元气，自当应手成功。此非浪投柴、葛者所可藉口也。今盐山张氏《衷中参西录》畅论大气陷下，极有至理。（张寿颐《沈氏女科辑要笺正·泄泻滞下》）

产后头痛医案

薛立斋案：郭茂恂嫂金华君，产七日不食，始言头痛。头痛已，又心痛作。既而目睛痛如割刺，更作更止，相去无瞬息间。每头痛，欲取大石压，良久渐定；心痛作，则以十指抓胸，血流满掌，痛定日复痛，复以两手自剜目。如是十日不已，众医无计。进黑龙丹（黑龙丹：当归二两、五灵脂二两、川芎二两、高良姜二两、熟地二两、百草霜一两、硫黄二钱、乳香二钱、琥珀一钱、花蕊石一钱，为细末，醋糊丸，如弹子大。每用一二丸，炭火煅红，投入生姜自然汁中，浸碎，以童便合酒调灌下。主治产难及胞衣不下，血迷血晕，不省人事，一切危急恶候垂死者，但灌药得下，无不全活。——编者注）半粒疾少间，中夜再服，乃瞑目寝如平时。（王士雄《沈氏女科辑要按·卷下·产后诸病·腰背反张》）

张寿颐笺正：此药（入火煅红，则止有花蕊石、硫黄，尚存余质，此外尽为灰烬，复何用。而谓无不全活，未免欺人。薛案仍是瘀血耳，谓为下如虫子，其胡可信。——编者注）半粒，疾少间。中夜再服，乃瞑目寝如平时。至清晨下一行，约三升许，如蝗虫子，病减半。匕刻又行如前，痛尽除。（张寿颐《沈氏女科辑要笺正·腰背反张》）

薛立斋案载，一产妇头痛，日用补中益气，已三年。稍劳则恶寒内热。拟作阳虚治，加附子一钱于前汤中，数剂不发。（王士雄《沈氏女科辑要按·卷下·产后诸病·头痛》）

张寿颐笺正：头痛安有可日用补中益气汤至于三年之理？更何论乎产后。纵使果是清阳陷下之病，亦必升之又升，迸出泥丸宫去。恶寒虽可谓是阳虚，然内热独非阴虚乎？明明伪造医案，而敢欺人如是，且以误尽初学。尧封采此，受其愚矣。（张寿颐《沈氏女科辑要笺正·头痛》）

产后小便淋漓医案

丹溪曰：尝见收生者不谨，损破产妇尿脬，致病淋漓，遂成废疾。有一妇，年壮难产得此。因思肌肉破伤在外者，皆可补完。脬虽在里，谅亦可治。遂诊其脉，虚甚。予曰：难产之曰之由，多是气虚，产后血气尤虚，试与峻补。因以参、芪为君；芎、归为臣；桃仁、陈皮、茯苓等为佐；以猪羊脬煎汤，极饥时饮之。但剂小，率用一两，至一月而安。盖令气血骤长，其脬自完，恐少缓亦难成功矣。

难产医案

冻产治验：刘复真治府判女，产死将殓。取红花浓煎，扶女于凳上，以绵帛蘸汤罨之，随以浇帛上，以器盛之，又暖又淋，久而苏醒，遂产一男。盖遇严冬，血凝不行，得温故便产也。逆产足先出，用盐涂儿足底；横产手先出，涂儿手心。

徐政杰曰：盐螫手足，痛便缩入，俗乃谓之讨盐生也。（王士雄《沈氏女科辑要按·卷下·产》）

乳痈医案

东洞庭刘某夫人，患乳疖，医者既不能消散，成功之后，又用刀向乳头上寸余出毒，疮口向上，脓反下注，乳囊皆腐，寒热不食，将成乳劳，内外二科聚议无定，群以为不治矣。延余诊之，曰：此非恶证，治不如法耳。尚可愈也，但须百日耳。其家戚族皆少年喜事，闻余言欲塞群医之口，向病家曰：我辈公恳先生留山中百日，必求收功而后已。如欲归家，备快舟以迎送。余初不允，继勉承之，多方治之，至九十日而未见功。盖病者柔弱畏痛，既不敢于乳下别出一头，而脓水从上注下，颇难出尽，故有传囊之患。忽生一法，用药袋一个，放乳头之下，用帛束缚之，使脓不能下注；外以热茶壶熨之，使药气乘热入内；又服生肌托脓之丸散，于是脓从上泛，厚而且多，七日而脓尽生肌，果百日而全愈。后以此法治他证，无不神效。可知医之为术，全赖心思转变，刻舟求剑，终无一验也。（王士雄《洄溪医案按·乳疖》）

阴挺医案

丹溪云：一妇产子后，阴户下一物，如合钵状，有二歧。其夫来求治。予思之：此子宫也。必气血弱而下坠。遂用升麻、当归、黄芪几帖与之。半日后，其夫复来云：服二次后，觉响一声，视之已收入阴户。但因经宿，干着席上，破一片如掌心大者在席。某妻在家哭泣，恐伤破不复能生。予思此非肠胃，乃脂膜也。肌肉破尚可复完，若气血充盛，必可生满。遂用四物汤加人参，与百帖。三年后，复有子。黄芪一钱半，人参一钱，当归七分，升麻三分，甘草二分，作一帖，水煎食前服。治子宫下坠。外用五倍子末泡汤洗，又用末敷之，如此数次。宜多服药，永不下。（王士雄《沈氏女科辑要按·卷下·产后诸病·阴脱子宫下坠》）

张寿颐笺正：此确是子宫。所谓两歧者，正合西学家说。所谓子宫之底，外有二筋带悬之，此带无力，即有下坠之忧者是也。此证虚弱者时有之，产后任劳亦有之，正是下元无力所致。归、芪、参、术，稍加升举，洵为正鹄。至其粘着席上而脱一片，丹溪断为脂膜，说亦可信，补养自可复完。但四物百帖，得毋太嫌呆笨。五倍子固涩，洗敷自佳。但涩药也不可太过，过则亦有流弊。（张寿颐《沈氏女科辑要笺正·阴脱子宫下坠》）

丹溪云：一妇三十余岁，生女二日后，产户下一物如手帕，下有帕尖，约重一斤。予思之：此因胎前劳乏伤气，或肝痿所致。却喜血不甚虚耳！其时岁暮天寒，恐冷干坏了，急与炙黄二钱，人参一钱，白术五分，当归一钱半，升麻五分，三帖连服之，即收上，得汗通身方安。但下翳沾席处，干者落一片，约五六两重，盖脂膜也。食进得眠，诊其脉皆涩，左略弦，视其形却实。与白术、白芍各半钱，陈皮一钱，生姜一片，煎二三帖以养之。（王士雄《沈氏女科辑要按·卷下·产后诸病·产户下物》）

一产后水道中，下肉线一条，长三四尺，动之则痛欲绝。先服失笑散数帖，次以带皮姜三斤研烂，入清油二斤，煎油干为度，用绢兜起肉线，屈曲于水道边，以前姜熏之。冷则熨之。六日夜缩其大半，二六日即尽入。再服失笑散、芎归汤调理之。如肉线断，则不可治矣。（王士雄《沈氏女科辑要按·卷下·产后诸病·水道下肉线》）

阴痒医案

善邑西门外三里，有妇阴中极痒难忍。因寡居，无人转述，医者莫知病情，治皆不效。至苏就叶天士诊，微露其意。叶用蛇床子煎汤洗，内服龟鹿二仙胶，四日而愈。

阴蚀有用猪肝煮熟，削如挺，钻孔数十，纳阴中。良久取出，必有虫在肝孔内。另易一如梃纳之，虫尽自愈，亦良法也。（王士雄《沈氏女科辑要按·卷下·杂病·阴痒》）

张寿颐笺正：此湿热下注，甚则有虫。叶氏此法，蛇床子汤外洗，尚是尽人所能。其内服二仙胶者，必其人真阴素虚，清气下陷，而稍挟湿热，故用药如此。若湿火偏盛，则必非龟鹿温补所宜，药岂一端，各有所当，勿谓叶老此方为专疗是证之唯一秘诀。阴蚀成疮，湿热生虫之最甚者，坐药亦是法，然必须别以燥湿杀虫之药，煎汤熏洗之，而兼服导湿清热以利导之，庶几速效。（张寿颐《沈氏女科辑要笺正·阴痒》）

阴门不闭医案

立斋曰：一妇人阴门不闭，肿痛，发热恶寒，用十全大补加五味，四剂肿消而敛。若初产肿胀，或焮痛而不闭者，当用加味逍遥散。若肿既消而不闭，当用补中益气汤。切忌寒凉之剂。

俞震按：玉关不闭，虚证无疑。而虚证之中，又有分别，立斋之加惠后学多矣。特是产科奇病甚多，奇方亦甚多，兹集不能全载。如遇怪异证候，当于叶杏林所述诸书检求之。夫学医何难？不过多读书耳。《金史》载，张洁古学医，夜梦有人用大斧长凿凿心开窍，纳书数卷于其中，自是洞彻其术。因思天使此人为良医，尚须纳之以书，我侪既不梦斧凿开窍，务必从目从口将书纳之于心，纳之诚多，宁让洁古独步耶？设遇奇病，自有奇方，可向腹笥检求矣。至《类案》江公注云：须问临产难易，去血多少，以辨虚实，及血热戒投温燥，俱系名言，又可为薛氏之功臣。(《古今医案按·卷第九》)

阴户寒冰医案

僧慎柔治一妇，年五十，小便时，常有雪白寒冰一块，塞其阴户，欲小便，须以手抠出方溺，否则难。慎柔曰：此胃家寒湿。因脾胃虚寒，凝结而下坠，至阴户口而不即出者，脾胃之气，尚未虚脱，但陷下耳。用六君加姜、桂，二十剂全愈。

俞震按：小便不通，乃至危至急之候。此集所选仅十一条，似乎简略，然诸法毕备，并不重复。学人苟能触类引伸，定有无穷变化。(俞震《古今医案按·卷第六》)

第三章
儿科医案

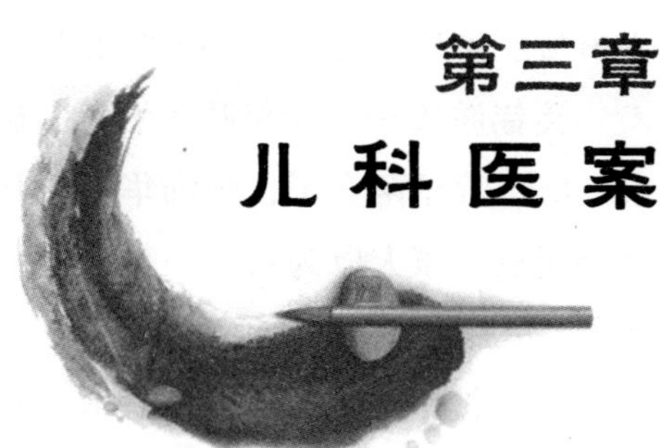

神呆医案

又熊仲纾幼男，髫龄得一奇证，食饮如常，但脉细神呆，气夺色夭。仲纾问嘉言曰：此何病也？喻曰：病名殗殜，《左传》所谓近女室晦，即是此病。彼因近女，又遭室晦，故不可为。令郎受室晦之邪，而未近女，是可为也。即前方少加牛黄丸服而安。（俞震《古今医案按·卷第四》）

【附】黄师文治一妇人，卧病垂三年，状若痨瘵，诸医以虚损治不瘥。黄视之曰：此食阴物时遭惊也。问之，妇方省悟曰：曩者食米团时，忽人报吾夫坠水，由此一惊，病延至今不能愈。黄以青木香丸（青木香六分，槟榔六分，大黄十二分，芍药五分，诃黎勒五分，炙枳实五分，桂心四分组成；上药治下筛，炼蜜为丸，如梧桐子大。饮服十五丸。渐渐常加，以利为度，不限丸多少；不利者，乃至五十、六十丸亦得；主治气满腹胀不调，不消食，兼冷。——编者注），兼利下药与之。须臾下一块，抉之乃痰裹一米团耳。当时被惊，怏怏在下而不自觉也。自后安康无恙。

俞震按：此不载脉，何从取法。况痰裹米团在腹，似当如痞块状，或痛，或胀，或攻冲，乃并不言及，将何所凭据而云然耶？想良工治病，

亦如伯乐相马得之于牝牡骊黄之外耶？（俞震《古今医案按·卷第四》）

无锡游氏子，少年耽于酒色，旋得疾，久而弗愈，势危甚，忽语其家人曰：常见两女子，服饰华丽，其长才三四寸，每缘吾足而行，冉冉至腰而没。家人以为祟，一名医至扣之，曰：此肾神也，肾气绝则神不守舍，故病者见之。

俞震按：此可为好淫者之戒。夫人生之来其原在肾，人病之来亦多在肾。肾者命之根也。奈何纵情欲之乐，以取死亡之祸乎？（俞震《古今医案按·卷第四》）

神昏医案

中山王知府次子薛里，年十三岁。六月暴雨，池水泛溢，因而戏水，衣服尽湿，其母责之。至晚觉精神昏愦，怠惰嗜卧。次日病头痛身热，腿脚沉重。一医用发散药，闭户覆食。以致苦热不禁，遂发狂言，欲去其臬而不得去。是夜汗至四更，湿透其衾。明日寻衣撮空，又以承气汤下之。后语言渐不出，四肢不能收持，有时项强，手足瘛疭，搐急而挛，目左视而白睛多，口唇肌肉蠕动，饮食减少，形体顿瘦。延罗谦甫视之，具说前由。盖伤湿而失于过汗也。夫人之元气，起于脐下肾间动气，周流一身，通行百脉。今盛暑之时，大发其汗，汗多则亡阳，百脉行涩，故三焦之气不能上荣心肺，心火旺而肺气焦。况因惊恐内蓄，《内经》曰：恐则气下。阳主声，阳既亡而声不出也。阳气者，精则养神，柔则养筋。今发汗过多，气血俱衰，筋无所养。其病为痓，则项强，手足瘛疭搐急而挛。目通于肝，肝者筋之合也。筋既燥而无润，故目左视而白睛多。肌肉者脾也，脾热则肌肉蠕动，故唇蠕动，有时而作。《内经》云：肉痿者，得之湿地也。脾热者，肌肉不仁，发为肉痿。痿者，痿弱无力。今气欲竭，热留于脾，故四肢不用。此伤湿过汗而成坏证明矣。当治时之热，溢水之源，救其逆，补其上升生发之气。《内经》曰：

热淫所胜，治以甘寒，以酸收之。人参、黄芪之甘温，补其不足之气，而缓其急搐，故以为君。肾恶燥，急食辛以润之。生甘草甘微寒，黄柏苦辛寒，以救肾水而生津液，故以为臣。当归辛温和血脉，橘皮苦辛，白术苦甘，炙甘草甘温，以益脾胃，进饮食。肺欲收，急食酸以收之。白芍药之酸微寒，以收耗散之气而补肺金，故以为佐。升麻、柴胡苦平，上升，生发不足之气，故以为使。乃从阴引阳之谓也。早晚各投一服。三日后，语声渐出，少能行步，四肢柔和，食饮渐进。因志其方，曰人参益气汤。

俞震按：古人治湿病案，殊无高论奇方，故仅选此条以为辨证处方之模范。今《临证指南》佳案甚多，良足私淑。其除气分之湿，用滑石、白蔻、杏仁、半夏、厚朴、瓜蒌皮为主。有热，则加竹叶、连翘、芦根等。全取轻清之品，走气道以除湿。若湿热甚而舌白目黄，口渴溺赤，用桂枝木、猪苓、泽泻、滑石、茯苓皮、寒水石、生白术、茵陈，此从桂苓甘露饮加减。湿热作痞，神识如蒙，用人参、芩、连、枳实、生干姜、生白芍，此从泻心汤加减。若脘中阻痛，大便不爽，用豆豉、枳实、川连、姜汁、苓、半。热轻，则去川连，加郁金、橘红、薏仁、杏仁，此湿伤气痹治法；热甚，则用川连、生术、厚朴、橘白、淡生姜渣、酒煨大黄，水法丸服，此治气阻不爽，治腑宣通法。湿伤脾阳，腹膨，用五苓散、二术膏；湿热横渍，脉膝腹满，用小温中丸，以及脘痞便溏之用苓桂术甘汤，吞酸形寒之用苓姜术桂汤，虽皆古人成法，而信手拈来，无不吻合。湿温身热神昏，用犀角、元参、连翘心、石菖蒲、银花、野赤豆皮，煎送至宝丹，乃清热通窍、芳香逐秽法。更奇者，湿温之头胀耳聋，呃忒，鼻衄，舌色带白，咽喉欲闭，谓邪阻上窍空虚之所，非苦寒直入胃中，可治而用连翘、牛蒡、银花、马勃、射干、金汁，此俗人梦想不到者也。不食不寐，腹痛便窒，脉迟小涩，谓由平素嗜酒少谷，湿结伤阳，寒湿浊阴鸠聚为痛，而用炒黑生附子、炒黑川椒、生淡干姜、葱白，调入猪胆汁，此加味白通汤，亦神奇不可思议者也。更有嗜酒人，胸满不饥，三焦皆闭，二便不通，用半硫丸；又有病中啖厚味者，肠胃滞，虽下，而留湿未解，肛门坠痛，胃不喜食，舌上白腐，用平胃散去甘草，加人参、炮姜、炒黑生附。此二条，不因酒肉认作湿热，竟以苦辛温药通阳诘湿，尤觉高超。至如阳伤痿弱，有湿麻痹，虽痔血而用姜、附、茯苓、生术。舌白身痛，足跗浮肿，太溪穴水流如注，谓湿邪伏于足少阴，而用鹿茸、淡附子、草果、茯苓、菟丝以温蒸阳气，均非浅识所能步武。湿久脾阳消乏，肾真亦惫，中年未育子，用茯、菟、苍术、韭子、大茴、鹿茸、附子、葫芦、补骨、赤石脂，仿安肾丸法，治病调元化为合璧，益有观止之叹。湿门附此诸案，方法斯为全备。（俞震《古今医案按·卷第二》）

抽搐医案

潜邨治仙潭孙自范甥慢脾证，痰涎涌盛，咳嗽身热，四肢抽搐，自汗，嗜卧露睛，撮空手振。屡进补脾兼消痰逐风药，不应。以方就商于杨，杨曰：此证风自内出，本无可逐，痰因虚动，亦不必消，只补脾土，诸证自退。但据所示兼证，则其面必㿠白，眼必散大，舌必胖滑，色必嫩白，颈必软而头必垂矣。**王士雄按：**必如是者，乃可用此法也。曰：诚然。然救虚而不应，究何故耶？杨曰：诸证皆属寒，而诸方止救虚者也。使天柱未倒，固能取效，尚须除去逐风消痰之品。今颈软头垂，则天柱已倒，而虚上加寒，确有显据，非炮姜、肉桂，何以追已去之阳而苏垂绝之气哉？乃写参附养营汤，嘱之曰：如阻以稚幼无阳，无补阳之法，则百不救一矣。服三剂，竟痊愈。次用五味异功散加煨姜、白芍，调理而健。（俞震《古今医案按·卷第十》）

痘症医案

余长孙女种痘，点密而色深赤，种痘之医束手。余用清发之药，并时含紫雪，赤色稍衰，将就寝，复往视，忽变灰白色而咬牙。余惊曰：

证变虚寒矣。此所谓亢害承制也。即用人参、鹿茸等药托之，至三鼓而疮色复红，形渐高起，仍用清火养血之方而浆成。盖病变无常，顷刻转易，故凡属危险之证，医者当时时消息，不可片刻离也。但不明理之医，则偏僻固执，又方法绝少，不能肆应不穷耳。（王士雄《洄溪医案按·恶痘》）

肠痈医案

长兴朱季舫少子啸虎官，性极聪敏，年九岁，腹痛脚缩，抱膝而卧，背脊突出一疖，昼夜哀号，遍延内外科诊视，或云损证，或云宿食，或云发毒，当刺突出之骨以出脓血。其西席茅岂宿力荐余治，往登其堂，名医满座，岂宿偕余诊视，余曰：此缩脚肠痈也，幸未成脓，四日可消。闻者大笑，时季舫为滦州牧，其夫人孔氏，名族之女，独信余言。余先饮以养血通气之方，并护心丸，痛遂大减，诸医谓偶中耳。明日进消瘀逐毒丸散，谓曰：服此又当微痛，无恐。其夜痛果稍加，诸医闻之哗然，曰：果应我辈之言也。明早又进和营顺气之剂，痛止八九，而脚伸脊平，果四日而能步，诸医依次辞去。中有俞姓者，儒士也，虚心问故。余谓：杂药乱投，气血伤矣。先和其气血，自得稍安，继则攻其所聚之邪，安能无痛，既乃滋养而通利之，则脏腑俱安矣。（王士雄《洄溪医案按·肠痈》）

疮疡医案

苏州一小童，背上肿大如覆碗，俯不能仰，群谓驼疾也。或戏余曰：君能治奇疾，若愈此，则我辈服矣。其父母以余为果能治也，亦力求焉。余实不知其中何物，姑以腐药涂上，数日皮开肉烂，视其肉，如蚯蚓者盘结数条。细审之，乃背上之筋所聚也。余颇悔轻举，急以舒筋收口丸散，外敷内服，筋渐散，创渐平，肤完而身直矣。此筋瘤之一种也。哄传以余为能治驼疾，从此求治驼者云集，余俱谢不能，此乃幸而偶中。古人并无此治法。癸未入都，尚有人询及者，余谢无此事而已，存此以识异。

王士雄评析：洄溪神于外科，读其所评《外科正宗》等书，已见一斑。是编列案仅十余条，然各大症治法略备，洵痈疽家赤文绿字之书也，可不奉为圭臬哉。（王士雄《洄溪医案按·筋瘤》）

一女六岁，才发寒热一日，即腰脊中命门穴间骨节肿一块，如大馒头状，高三四寸，自此不能平身而立，绝不能下地走动，已半年。人皆谓龟背痼疾，莫能治。即以幼科治龟背古方，亦不效。孙东宿曰：此非龟背。盖龟背在上，今在下部，必初年乳母放在地上坐早之过。彼时筋骨未坚，坐久而背曲，因受风邪，不觉其渐入骨节间而生痰涎，致令骨节胀满而大。不急治之，必成痼疾。今起未久，可用万灵黑虎比天膏贴之，外以晚蚕沙醋炒绢包，于膏上热熨之，一夜熨一次。再以威灵仙为君，五加皮、乌药、红花、防风、独活，水煎服。一月而消其半，骨节柔软，不复肿硬，下地行走如初矣。人皆以为神奇。后三个月，蓦不能行。问之，足膝酸软，载身不起，故不能行。予知其病去而下元虚也，用杜仲、晚蚕沙、五加皮、苡仁、当归、牛膝、独活、苍耳子、人参、仙茅，水煎，服二十剂，行动如故。（《古今医案按·卷第十》）

王士雄按：叶氏医案乃后人所辑，不无错简，且有属杂及门之案，故多纯疵不齐之处。惟《幼科要略》一卷，为先生手定，华氏刻于《临证指南》之后以传世，徐洄溪谓字字金玉，可法可传，得古人之真诠而融化之，不愧名家。乃大方视为幼科治法，不过附庸于此集，皆不甚留意；而习幼科者，谓此书乃大方之指南，更不过而问焉。即阐发叶氏如东扶、鞠通、虚谷者，亦皆忽略而未之及也。余谓虽为小儿说法，大人岂有他殊，故采其春温、夏暑、秋燥诸条，纂入《温热经纬》，学者举一反三，不仅为活幼之慈航矣。更闻其治痘多活法，尝于肩舆中见采桑妇，先生令舆人往搂之，妇大怒詈，其夫将扭舆人殴打，先生晓之曰，汝妇痘已在皮膜间，因气滞闭不能出，吾特激之使怒，今夜可遽发，否则殆矣。已而果验。又一富家子患痘闭，诸医束手，先生命取新洁大漆桌十余张，裸儿卧于上，以手展转之，桌热即易，如是殆通，至夜痘怒发得生。又先生之外孙甫一龄，痘闭不出，母乃抱归求救。先生视之甚逆，沉思良久，裸儿键置空室中，禁女勿启视，迨夜深始出之，痘已遍体，粒粒如珠，因空室多蚊，借其咬肤以发也。又汪益美布铺伙友，壮年患痘闭，群医不能措手，先生令取鸡粪若干，以醇酒热调如糊，遍涂其身面手足，越宿鸡矢燥裂剥落，而痘已出矣。先曾祖云：此皆神而明之之治，殊可发人慧悟。然激之使发者，气闭也；展转于新漆之桌者，火闭也；假蚊口以撮之者，血闭也；涂之鸡矢酸者，寒闭也。苟欲效颦，亦当审谛。又徐洄溪云：痘证因时而变，不但历代不同，隔数十年亦有小变。余谓痘证每因时邪引动而发，万密斋尝言之，王清任亦论之，故不但数十年有小变，即一二年间亦有判然迥异者。盖痘有痘疫，瘄有瘄疫，儿科拘守古法，但可以治常痘，此建中《琐言》之所以为救偏良法也。后人不知此义，辄訾其浪用石膏、大黄为偏，谓止可以救惯用热药之偏，岂为知人论世之言哉？若痘挟疫邪，非用费氏之法不可。惜幼科罕读其书，不识病因，往往阖境沿村，夭枉载道，诿诸天数，岂尽然欤！吾先慈幼时患痘，头面虽少，遍身密布，紫黑焦枯，略无润泽，诸医束手。老医包士安曰：此名螺疔痘，用大黄、石膏多剂毫无起色，奄奄一息，已绝望矣。偶亲串中遣一越人陈媪来探疾，见而叹云：尚可图也。亟以银针将遍身之痘逐粒挑出如黑豆者一颗，随以珍珠八宝丹掺入，外用朱养心家碧玉膏（一名铜绿膏，治一切痈疽疮毒有神效。——编者注）封之，即能进粥，不劳余药而生。又定州杨素园大令云，阜平赵功甫邃于医，凡一切丸散，人所不能辨其中为何药者，赵一嗅而知之，历试不爽，殆与离娄之明，易牙之舌，相鼎立也。生平长于治痘，痘始萌，一望而知其结局，虽极危之证，治之无不收功。自云一生疗痘，无药不用，而从未有用附子者，并识之以质治痘名家。

杨照藜评：余见赵功甫处方极轻，尝曰小儿之腹几何，须令其胃气足以运化，药力始能取效，亦至理也。

王士雄又按：《幼科要略》后，郑望颐所述种痘之法甚详，洄溪极为赞美。徐氏《医学源流论》亦云：种痘有九善，奈嗜利之徒，胆用时苗，害人不少，并令世人连种痘之法亦不信矣。更有以水痘痂为苗者，种出之时，痘极稀朗，并无稠密棘手之候，医者索谢而去，为父母者亦欢然放心矣。孰知真痘未出，迨时痘流行之岁，天花陡发，病家医家皆不预料，往往误指别证，妄投药饵，纵不误治，痘必危险，较彼妄用时苗之罪更深十倍，反得脱身事外，人不知之，然天地鬼神鉴察难逃，罚及子孙，噬脐何及。梁应来谓种痘始于宋真宗朝，王文正公旦，其后各相授受，以湖广人为最（吾浙以德清人为最）。今西洋夷酋哋哈呅善种痘，法以极薄小刀，微剔儿左右臂，以他人痘浆点入，不过两三处，越七八日即见点，比时行痘大两倍，儿无所苦，嬉戏如常。夷言本国虽牛马亦出痘，恒有毙者，因思得此法。由牛而施之于人，无不应验，于是其法盛传。然又必须此痘浆方得，他痘不能，故互相传种，使痘浆不绝，名曰牛痘，诚替法也。邱浩川云：外洋无痘，后由他处传染，患者滋多，惟畜牛取乳之家不染。医者玩牛乳旁有青蓝小疱，形与痘类，于是按古针刺法取牛痘之浆，种人两臂消烁、清冷二穴，旬日果于种处出痘数颗，按日灌浆满绽，按日结痂落靥，无一损伤，无一复出，以后即用小儿种出之浆，递传其种。嘉庆十年，由小吕宋载婴儿传至广东澳门，适浩川未出天花，身试果验，行之家人戚友，无不验者。于是洋行嘱浩川往会馆专司其事，历十数年，种者盈千累万，无一损失。按《铜人图》消烁穴去肩头四寸，清冷穴在肘上三寸，幼孩大小不等，以此类推。其刺穴种痘，用尖薄小刀长寸许，仿洋刀式。其取浆用象牙小箸，两头尖利，刺皮仅一纸薄，阔一分许，将苗浆连刺出微血注于穴中，自然奏效，种几颗，出几颗，从不至多，不拘寒暑，不用服药。如痘浆必不可得，亦有取后作苗者，简妙无比。又海丰张雨农司马谓余曰：鼻孔种痘，优或十失其一，惟牛痘万无一失，其法传自夷医，由广东而渐及川、黔、闽、楚各省。曩三儿曼臣尝种牛痘于先君屏南署中，欲出几粒，则种几粒，目击道存，允称神技。而三江不行其法者，一则痘医衣食于此，若证无平险，治无方药，则其道不重，其酬亦薄，必多方曲说以尼之；一则浆不易得，且有子之人，爱惜过甚，闻欲刀破其皮，不肯试种。其实微刺皮肤，殊不甚痛。凡欲保全子女身命者，慎勿惜分许之薄皮，而贻日后之大患也。然余近闻赵春山司马之孙，曾种牛痘于都城，而复出天花，是必传授不真，或奸人假托以图利，皆不可知。但如此鬼蜮，不仅害人，且令良法见疑于世，尤为罪不容诛矣。（王士雄《古今医案按选·卷四·儿科》）

流注医案

苏州一小儿，甫九龄，颇聪慧，而患流注，肩背腰胁十余处，百端医治无效。余视之曰：此惟大活络丹能愈。服至三十余丸，未破者消，已破者收口。更服补气血之药而愈。盖流注一证，由风寒入膜所致，膜在皮中，旁通四达，初无定处，所以随处作患，此真脉络之病，故古人制大活络丹以治之。其余煎丸，皆非正治。所谓一病有一病之法，药不对证，总难取效也。（王士雄《洄溪医案按·流注》）

第四章
外科医案

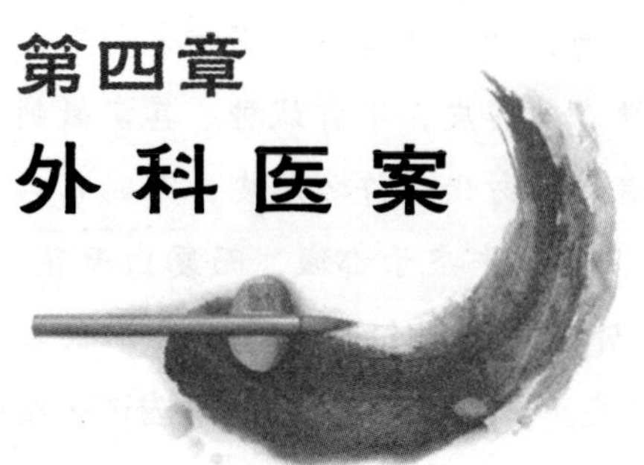

疮疡医案

白龙桥吴时臣，年七十余矣，患对口，痛欲绝。余视其外无围药，疮内反有插药五条，乃三品一条枪，此古方蚀顽肉之恶药，而近日医者，误以为必用之品，所以痛极昏迷。余悉拔去，掺以珠黄解毒散，其痛立除而神安。复用围药裹住其根，使疮头高而脓易出。或谓七旬之人，精力已衰，宜用温补。余曰：外证俱属火，苟非现证虚寒，从无用热药之理。进清凉开胃之剂，胃气开则肌肉自生，调养月余而愈，精神较胜前矣。(王士雄《洄溪医案按·对口》)

洞庭吴姓，从徐州经纪返棹，背起粟粒，深紫色而痛应心，周围肌肉皆不仁，知非轻证，未至家而就余治。余辞不能，再三恳求，姑用围药束之。稍定，病者谓我尚未到家，当归处分家事，求借一廛，如果不治，死无余憾。归二日而复来，其疮不甚大，顶微高而坚黑，当用刀挑破，方可上药。以洋刀点之，洋刀坚利非凡，竟不能入，用力挑之，刀头折，乃用金针四面刺之，以泄毒气。内托外敷，其方屡变，然后脓从四旁出，顽盖自落，约深半寸，脊骨隐露，其尖亦腐去，急以生肌散填补之，内服峻补之剂，两月而肉满皮完。此九死一生之证，不早为外束内托，则焦骨攻脏，无生理矣。(王士雄《洄溪医案按·发背》)

横泾钱某之女，素有痞块，从腹入少腹，又从少腹入环跳之下，大腿外臁，变成大痈，脓水淋漓成管，管中有饭粒流出，真不可解，日渐狼狈，诸医束手。其父泣而告余曰：寒俭之家，服人参已费百金，而毫无效验，惟有立而视其死耳。余曰：人参不可长继，祛脓填漏，外科自有正方也。乃为合治漏之药，内服外敷，所服末药，亦有从疮口流出者，继乃渐少，胃气亦开，肌肉内生，数月之后，痂结筋舒。前此从未生育，期年怀孕生子。凡治病各有对证方药，非可以泛治之方，图侥幸也。（王士雄《洄溪医案按·腿痈》）

嘉善黄姓，外感而兼郁热。乱投药石，继用补剂，邪留经络，无从而出，下注于足，两胫红肿大痛，气逆冲心，呼号不寐。余曰：此所谓刖足伤寒也，足将落矣。急用外治之法熏之、蒸之，以提毒散瘀，又用丸散内消其痰火，并化其毒涎，从大便出，而以辛凉之煎剂，托其未透之邪，三日而安。大凡风寒留于经络，无从发泄，往往变为痈肿，上为发颐，中为肺痈、肝痈、脾积，下为肠痈、便毒，外则散为斑疹疮疡，留于关节则为痿痹拘挛，注于足胫则为刖足矣。此等证具载于《内经》诸书，自内外科各分一门，此等证遂无人知之矣。（王士雄《洄溪医案按·刖足伤寒》）

郡中唐廷发，偶过余寓，时方暑，谓背上昨晚起一小瘰，搔之甚痒，先生肯一看否。余视之骇曰：此对心发也。唐不甚信，曰：姑与我药。余曰：君未信余言，一服药而毒大发，反疑我误君矣。含笑而去，明日已大如酒杯而痛甚，乃求医治。余曰：此非朝夕换方不可。我不能久留郡寓，奈何？因就医余家，旦暮易法，其中变迁不一，卒至收口。其收口前十日，忽头痛身热，神昏谵语，疮口黑陷，六脉参差。余适出门两日，归而大骇，疑为疮证变重，几无可药。细询其仆，乃贪凉当风而卧，疮口对风，膏药又落，风贯疮中，即所谓破伤风也。乃从外感治法，随用风药得汗而解，身凉神清，疮口复起，仍前治法而痊。若不审其故，又不明破伤风治法，则必无效，惟有相视莫解而已。（王士雄《洄溪医案按·对心发》）

郡中朱姓患项疽，大痛彻心，时时出血。延医施治，漫肿滋甚，神思昏迷，束手待毙，延余视。急用围药裹住根盘，敷以止血散，饮以护心丸，痛缓血止，神安得寝。明日前医来，告以故。医谓同一金黄散，我用无效，彼用神验，此命运不同，非药异也。彼盖不知围药每病各殊耳。疮口已定，乃大托其脓，兼以消痰开胃之品，饮食渐进，坐卧皆安，两月而愈。凡治痈疽之法，在视其人之肥瘠、瘦弱之躯，尤忌见血。疮口若大，则肌肉难生，所以最重围药。其方甚多，不可不广求而预备也。（王士雄《洄溪医案按·项疽》）

平湖徐抡斋，阴毒对口，颈项漫肿而色紫，有头如痘者百余，神烦志乱，医者束手，就治于余。余曰：此乃阴毒，兼似有祟。其家为述：患病之后，鬼声绕屋，鬼火不断。余曰：且敷药试之，色稍鲜，肿亦稍消。明晨视之，色转淡红，其如痘者，俱出微脓而低软，中聚一头，亦不甚大，势已消其十之三，神亦渐清，而思饮食。病虽属阴，亦不可用热药以增邪火，惟和血通气，使营卫充盈，使血中一点真阳诱出，则阴邪自退。若用热补，则反助毒火，而生机益绝。故治外科之阴证，非若伤寒之阴证，为外感之寒邪，可专用桂附以驱之也。今之号外科者，惟拾内科之绪论，以为热可御寒，则贻害不小矣。（王士雄《洄溪医案按·对口》）

平湖张振西，壁邻失火受惊，越数日而病发，无大寒热，烦闷不食，昏倦不寐。余视之，颇作寒暄语，而神不接。余曰：此失魂之证，不但风寒深入，而神志亦伤，不能速愈，亦不可用重剂，以煎方祛邪，以丸散安神，乃可渐复。时正岁除，酌与半月之药而归。至新正元宵，始知身在卧室间，问前所为，俱不知也。至二月身已健，同其弟元若来谢，候余山中。且曰：我昨晚脑后起一瘰，微痛。余视之，惊曰：此玉枕疽也。大险之证，此地乏药，急同之归，外提内托，诸法并用。其弟不能久留先归。明晨我子大惊呼余日：张君危矣。余起视之，头大如斗，唇厚寸余，目止细缝，自顶及肩，脓疱数千，惟神不昏愦，毒未攻心，尚可施救。急遣舟招其弟。余先以护心药灌之，毋令毒气攻内，乃用煎剂从内托出，外用软坚消肿解毒提脓之药敷之，一日而出毒水斗余。至晚肿渐消，皮皱。明日口舌转动能食，竟不成疽，疮口仅如钱大，数日结痂。其弟闻信而至，已愈八九矣。凡病有留邪而无出路，必发肿毒，患者甚多，而医者则鲜能治之也。（王士雄《洄溪医案按·失魂》）

苏州章倚文夫人，体质本弱，平时饮食绝少，忽患项毒，平漫不肿，痛辄应心。医者谓大虚之证，投以峻补，毒伏神昏，奄奄一息，延余视之。余曰：毒无补理。疮口不高，则以围药束之，饮以清凉养血之品，托毒于外，兼服护心丸，痛定而疮根渐收。余暂归，转托一医代治。医者强作解事，曰围药不过金黄散之类，无益也，去之。用药亦意为改易，以炫己能。疮遂散大，血出不止，痛复甚而神疲。余再至大骇，询之，乃知其故。医者乃不复生议论，于是仍用前法，脓成食进，而后得安。盖外科病不治者绝少，皆由医之不得其道，所以动手辄误，病变日增，而药无一验，即束手无策矣。（王士雄《洄溪医案按·项疽》）

同学沈自求，丧子，忧愁郁结，疽发于项，调治无效。项三倍疮口，环颈长尺余，阔三寸，惟近咽喉处二寸未连，而枕骨直下之筋未断，血流不止。余辞不治，坚恳不已。先进护心丸二粒，令毒不内攻。又付止血散止其血，外用围药厚涂束其根，更以珠黄等药，时时敷疮口上，其膏药长一尺三寸，再以黄芪四两煎汤，煎药服之。势定而饮食稍进，数日血止脓成，肌与腐肉，方有界限。疮口太大，皮肉不能合，以生肌等药，并参末厚涂而封之，月余口乃合。病家欲备人参斤许以待用，余曰：无庸也。诸痛痒疮，皆属于火；脓流肉腐，皆伤于阴。凡属外证，总以清火养阴为主，而加开胃健脾之药，人参止用钱许，数剂即止，此从古一定之法。其用温补，乃后世讹传之术，无不阴受其害。余凡治大证，无不神效，时人多不之信也。（王士雄《洄溪医案按·项疽》）

余（指俞震。——编者注）乡有戚许君，初起外感发热，继则左耳门生小疖，溃腐，认为聤耳，敷以药，清腐不退，通耳肿赤，延及头面皆肿赤，痛极汗大出，身热反得凉，颇能进食，似觉稍安。越三日，忽又发热，左耳前后连头面肿痛更甚，渐神昏谵语。盖因连日出门登厕，复受风邪所致。内外科皆以脉小而数，按之无力，虑其虚陷。余友李昆阳兄至，曰：是为耳游风，非致命之疮，重复冒风，故现险象。外敷以药，内用大剂风药散之，而肿痛与身热俱退，惟神昏谵语不减。两日后，昏谵更甚，汤粥入口即吐，手足厥冷，呃逆不止，势又危极。李以着扶其口视之，则咽喉腐烂，悬雍赤紫肿大，如茄子下坠。脉仍细数，右手尤软，乃曰：连日不食，胃气大虚，故呕且呃。命以白米三升，大锅煮粥，取锅面团结之，粥油与食。**王士雄按**：赵恕轩云：粥油能补人精。遂纳而不吐。复用药搅洗喉间之腐秽，**王士雄按**：以锡类散掺入更妙。若未腐者，诸葛行军散亦佳。随以石膏四五两，竹叶一大把，煎汤与漱且服，服竟夜。神昏稍醒，呃止厥回。又进大剂芩、连、白虎、栀、翘等药，数日得愈。此与景岳之案（又治王蓬雀，年出三旬，患喉痹十余日，头面浮大，喉颈粗极，气急声哑，咽肿口疮，痛楚之甚，一婢倚背坐而不卧者累日矣。及察其脉，则细数微弱之甚。间其言，则声微似不能振者。询其所服之药，则无非芩、连、知、柏之属。此盖以伤阴而起，而复为寒凉所逼，以致寒盛于下，而格阳于上。即水饮之类，俱已难入，而尤畏烦热。张曰：危哉，再迟半日，必不救矣。遂与镇阴煎，以冷水顿冷，徐徐使咽之。用毕一煎，过宿而头项肿痛尽消如失，继进五福饮数剂而起。——编者注），冰炭相反。然莲雀能受温补，故一剂即效。亦有证如蓬雀，虽投温补而不效者，即阳证阴脉之死候也，未可谓景岳之法概能活人。况许证之脉虽软小，而病非格阳，设从景岳之言，尚待问哉。因思凡为医者，读古人书，断不可执其一说，自以为是也。（俞震《古今医案按·卷第七》）

长兴周某之子，臂生疽，经年脓水不干，变为多骨。所食米粒，间有从疽中出者，奄奄待毙。余为内托外敷，所服末药，亦从疮口出，继而脓渐减少，所出碎骨，皆脓结成，出尽之后，肌肉日长，口收痂结而愈。（王士雄《洄溪医案按·臂疽》）

瘙痒医案

孙东宿治查景川，遍身痱痤，红而焮痒。诸人以蒺藜、荆芥、升麻、葛根、元参、甘草、石斛、酒芩与之，不愈。又谓为风热，以元参、蝉蜕、羌、防、赤芍、甘草、生地、当归、升麻、连翘、苍耳子服之，饮食顿减，遍身发疮，痛痒不可言。孙诊之，两手脉俱缓弱。以六君子汤去半夏，加扁豆、砂仁、苡仁、山药、藿香、黄芪，一服而饮食进，四帖而痛痒除，十帖疮疥如脱。（俞震《古今医案按·卷第十》）

杨照藜评：俱治此证之药，而服之益甚者，以未审其脉，故与其人之体气相违也。（王士雄《古今医案按选·卷四·女科按·外科痱痤》）

流注医案

嘉善张卓舟，未弱冠，患流注五年，自胁及腰腿，连生七八孔，寒热不食，仅存人形，历年共服人参二三千金，万无生理。父亲先亡，只有慈母，其伯悉收其田产文契，专待其毙而取之。其从兄汪千造余家哀恳，余颇怜之，破格往视，半身几成枯骨，此乃虚痰流注。医者不能治其经络之痰，徒费重赀而无一中病者，则药之误，而非病之真无治也。余用大活络丹为主，而外敷拔管生肌之药。医者闻之大笑曰：活络丹辛暴之药，岂可入口？盖彼惟知俗本所载乌头、蚯蚓之活络丹，而不知古方五十余味之大活络丹也。盖流注之痰，全在于络，故非活络丹不效。以后脓稀肉长，管退筋舒，渐能起立，不二年而面肌肉丰肥，强健反逾于常。呜呼！不知对病施药，徒事蛮补，举世尽然，枉死者不知其几也。

王士雄按：大活络丹治虚痰流注，深为合法，而外科不知也。若实痰，则控涎丹最妙。（王士雄《洄溪医案按·流注》）

斑医案

一女人蓝斑，色如翠羽，咯血齿衄，舌红不干，神不昏，犹可扶行登圊，用犀角地黄汤，间以大黄微下之，后竟愈。（俞震《古今医案按·卷第一》）

又生平见蓝斑二人，一则脉细神昏，辞不治。其蓝斑之大者如棋子，发烂而死。

王士雄按：此即玳瑁瘟也。（王士雄《古今医案按选·卷四·伤寒》）

俞惺斋治叶念劬身热发斑不透，群用提斑药无效，俞见其吐涎不已，手足软不能动，脉大无力，是内伤发斑，用补中益气汤而愈。

又治张素安室，身热足冷，目肿便溏，发斑不透，脉沉细无力，乃阴证发斑，用真武汤加人参而愈。此效法海藏与《准绳》之治法也。虽然，舌不燥，神不昏，故可用温补耳。若夏秋时行疫病，又多以大黄速下之而斑出者，盖内邪之壅塞得通而斑出。**王士雄按**：初治得法，邪不壅塞则不发斑，与虚寒之得退补以鼓舞而斑出，同一理也。

王士雄按：初治不误，何致发斑？不必温补鼓舞矣。

杨照藜评：语语精当，而孟英注语尤精。（王士雄《古今医案按选·卷四·伤寒》）

云间怀抱奇治一妇，夏月饮火酒，烦热面赤发斑，诊其脉绝无。怀曰：此火郁而热极，用栀豉汤加葛根、厚朴、黄连清之，斑大出而脉遂见。此与吕沧洲案相似。

王士雄按：葛根用得最妙，解酒透斑，一举两得。厚朴尚可商。

又治一人，伤寒过经不解，遍体黑斑，唇口焦枯，脉大，便结，以三黄石膏汤饮之痊。此可与王宇泰案合观之。

又治一妇，热入血室后发斑点，以小柴胡汤加生地获愈。

又治一人，身热发斑，胃有停滞，胀闷不堪，用枳朴消导药而斑出热退。

俞震按：阅抱奇数案，益信朱奉议所云：凡见斑不可专以斑治，须察脉之浮沉，病之虚实，而分别用药。真至言也。（王士雄《古今医案按选·卷四·伤寒》）

痔疮医案

一妇产后痔作，疮有头如赤豆大，或下鲜血，或紫血，大便疼，与黑神散。又多食肉太饱，湿热在大肠所为。以郁李仁去皮、麻仁、槐角各七分，枳壳、皂角仁各五钱，苍术、归尾、生地各三钱，大黄炒一钱六分，煎服。

俞震按：此方与酒煮黄连丸及脏连丸，皆治痔痛下血之正法也。余如干柿烧灰饮下，四时取其方，柏叶烧灰调服亦佳。而道场慧禅师所云：平直量骨脊与脐平处椎上灸七壮；或年深，更于椎骨两傍各一寸灸如上数，无不除根者，此法犹可试。若骆谷驿吏用柳枝煎浓汤洗痔，随以艾炷灸痔上三五壮，因大泻鲜血秽物，极痛楚而痔随泯迹，此则不敢轻试者矣。（俞震《古今医案按·卷第八》）

予一徐姓友，先患内痔，复生外痔，外则肿痛出脓血，内又胀痛异常。每登圊后，内痔坠出，欲捺之进内，碍于外痔，欲俟其自收，则相抵痛极，以致行坐不得，昼夜侧卧而已。内服芩、连、槐花等药，外抹熊胆及冰片、田螺水等法，总不应。痛甚汗多困乏，稍进人参，则痛益加，无计可施。诊之，右关尺沉大有力，即忆丹方有用荞麦面以猪胆汁收丸者，令其制服。计服猪胆二十枚，而内外之痔亦皆泯迹。（俞震《古今医案按·卷第八》）

脱肛医案

薛立斋治余时正，素有痔，每劳役，脱肛肿痛出水。此中气下陷，

用补中益气加茯苓、芍药十余剂而愈。（俞震《古今医案按·卷第八》）

俞震按：治一人脱肛，肿痛出水，尺脉洪数，用樗根白皮、川柏、诃子肉、没石子、鳖头灰而愈。其人好酒形实，乃湿热下注，非气虚下陷也。（俞震《古今医案按·卷第八》）

阴囊肿胀医案

姻戚殷之晋，年近八旬，素有肠红证，病大发，饮食不进，小腹高起，阴囊肿亮，昏不知人。余因新年贺岁候之，正办后事。余诊其脉，洪大有力，先以灶灰、石灰作布袋，置阴囊于上，袋湿而囊肿消；饮以知母、黄柏泻肾之品。越三日，余饮于周氏，周与至戚相近半里，忽有叩门声，启视之，则其子扶病者至，在座无不惊喜，同问余曰：何以用伐肾之药而愈？余曰：此所谓欲女子而不得也。众以为戏言。翁曰：君真神人也。我向者馆谷京师，患亦相似，主人以为无生理也，遂送我归，归旬日即痊。今妻妾尽亡，独处十余年，贫不能蓄妾，又耻为苟且之事，故病至此，既不可以告人，亦无人能知之者。言毕凄然泪下，又阅五年而卒。盖人之气禀各殊，亢阳之害，与纵欲同，非通于六经之理，与岐黄之奥者，不足与言也。

王士雄按：纵欲固伤阴，而亢阳亦烁阴，知柏泻肾者，泻肾火之有余，而保其不足之水也。（王士雄《洄溪医案按·亢阳》）

疝气医案

常州尹文辉，嗜火酒能五斤，五月间入闽中，溪水骤涨，涉水至七里，觉腹痛甚。半月后右丸肿大，渐如斗形。闽中医者，与肝经之剂，乃温热之品，半载无功。归而就商于李士材，李曰：嗜火酒则湿热满中，涉大水则湿寒外束，以胃苓汤，加栀子、黄柏、枳壳、茴香，十剂而略减。即以为丸，服至十五斤痊安而不发。

俞震按：此案若用三层茴香丸，必不妥。观李公之讲病，益信医贵变通也。后案亦纯正可法。（俞震《古今医案按·卷第三》）

祠部黄新阳公，夙有脾泄，便血，脚痛，六脉滑数。曾用酒煮黄连为君，佐以参、术等，而泄血止。越年余，患狐疝，昼出囊中，夜卧入腹，不时疼痛。吴心所投以虎潜丸、还少丹而愈。此始为热中，久为寒中，药物寒热迥别而俱效，久病从虚治也。

俞震按：叶先生云子和法中，原有虎潜诸论，后医弃置不用。今观此案，后医亦有用之者矣。惟是《指南》疝疾门，集案甚少，而方法甚多，取材既富，运用又巧，更不可及。（俞震《古今医案按·卷第三》）

余乡万枫江先生，乃莲幕老名宿，年近七旬。忽患癞疝，自检古方中三层茴香丸，恪遵其法，服一月而病痊愈。以是知古方每有不可思议之妙，岂独虎潜丸哉。（俞震《古今医案按·卷第三》）

卢不远治陈孟杼之父，六月自山东邸中受寒起，尚淹淹未旺也。至次年二月，忽小腹与腰急痛，即令人紧挽外肾，稍松便欲死。卢曰：此小肠府病也。《经》云：小肠病者，腰脊控睾而痛。乃以羌活入太阳小肠，佐黄柏、茯苓、肉桂等，并刮委中穴，痛立止。但足软，卢曰：病因六月伤寒，太阳有所未尽，故入府而痛作。原以寒邪郁火，仍需夏时则火力全，而血脉通，邪始去也。果至五月天热，身发紫斑，有汗至足而始健。

俞震按：此案引《经》以证病，并不牵强，其用药及刮法俱佳。至因足软而溯病情之源流，真大有会心处。（俞震《古今医案按·卷第三》）

文学骆元宾，十年患疝，形容枯槁。士材视之，左胁有形，其大如臂，以热手握之，沥沥有声，甚至上攻于心，闷绝者久之，热醋熏炙方苏。曰：此《经》所谓厥疝也。用治疝当归四逆汤，半月积形渐小。更以八味丸间服，半载不辍，积块尽消而不复发矣。（俞震《古今医案按·卷第三》）

下疳医案

濮院沈维德，患下疳，前阴连根烂尽，溺从骨缝中出，沥灌肾囊中，哀号痛楚，肛门亦复烂深半寸，载至余家，止求得生为幸。余亦从未见此病，姑勉为治之。内服不过解毒养血之剂，而敷药则每用必痛，屡易其方，至不痛而后已。两月后结痂能行，惟阴茎仅留根耳。余偶阅秘本，有再长灵根一方，内用胎狗一个，适余家狗生三子，取其一，泥裹煨燥，合药付之。逾二年，忽生一子，举族大哗，谓人道已无，焉能生子？盖维德颇有家赀，应继者怀觊觎之心也。其岳徐君密询之，沈曰：我服药后阳道已长，生子何疑？徐君乃集其族人共验之，阳道果全，但累生如有节而无总皮。再期又生一子，众始寂然。远近传之，以为奇事，今犹有述之以为异闻者。

附：再长灵根，五十日复生效。

煅乳石三钱五分、琥珀七分、朱砂六分、人参一钱、真珠七分、牛黄四分、真水粉五分、胎狗一个、雄黄六分。

用灵仙、首乌、大力子、蓼草汁煮一昼夜，炒如银色。

上为末，每服三厘，日进四服，卧又一服。俱以土茯苓半斤，阴阳水十二碗，煎五碗，连送五服，七日验。

王士雄按：煮一昼夜而炒如银色之药品，即上文煅乳石等九味也。详玩文义，似宜移“上”字于“用”字之上方顺。第胎狗煨燥必黑，全狗分两，又必数倍于诸药，同煮同炒，不知何以能如银色，是必煨时不令黑也。（王士雄《洄溪医案按·下疳》）

交肠医案

姜宜人得奇症，简《本草经疏》治交肠用五苓散之说，以为神秘。余见之，辨曰：交肠一症，大小二便易位而出，若交易然，古用五苓治之，专为通前阴而设也。若此症，闭在后阴，二便俱从前阴而出，拟之交肠，诚有似是实非者。况交肠乃暴病，骤然而气乱于中。此症乃久病以渐，而血枯于内，有毫厘千里之不同，安得拟之！原失疾之所始，始于忧思，结而伤脾。脾统血者也，脾伤则不能统摄，而错出下行，有若崩漏，实名脱营。脱营病宜大补急固，乃误认为崩漏，以凉血清火为治，则脱出转多。不思天癸已尽，潮汛已绝，万无是病。其年高气弱无血以实漏卮者，毫不念也。于是胞门子户之血，日渐消亡，势不得不借资，不仰给矣！借资于大肠，转将大肠之血，运输而渗入胞囊，久之大肠之血亦尽。而大肠之气附血而行者，孤而无主，为拳为块，奔疼涣散，与林木池鱼之殃祸同矣。又如救荒者，剥邻国为立尽之墟所罔顾矣！犹未也，仰给于胃脘，转将胃脘之血，吸引而渗入胞囊。久之胃脘之血亦尽，下脱之血始无源自止。夫胃脘之血，所以荣周身而灌百脉者，今乃暗归乌有，则苞稂失润，而黍离足忧。血尽而止，较之血存而脱，又倍远矣！故血尽然后气乱，气乱然后水谷舍故趋新，舍宽趋隘。江汉两渠，并归一路，身中为之大乱，势必大肠之故道复通，乃可拨乱返治，与五苓一方全无干涉。又况水谷由胃入肠，另有幽门泌别清浊，今以渗血之故，酿为谷道，是幽门辟为坦径矣。尚可用五苓再辟之乎！又况五苓之劫阴，为亡血家所深戒乎！今之见一病，辄有一药横于胸中，与夫执成方奉为灵秘者，大率皆误人者也。若宜人之病，余三指才下，便问曰，病中多哭泣否？婢媪曰，时时泣下，乃知脏燥者多泣，大肠方废而不用也，交肠云乎哉！今大肠之脉，累累而现于指，可虞之时，其来春枣叶生乎？枣叶生而言果验。

胡卣臣先生曰：此等症，他人不能道只字，似此河汉无极，而更精切不可移易，为难能矣！（喻昌《寓意草按·卷四·面论姜宜人奇症与交肠不同治法迥异》）

俞震按：初习医时，里有金姓裁缝，年二十余岁，雨途道滑，臀仆坐地，亦无痛苦。次日，腹中欲去大便而转来气，从阳具出。自觉大便不往后去，转向前走阳具中，痛苦不堪，其粪通细如稻柴心而出。震师金上陶先生，用补中益气汤一服即愈。四五日，病复再发，用此汤不效矣。小便行时，并不带粪，粪来亦不夹杂小便。尿孔渐为干粪撑大，痛苦莫可名言，大肠竟废而不用。是时吴郡名医王、叶、薛诸公皆在，遍求之，皆不能疗。吾师断其次年三月死。当届期，人已羸瘠不堪，然犹能饮食，二便之迭从阳具出者，反习以为常，痛苦亦减，似可未死。忽一日，小便顿闭，大便仍来，闭三日，而小便从鼻孔涌出，其色黑，立死。似与喻案病机仿佛。

予近日治一舟人，蛔虫从阳具出，蛔活，有一折叠而出者，痛不可言。三日出蛔五条，从此阴吹甚喧，投以补中益气汤得愈。（俞震《古今医案按·卷第六》）

王士雄按：此证虽与姜宜人相似，然彼成于渐，此起于暴；彼为血枯，此为气错，病机大不同也。魏柳洲谓姜病宜用集灵膏以濡其血，而大肠之故道可通。余谓此证初宜理气，继则亦当参以濡阳明之燥。盖气错既久，则血液不能循经而下，润于大肠也。润其肠可冀大便渐通，纵不能渐通，则润药频溉，粪必稀溏，虽从溺窍而出，亦可减其痛苦。观仲圣治阴吹用猪膏发煎，其义自见。盖转矢气之由前阴而泄，实因大肠之燥，而转趋于前也，当时王、叶、薛诸公，不知用何治法，然其败也。小便顿闭，逆涌而从鼻出，则渐延枯燥可知。喻氏所谓有肺者有溺，无肺者无溺。鼻为肺窍，肺为水之上源，而大肠者，肺之府也。大肠既久闭而不用矣，府不通则脏不安，脏不安则失其肃化之权而不降，肺不降则水源绝而溺闭，遂致溃败决裂，而溺由异涌以死也。

丁未春，一童子十余岁矣，登梯失足，堕骑梯档，扶而下，寻患小便不通，少腹渐以痛胀，多医治之，溺仅滴沥如瘫。既而于肛前囊后之间，另辟一窍，溺杂脂血涓涓而漏。自此溺窍复闭，而别无痛苦，仍能饮食。惟形日尪羸，以血液杂溺而漏泄也。数月后始就诊于余，已脉细色夺，奄奄一息，不能措手矣。又阅半月而毙。此与金缝人病因相同，而见证稍别，皆由卒然震跌，经气错乱所致。张承溪所谓气亦有错经妄行者，故便溺遂失其故道也。

杨照藜评：怀抱奇云，交肠者，大肠与膀胱破裂也。必大肠所破之孔，与膀胱破孔相对，始成此证。云曾见一舆人，少腹生疮，溃出大肠而成此证。今观此二案，前一人似是大肠与膀胱俱破，后一人似是膀胱破而大肠无恙，故倾跌同而见证各异。

王士雄按：《星甫野语》云，庐江姬氏妇，母女皆无谷道，便遗悉由前阴，而不害生育。其女嫁后，婿家因此涉讼，邑宰刘为干据其母供，麾令入内堂夫人质验而讼遂息。刘判有尾闻偶阙，无亏种玉之田云云。此虽异禀，医亦不可不知。（王士雄《古今医案按选·卷三·交肠》）

脱发医案

丹溪治一女子十七八岁，发尽脱，饮食起居如常，脉微弦而涩，轻重皆同。此厚味成热，湿痰在膈间，复因多食酸梅，以致湿热之痰，随上升之气至于头，熏蒸发根之血，渐成枯槁，遂一时脱落。治须补血升散，乃用防风通圣散去硝，惟大黄酒炒三次，兼以四物，合作小剂与之。月余，诊其脉，知湿热渐解，乃停药，淡味二年，发长如初。（俞震《古今医案按·卷第七》）

江应宿见一男子，眉毛脱落，遇方士教服鹿角胶，每日侵晨酒化一二钱。半年眉发长，年余复旧。

俞震按：发落补肾，宜兼补心。若眉落，宜兼补肝，以眉禀木气而侧生也。但肝为风脏，眉落多是患风之征，防成疠风。至于须落，必系肾虚，以须禀水气而下生也。《魏书》李元护为齐州刺史，姬妾十余，声色自纵，情欲既甚，肢骨消削，须长二尺，一时落尽。又《北史》载，王颁痛父僧辨为陈武帝所杀，至隋灭陈后，召父时壮士，潜发其陵剖棺，见陈武帝须皆不落，其本皆出自骨中。此虽赋形不同，亦可见肾气之独厚，故勇略殊常也。（俞震《古今医案按·卷第七》）

痘症医案

毛履和之女患痘，医者曰：此闷痘也，五日而毙。举家扼腕，适余至，曰：先生亦治痘否？余曰：医者不肯治之痘则治。曰：已回绝矣。因入视，遍体大热，神昏不语，细点如鱼子，隐在肉中，余急以升麻羌活汤为主，而佐以养血透肌药饮之，三日而痘形显，前医群骇，告之以故，则又大笑曰：升麻、羌活等药，岂入痘科。不知升麻汤乃痘证初起之主方，而医者不知也。继以养血解毒补气之品。其结痂也，额如覆釜，身如树皮，发连痂脱，三年始生。时医见此等证，必用大黄、石膏及恶毒之物，虚其里而增其毒，五日而死之言必验。病家亦以为医者断期如神，孰知非其识之高，乃其药之灵也。呜呼惨哉！（王士雄《洄溪医案按·恶痘》）

吴超士家童，已弱冠，随超士往戏馆观戏，因寒热作而先归，夜半呻吟不绝。至明旦往视，则匿于床下，口称群鬼欲杀之，拽出视之，细点如麸。余曰：此恶痘也。色暗紫，急以升麻、羌活、生地等药，煎汤灌之。三日而痘形出，遍体无毫孔，头面结聚重叠，始终用滋养气血之品，不用时下恶药一味。二十余日始结痂，焦黑成片，大如手掌，形如缸爿，剥去之后，非复本来面目，见者俱不相识，可知痘证之必死者绝少，皆医以寒凉克伐之药误之也。（王士雄《洄溪医案按·恶痘》）

余同学沈冠云之女，痘密黑陷而无浆，医者束手，冠云告以故。余曰：姑处以补托之法，用地黄、归身、黄芪、人参等药，闻者咸笑。一服而浆来，至明日以参贵停服。余曰：精力不充，毒发未尽，未尽必生痘毒，后果臂弯生二毒，复为治之而安。（王士雄《洄溪医案按·恶痘》）

第五章
五官科医案

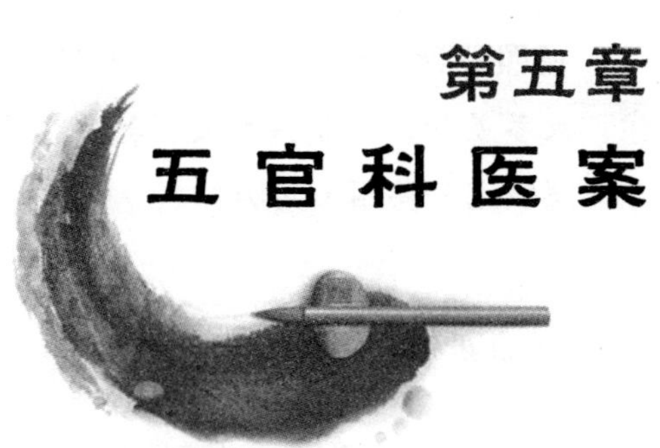

面黑医案

罗谦甫又治一妇，三十余岁，忧思不已，饮食失节，脾胃有伤，面色黧黑不泽，环唇尤甚，心悬如饥，饥不欲食，气短而促。罗曰：人身心肺在上，行营卫而光泽于外，色宜显而不藏；肾肝在下，养筋骨而强壮于内，色当隐而不见。又必赖脾胃在中，传化精微，以灌四傍，冲和而不息。若其气一伤，则四脏失所。今忧思不已，脾胃气结而不行，饮食失节，脾胃气耗而不足，故使阴气上溢于阳中，而黑色见于面。又《经》云：脾气通于口，其华在唇，今水反侮土，故黑色见于唇。此阴阳相反，病之逆也。《上古天真论》云：阳明脉衰于上，面始焦。可知阳明之气不足。乃用冲和顺气汤，以葛根一钱五分，升麻、防风各一钱，白芷、黄芪各八分，人参七分，甘草四分，白芍、苍术各三分，以姜、枣煎。巳午前服，取天气上升之时，使人之阴气易达也，数服而愈。此阴出乘阳治法也。（俞震《古今医案按·卷第七》）

王士雄按：罗氏此论虽精，但此证乃脾胃虚而清阳不升，故面无华色，并非阴气上溢于阳中之色黑也。如果阴出乘阳，亟宜驱降浊阴，岂可再服升剂，以助其逆哉？更有多服温补之药，火气上升。而面黑者，宜清解化毒为治。

杨照藜评：议论与方不相照顾，古案多有之，当是病愈后补叙之案，故参差如此，非孟英发明其旨，几何不贻误后学耶！（王士雄《古今医案按选·卷四·面病》）

目赤肿医案

故友丁汉奇兄，素嗜酒。十二月初，醉中夜行二里许，次日咳嗽，身微热，两目肿。自用羌、芷、芎、芩等药，颐皆肿。又进一剂，肿至喉肩胸膛，咳声频而不爽，气息微急，喉有痰声，其肿如袍，按之热痛，目赤如血，而便泻足冷。六脉细数，右手尤细软，略一重按即无。有用普济消毒饮子者，予疑其脉之虚，恐非芩、连、升麻所宜。劝邀沈尧封先生诊之，曰：此虚阳上攻，断勿作大头天行治。病者曰：内子归宁（指妻回娘家。——编者注），绝欲两月矣，何虚之有？沈曰：唇上黑痕一条，如干焦状，舌白如傅粉，舌尖亦白不赤，乃虚寒之确据。况泄泻足冷，右脉濡微，断非风火之象。若有风火，必现痞闷烦热，燥渴不安。岂有外肿如此，而内里安贴如平人者乎？遂用菟丝、枸杞、牛膝、茯苓、益智、龙骨。一剂而肿定，二剂而肿渐退，右脉稍起，唇上黑痕亦退。但舌仍白厚，伸舌即颤掉，手亦微振，乃用六君加沉香而肿大退，目赤亦减，嗽缓痰稀，舌上白苔去大半矣。又次日再诊，右脉应指不微细，重按仍觉空豁。肝气时动，两颧常赤，口反微渴。复用参、苓、杞、芍、橘红、龙骨、沙蒺，补元益肾敛肝而全愈。

俞震按：此条与景岳治王蓬雀喉痹案仿佛，用药更觉稳而巧，人所难及。若犯桂、附或杂地黄，即不能恰合病情矣。（俞震《古今医案按·卷第二》）

王士雄按：此人不但虚阳浮动，且素有寒湿停饮，案中虽未明言其小便如何，然看前后所用之药，必便溏而溺色清白者，故治法如是也。（王士雄《古今医案按选·卷四·瘟疫》）

孙东宿治孙如亭令正，年过四十，眼偶赤肿，两太阳疼痛，大便不行者三日。平时汛期，一月仅两日，今行四日未止。眼科余云谷医治，逾候肿赤不消，而右眼内眦突生一白疱，垂与鼻齐，大二寸余。余见而骇走，以为奇疾，莫能措剂。又见其呕吐、眩运，伏于枕上，略不敢动，稍动则眩愈极，吐愈急，辞不治。孙诊之，两寸关脉俱滑大有力，两尺沉微，孙曰：此中焦有痰，肝胆有火，必为怒气所触而然。《内经》云：诸风掉眩，皆属肝木；诸逆冲上，皆属于火。盖无痰不能运也。眼眦白疱，乃火性急速，怒气加之，气乘于络，上而不行，故直胀出眼外也。古壮士，一怒而目眦裂，与白疱胀出眦外理同。肝为血海，故血亦来不止，治当抑其肝木，清镇痰火，则诸症自瘳。先用姜汁益元丸压其痰火，以止呕吐。再以二陈汤加酒连、酒芩、天麻、滑石、吴茱萸、竹茹、枳实，一帖眩吐俱定，头稍能动，改用二陈加芩、连、谷精草、夏枯草、香附、吴茱萸、苡仁，四剂目疾痊愈，血海亦净。

俞震按：此案现证甚怪，治法甚稳。因知医病，只要明理。毋庸立异也。（俞震《古今医案按·卷第七》）

张璐治报国澄和尚，患眼疾二年，服祛风清热药过多，致耳鸣嘈嘈不止，大便常苦燥结，近来左眼上微翳，见灯火则大如斗，视月光则小如萤。询诸方家，俱莫能解，因以质之石顽，石顽曰：此水亏而阴火用事也。试以格物之理参之，如西洋玻璃眼镜，以十二镜编十二支为一套，无论老少，其间必有一者能察秋毫，则知人眼有十二种偏胜，故造镜者，亦以十二等铅料配之。取铅以助阴精，料以助阳气也。若铅料之轻重，与眼之偏胜不相当，则得之反加障碍矣。月乃至阴之精，真水内涸，不能泛滥其光，所以视之甚小。设加之以铅重者，则视月必大矣。灯本燃膏之焰，专扰乎阴，不能胜其灼烁，所以见之甚大。设加之以料重者，灯火必愈大矣。合脉参证，知为平昔劳伤心脾，火土二脏过燥，并伤肾水真阴也。遂疏天王补心丹与之。他如中翰徐燕及，见日光则昏迷如蒙，见灯火则精彩倍常，此平昔恒劳心肾，上盛下虚所致。盖上盛则五志聚于心包，暗侮其君，如权党在位，蒙蔽九重；下虚则相火失职，不能司明察之令，得灯烛相助其力，是以精彩胜于常时。此与婴儿胎寒夜啼，见火则止之义不殊。未识专事眼科者，能悉此义否？

俞震按：此论实有格物妙义，而于施治方法殊少发挥。后之阅者，似难则效。然余辑是书，只从旧案拔其精粹，非为对证检方、分门寻法者设也。理已讲明，方可会悟，所谓中道而立，能者从之。（俞震《古今医案按·卷第七》）

眼痛医案

孙真人（指孙思邈。——编者注）奉旨治卫才人眼疼，前众医不能疗，或用寒药，或用补药，加之藏府不和。孙诊之肝脉弦滑，非壅热也。乃年壮血盛，肝血并不通。遂问宫人，月经已三月不通矣。用通经药，经行而愈。

俞震按：肝脉弦滑，能不误认为风痰病眼乎？因肝藏血而知其血盛不通，诚切当矣。然犹问宫人始得停经三月之信，并不先言据脉当停经也，真人尚如此，奈何讳疾者每不言以责其断病耶？此正犯东坡所谓我欲困医，而我病亦适为医所困耳。（俞震《古今医案按·卷第七》）

鼻赘医案

祝茹穹治游成宇，患一证，遍身畏寒，夏月亦须绵袄，夜即烘火，鼻中全然不闻香臭。鼻孔有一物如豆大，痒极，若以手爪入则又痛极。惟以黄泥入鼻，知为土气，常半月不开口，无医能治。祝曰：证有奇证，医有奇方。令觅一间极小房，四面砌砖，不许漏风，而四面俱锥一孔，地下掘一小坑，仅盘大，可容人面，然后锁闭病人于房内。用艾百斤，渐从四面孔内烧入，自晨至午烧至三四十斤，烟塞满房，不能容鼻，遂伏地而寻空隙。得盘大之小坑，以鼻抵之，须臾觉鼻息通畅。自午至子，遍身热极，将棉袄俱脱。天明开门看时，其鼻中赘疣已落，不畏风寒。

服补中益气汤十剂痊愈。究此病所以，因居楼上，木气太甚，冬月用火太多，无缝可泄，木又生火，积久成痼。热在脏腑，寒在皮肤。用艾以炙皮肤之寒，而通脏腑之窍，木入土而朽，火入土而熄。观其病时惟闻有土气，固已得治法矣。

俞震按：此法甚奇，然亦甚险，不可学也。夫人生于气，如鱼生于水。若以十笏小房，闭人于内，四面糊之，不通一窍，半日而人死矣，以其与天地之气隔绝也。今虽四面有孔，孔既极小，又以艾烟熏入，掘地之坑仅容人面，恐呼吸皆烟，闷极无逃，岂不危殆。（俞震《古今医案按·卷第七》）

王士雄按：祝氏诸案，立论颇新，然有龛矜奇，不无过实。读者但师其意，毋泥其迹可也。（王士雄《古今医案按选·卷四·鼻》）

音暗医案

丹溪治一人遗精，误服参、芪及升浮剂，遂气壅于上焦而喑，声不出。乃用童便浸香附为末，调服，疏通上焦以治喑。又用蛤粉、青黛为君，黄柏、知母、香附佐之为丸，填补下焦以治遗。十余日良愈。江（指明代医家江瓘。——编者注）云：本草言尿主久嗽失音，故治喑多用尿白，能降火故也。（俞震《古今医案按·卷第五》）

丹溪治一中年男子，伤寒身热，医与伤寒药，五七日，变神昏而喑，遂作本体虚有痰治之。人参五钱，黄芪、白术、当归、陈皮各一钱，煎汤，入竹沥、姜汁饮之。十二日，其舌始能语一字。又服之半月，舌渐能转运言语，热除而痊。盖足少阴脉挟舌本，脾足太阴之脉连舌本，手少阴别脉系舌本，故此三脉虚，则痰涎乘虚闭塞其脉道，而舌不能转运言语也。若此三脉无血，则舌无血营养亦喑。《经》曰：刺足少阴脉，重虚出血，为舌难以言。又言：刺舌下中脉太过，血出不止为喑。治当以前方加补血药也。（俞震《古今医案按·卷第五》）

吕元膺治一僧病，诊其脉，独右关浮滑，余部无恙，曰：右关属脾络胃，挟舌本。盖风中廉泉，得之醉卧当风而成喑。问之而信。乃取荆沥化至宝丹饮之，翌日遂解语。

俞震按：右关浮滑，岂无风与痰为呕吐烦懑等证，而独决其醉卧当风以成喑耶？此必于望闻问之间参合得之，然亦巧矣。（俞震《古今医案按·卷第五》）

王唯一数年前虽有血证，而年壮力强。四月间，忽患咳嗽，服发散药后，痰中见血数口。继服滋阴药过多，遂声飒而哑，时觉胸中气塞。迁延月余，邀张路玉诊之。脉虽沉涩，而按之益力，举之应指。且体丰色泽，绝非阴虚之候，张曰：台翁之声哑，是金实不鸣，非金破不鸣之比。因疏导痰汤，加人中黄、泽泻，专一涤痰为务。四剂后，痰中见紫黑血数块，其声渐出而飒未除。更以秋石兼人中黄、枣肉丸服。经月而声音清朗，始终未尝用清理肺气、调养营血药也。

俞震按：四条（本案与下三案。——编者注）皆是喉喑，而治法各异。其异处，仍合于古训，切于病情，故能取效。若今人之用叫子、芦衣等物，虽若新奇，而与病无涉，效何由得？（俞震《古今医案按·卷第五》）

一男子年近五十，久病痰嗽，忽一日感风寒，食酒肉，遂厥气走喉，病暴喑。与灸足阳明别之丰隆二穴，各三壮；足少阴照海穴，各一壮，其声立出。信哉！圣经之言也。仍以黄芩降火为君，杏仁、陈皮、桔梗泻厥气为臣，诃子泻逆，甘草和元气为佐，服之良愈。（俞震《古今医案按·卷第五》）

一乡人力田辛苦，复饥甚，饮食骤饱，倦卧半响，醒后忽喑哑不言，如是者二十余日矣。高鼓峰诊之，曰：劳倦伤脾，饥饱伤胃，阳明之气遏而不升，津液不行，贲门拥涩，故语言不能出耳。以补中益气汤十大剂与之，偶午睡觉，通身汗下，言语如常。（俞震《古今医案按·卷第五》）

王士雄按：脾足太阴之脉连舌本，当云饥饱伤胃，贲门塑涩，劳倦伤脾，脾气陷而不升，不能为胃行其津液，故语言不能出。补中益气，

升举脾阳，则津液行而汗出周身，喑亦遂愈也。（王士雄《古今医案按选·卷三·喑》）

喉痹医案

马铭鞠治倪仲昭，患喉癣，邑中治喉者遍矣，喉渐渐腐去。饮食用粉面之烂者，必仰口而咽，每咽，泣数行下。马曰：此非风火毒也，若少年曾患霉疮乎？曰：未也。父母曾患霉疮乎？曰：然。愈三年而得我。马以为此必误服升药之故。凡患此疮者，中寒凉轻粉之毒，毒发于身。升药之毒，毒发于愈后所生子女，毒深者且延及于孙若甥。倘不以治结毒之法治之，必死。以甘桔汤为君，少入山豆根、龙胆草、射干，每剂用土茯苓半斤浓煎，送下牛黄二分，半月而痊。竟不用吹药。后询知伊父母，果服升药愈，愈后曾口碎，故遗毒如此之烈也。（俞震《古今医案按·卷第七》）

骨鲠医案

窦梦麟曰：隆庆三年正月，盐商胡小溪家人媳妇，年二十三岁，怀娠九月矣。一日食鱼，鱼喉间，至半日，呕吐，继之以血碗许，鱼骨尚在喉中。忽吐出一条，约有二尺余，形如小肠，阔五分，内有所食鱼、菜、粉皮、饭未化，家人为推入口中，尚余五寸，其夫复纳入之，遂昏倦。自此呕吐不止，汤亦不能进，延予治之。即将炭火一盆，放病榻前，以好醋一碗沃之，使醋气盈满其室，以清其神。用牛黄清心丸一服，觉腹有微疼。再用四物汤，加人参、阿胶、红花、丹皮，五六帖，病全愈。盖此妇所吐之肠，有类于肠耳。若肠出而断，顷刻立毙，岂有得生之理？此吐出者，肺之系也。因呕吐太甚，被气冲逆，而断其连肺之一头，随吐而出。今既纳入，复吐不已，气不平耳。故用醋汤以醒其神，牛黄丸以清其心，煎剂以补其气血，自然安妥。医者意也，全在活法，书此以为世劝。

俞震按：此案治法颇佳，但云吐出者为肺系则谬。**杨照藜评**：诚然。夫谷肉果菜由食管入胃，岂由肺系入肺？即如刀伤者，断食管可治，断气管必死。今云断其连肺之一头，是人安得活？观其叙证，曰家人推纳入口，则原未断也。然究系何物，或者即食管耶？**杨照藜评**：是也。又不详明骨鲠何以脱去，疏漏殊多矣。只缘《类案》骨鲠门，无有义理可取者。所载橄榄细嚼，及核磨汁与贯众煎汁，或白饴糖吞咽之，治鱼骨鲠，俱叙其方之所自来耳。南硼砂含咽，治火肉骨鲠亦然。然以斯种入集，又不胜收矣。故鱼骨鲠者，有楮叶捣汁频咽；水老鸦翅羽烧灰水服，及其干屎研末水服，并以水和涂喉外；水獭爪爬喉咙下，皆妙法也。而皂角末吹鼻中，得嚏即出为尤妙。昔贤云：凡诸骨并竹木刺，哽塞咽喉不出者，不可频以干物压下。若刺骨坚利者，愈压则愈深入矣。惟以鹅翎微蘸桐油，入喉探吐，则刺必随吐顺拔而出，为势最顺。或以韭菜之类勿切，煮半熟略嚼咽下，少顷探吐，势必牵挂而出，斯真大有义理。窦公所治之证，其鲠骨谅亦随呕吐去，只存呕吐所伤之病，应知是治。（俞震《古今医案按·卷第六》）

牙紧不开医案

湖州副总戎穆公延弼，气体极壮，忽患牙紧不开，不能饮食，绝粒者五日矣。延余治之，晋接如常，惟呼饥耳。余启视其齿，上下止开一细缝，抚其两颊，皮坚如革，细审病情，莫解其故。因问曰：此为恶风所吹，公曾受恶风否？曰：无之。既而恍然曰：诚哉！二十年前曾随围口外，卧帐房中，夜半怪风大作，帐房拔去，卒死者三人，我其一也。灌以热水，二人生而一人死。我初醒，口不能言者二日，岂至今复发乎？余曰？然。乃戏曰：凡治皮之工，皮坚则消之。我今欲用药消公之颊皮也。乃以蜈蚣头、蝎子尾及朴硝、硼砂、冰、麝等药擦其内，又以大黄、牙皂、川乌、桂心等药涂其外，如有痰涎，则吐出。明晨余卧未起，公启户曰：真神仙也，早已食粥数碗矣。遂进以驱风养血膏而愈。盖邪之中人深，则伏以脏腑骨脉之中，精气旺，则不发。至血气既衰，或有所感触，虽数十年之久亦有复发者。不论内外之证尽然，亦所当知也。

王士雄按：皮肤顽痹，非外治不为功。此因其坚如革，故多用毒烈之品也。（王士雄《洄溪医案按·恶风》）

牙齿日长医案

易思兰治一人患齿病，每遇房劳，或恼怒，齿即俱长，痛不可忍，热汤凉水，俱不得入，发必三五日，苦状难述。竟绝欲，服补阴丸、清胃饮，俱不效。易诊其脉，上二部俱得本体，惟二尺洪数有力，愈按愈坚，乃曰：沉濡而滑者肾脉，洪数有力者心脉。今于肾部见心脉，是所不胜者侮其所胜，乃妻入乘夫，肾中火邪盛矣。清胃饮，惟胃脉洪数者为宜。今胃脉平和，清之何益？肾主骨，齿乃骨余，火盛而齿长，补之何益？况有干姜，更非所宜。乃用黄柏三钱以滋水泄火，青盐一钱为引，升麻一钱，升出肾中火邪。药入口，且漱且咽，服后即觉丹田热气上升，自咽而出。再进二帖，病即全愈。

俞震按：此案医理讲得最精。由于脉象诊得的真，而更运以巧思，斯发无不中矣。清胃散之庸，诚不足责。即泛用滋阴药，亦难应手。只此三味，铨解甚明。信乎缺一味不可，多一味不必也。余乡有患齿痛数年，诸药不效者，叶天士先生用山萸肉、北五味、女贞子、旱莲草各三钱，怀牛膝、青盐各一钱而痊愈。此取酸咸下降，引肾经之火归宿肾经，可与易公之方并垂不朽，而其义各别。（俞震《古今医案按·卷第七》）

口唇干燥医案

高果哉治魏子一，未发时，常患嘴唇干燥，自服麦冬一两，生地四钱，元参二钱，五味子一钱，甘草六分，乌梅三个。虽有小效，而病根不去。果哉云：此证宜用神水。其法以铅熔化，散浇于地，成薄片，取起，剪作长条数块。以一头钻眼，悬吊于锅，锅内置烧酒，烧酒之上，仰张一盆，与铅片相近，锅下燃火，使酒沸而气上冲于铅片，铅片上有水滴下盆内，为之神水。取服之。以此水从下而上，能升肾中之水，救上之燥干也。

俞震按：神水亦古方所载，而得高公之释，其义始明。（俞震《古今医案按·卷第七》）

王士雄按：何西池（指清代名医何梦瑶——编者注）《医碥》所云甑气水之功似胜于此，而取之亦较易也。（王士雄《古今医案按选·卷四·唇》）